美国心脏康复和
二级预防项目指南

Guidelines for Cardiac Rehabilitation and Secondary Prevention Programs
(5th Edition)

美国心肺康复协会 **组编**

周明成　洪　怡 **主译**

方唯一 **主审**

上海科学技术出版社

图书在版编目（CIP）数据

美国心脏康复和二级预防项目指南 / 美国心肺康复
协会组编；周明成，洪怡主译. -- 上海：上海科学技术出
版社，2017.1（2018.9重印）
　ISBN 978-7-5478-3305-6

Ⅰ.①美… Ⅱ.①美… ②周… ③洪… Ⅲ.①心脏病
—康复—指南②心脏病—预防(卫生) —指南 Ⅳ.
①R541-62

中国版本图书馆CIP数据核字(2016)第 242482 号

美国心脏康复和二级预防项目指南

美国心肺康复协会　组编

周明成　洪　怡　主译

方唯一　主审

上海世纪出版股份有限公司
上海科学技术出版社　出版
（上海钦州南路71号　邮政编码200235）
上海世纪出版股份有限公司发行中心发行
200001　上海福建中路193号　www.ewen.co
苏州望电印刷有限公司印刷
开本 787×1092　1/16　印张 22　插页 4
字数 420千字
2017年1月第1版　2018年9月第3次印刷
ISBN 978-7-5478-3305-6/R·1258
定价：108.00元

本书如有缺页、错装或坏损等严重质量问题，请向工厂联系调换

内容提要

本书由美国心肺康复协会组织编写，介绍了最新的有关心脏病康复和预防方面的成果。书中通过简明扼要的语言和大量总结性图表，介绍了心脏康复的相关内容和二级预防的实施，强调医院、社区和家庭等多角度的整体管理、监护和急诊处理，同时在危险因素分层管理、运动监护等方面，提供了全面的指导，是帮助心血管康复专业医生在面对挑战、实现新的持续性医疗中赢得一席之地的有用工具。通过这些成果，可在降低心血管危险、费用负担及公共政策等领域为临床工作者提供最新的工具和必要的信息，可供心血管医生、心脏康复医生、全科医生、营养科医生及基层医院医生参考使用。

译者名单

主　译　周明成　洪　怡

主　审　方唯一

译　者（以姓氏笔画为序）

毛　玉　同济大学附属同济医院

方唯一　上海交通大学附属胸科医院

言文文　同济大学附属同济医院

沈玉芹　同济大学附属同济医院

周明成　上海市第一康复医院

洪　怡　上海市第一康复医院

蒋金法　同济大学附属同济医院

编者名单

主编　Mark A. Williams, PhD, MAACVPR, FACSM
　　　Jeffrey L. Roitman, EdD, FACSM

参 编 者

Philip A. Ades, MD, FAACVPR

Professor of Medicine, Division of Cardiology

University of Vermont College of Medicine

Burlington, VT

Chapter 9—Special Populations: Older and Younger Adults

Gary J. Balady, MD, FAHA, FACC

Director, Non-Invasive Cardiovascular Labs and Preventive Cardiology, Boston Medical Center

Professor of Medicine, Boston University School of Medicine

Boston, MA

Chapter 6—Medical Evaluation and Exercise Testing

Theresa M. Beckie, PhD, FAHA

Professor, College of Nursing

University of South Florida

Tampa, FL

Chapter 9—Special Populations: Women

Kathy Berra, MSN, NP-C, FAHA, FAACVPR, FPCNA, FAAN

Cardiovascular Nurse Practitioner

Stanford Prevention Research Center

Stanford University School of Medicine

Stanford, CA

Chapter 1—Cardiac Rehabilitation, Secondary Prevention Programs, and the Evolution of Health Care: Providing Optimal Care for All Patients

Jenna B. Brinks, MS

Clinical Exercise Physiologist

Beaumont Health System

Royal Oak, MI

Chapter 7—Outpatient Cardiovascular Rehabilitation and Secondary Prevention

Jennifer J. Cameron, PhD

Staff Psychologist

Hunter Holmes McGuire VA Medical Center

Richmond, VA

Chapter 8—Modifiable Cardiovascular Disease Risk Factors: Psychosocial Considerations

Brian W. Carlin, MD, MAACVPR

Assistant Professor of Medicine

Drexel University School of Medicine

Sleep Medicine and Lung Health Consultants

Pittsburgh, PA

Chapter 9—Special Populations: Chronic Lung Disease

Rita A. Frickel, MS, RD, LMNT

Clinical Dietitian, Division of Cardiology

Creighton University School of Medicine

Omaha, NE

Chapter 8—Modifiable Cardiovascular Disease Risk Factors: Hypertension

Christopher D. Gardner, PhD

Associate Professor of Medicine, Stanford Prevention Research Center

Stanford University

Stanford, CA

Chapter 4—Nutrition Guidelines

Helen L. Graham, PhD, MSN, RN-BC

Manager, Cardiac Rehabilitation Program, Cardiology Quality Programs

Nurse Manager Cardiovascular Services

Centura Health, Penrose-St. Francis Health Services

Colorado Springs, CO

Chapter 11—Outcomes Assessment and Utilization

Larry F. Hamm, PhD, MAACVPR, FACSM

Professor of Exercise Science

School of Public Health and Health Services

The George Washington University

Washington, DC

Chapter 9 —Special Populations: Revascularization and Valve Surgery

Karen K. Hardy, RN, BSN

Coordinator, Cardiovascular Disease Prevention and Rehabilitation

Cardiac Center of Creighton University

Omaha, NE

Chapter 12—Management of Medical Problems and Emergencies

Tom T. Hee, MD, FACC

Professor of Medicine and Director, Cardiac Electrophysiology Laboratory and Arrhythmia Device Clinic

Creighton University School of Medicine, Division of Cardiology

Omaha, NE

Chapter 9—Special Populations: Dysrhythmias

Leonard A. Kaminsky, PhD, FACSM

Professor of Exercise Science

Director, Clinical Exercise Physiology Program

Ball State University

Muncie, IN

Chapter 8—Modifiable Cardiovascular Disease Risk Factors: Physical Inactivity

Dennis Kerrigan, PhD

Senior Exercise Physiologist

Division of Cardiovascular Medicine

Henry Ford Hospital

Detroit, MI

Chapter 9—Special Populations: Heart Failure and Left Ventricular Assist Devices

Steven J. Keteyian, PhD, FAACVPR, FACSM

Director, Preventive Cardiology

Division of Cardiovascular Medicine

Henry Ford Hospital

Detroit, MI

Chapter 9—Special Populations: Heart Failure and Left Ventricular Assist Devices

Tom LaFontaine, PhD, ACSM RCEP, FAACVPR

Clinical Exercise Physiologist, Independent Contractor

Optimus: The Center for Health

Columbia, MO

Chapter 8—Modifiable Cardiovascular Disease Risk Factors: Emerging Risk Factors

Cindy Lamendola, MSN, NP, FAACVPR, FAHA

Clinical Research Nurse Coordinator

Stanford University School of Medicine

Stanford, CA

Chapter 8—Modifiable Cardiovascular Disease Risk Factors: Abnormal Lipids

Steven W. Lichtman, EdD, FAACVPR

Director, Cardiopulmonary Outpatient Services

Helen Hayes Hospital

West Haverstraw, NY

Chapter 5—Cardiac Rehabilitation in the Inpatient and Transitional Settings

Karen Lui, RN, MS, MAACVPR

GRQ, LLC

Vienna, VA

Chapter 10—Program Administration

Tom Mahady, MS, CSCS

Senior Exercise Physiologist, Cardiac Prevention and Rehabilitation

Hackensack University Medical Center

Hackensack, NJ

Chapter 8—Modifiable Cardiovascular Disease Risk Factors: Diabetes

Patrick McBride, MD, MPH, FACC, FAHA

Professor of Medicine and Family Medicine and Associate Director, Preventive Cardiology

University of Wisconsin School of Medicine and Public Health

Madison, WI

Chapter 1—Cardiac Rehabilitation, Secondary Prevention Programs, and the Evolution of Health Care: Providing Optimal Care for All Patients

Nancy Houston Miller, RN, BSN, FAHA, FAACVPR

Associate Director of the Stanford Cardiac Rehabilitation Program

Stanford University, Stanford, CA

Adjunct Clinical Assistant Professor

University of California, San Francisco School of Nursing

San Francisco, CA

Chapter 8—Modifiable Cardiovascular Disease Risk Factors: Tobacco Use

Ana Mola, MA, RN, ANP-BC, CTTS, FAACVPR

Program Director, Joan and Joel Smilow Cardiopulmonary Rehabilitation and Prevention Center, Rusk Institute of Rehabilitation Medicine

New York University Langone Medical Center

New York, NY

Chapter 9—Special Populations: Racial and Cultural Diversity

Jeffrey L. Roitman, EdD, FACSM

Chair, Associate Professor

Department of Exercise and Sport Science

Rockhurst University

Kansas City, MO

Chapter 7—Outpatient Cardiovascular Rehabilitation and Secondary Prevention

Patrick D. Savage, MS, FAACVPR

Senior Exercise Physiologist, Cardiac Rehabilitation

Fletcher Allen Health Care

Burlington, VT

Chapter 8—Modifiable Cardiovascular Disease Risk Factors: Overweight and Obesity

Lisa A. Benz Scott, PhD

Director, Program in Public Health

Stony Brook University Health Sciences Center

Associate Professor, Schools of Health Technology and Management, and Medicine

Stony Brook University

Stony Brook, NY

Chapter 3— Behavior Modification and Risk Factor Reduction: Guiding Principles and Practices

Paul Sorace, MS, ACSM RCEP, CSCS

Clinical Exercise Physiologist, Cardiac Prevention and Rehabilitation

Hackensack University Medical Center

Hackensack, NJ

Chapter 8—Modifiable Cardiovascular Disease Risk Factors: Diabetes

Douglas R. Southard, PhD, MPH, PA-C, FAACVPR

Dean, College of Graduate and Professional Studies

Franklin Pierce University

Manchester, NH

Chapter 8—Modifiable Cardiovascular Disease Risk Factors: Psychosocial Considerations

Ray W. Squires, PhD, FACSM, FAACVPR, FAHA

Professor of Medicine, Division of Cardiovascular Diseases and Internal Medicine

Mayo Clinic

Rochester, MN

Chapter 9—Special Populations: Cardiac Transplantation

Kerry J. Stewart, EdD, FAHA, MAACVPR, FACSM

Professor of Medicine and Director Clinical and Research Exercise Physiology

Johns Hopkins University School of Medicine

Baltimore, MD

Chapter 9—Special Populations: Dysrhythmias

Chapter 9—Special Populations: Peripheral Arterial Disease

Randal J. Thomas, MD, MS, FAACVPR, FACC, FACP, FAHA

Director, Cardiovascular Health Clinic, Cardiovascular Division

Mayo Clinic and Foundation

Rochester, MN

Chapter 2—The Continuum of Care: From Inpatient and Outpatient Cardiac Rehabilitation to Long-Term Secondary Prevention

Carmen M. Terzic, MD, PhD

Department of Internal Medicine, Division of Cardiovascular Diseases and Department of Physical Medicine and Rehabilitation

Mayo Clinic

Rochester, MN

Chapter 9—Special Populations: Racial and Cultural Diversity

Mitchell H. Whaley, PhD, FACSM

Professor of Exercise Science

Dean, College of Applied Sciences and Technology

Ball State University

Muncie, IN

Chapter 8—Modifiable Cardiovascular Disease Risk Factors: Physical Inactivity

Michael D. White, MD, FACC

Associate Dean for Medical Education and Assistant Professor of Medicine, Division of Cardiology

Creighton University School of Medicine

Omaha, NE

Chapter 8—Modifiable Cardiovascular Disease Risk Factors: Hypertension

审 阅

Ross Arena, PhD, PT, FAACVPR, FAHA, FACSM

Professor and Head, Department of Physical Therapy, College of Applied Health Sciences

University of Illinois at Chicago

Chicago, IL

Gerene S. Bauldoff, PhD, RN, FAACVPR, FAAN

Professor of Clinical Nursing

Ohio State University College of Nursing

Columbus, OH

Todd M. Brown, MD, MSPH, FACC

Assistant Professor of Medicine, Division of Cardiovascular Diseases

University of Alabama at Birmingham

Birmingham, AL

Eileen G. Collins, PhD, RN, FAACVPR, FAAN

Research Career Scientist, Edward Hines Jr., VA Hospital

Professor, College of Nursing, University of Illinois at Chicago

Chicago, IL

Barb Fagan, MS, RCEP, FAACVPR

Director of Employer Services and Cardiopulmonary Rehabilitation Services

Froedtert Health

Milwaukee, WI

Rita A. Frickel, MS, RD, LMNT

Clinical Dietitian, Division of Cardiology

Creighton University School of Medicine

Omaha, NE

Chris Garvey FNP, MSN, MPA, FAACVPR

Manager, Seton Pulmonary and Cardiac Rehabilitation

Daly City, CA

Nurse Practitioner, UCSF Sleep Disorders

San Francisco, CA

Anne M. Gavic, MPA, FAACVPR

Manager, Cardiopulmonary Rehabilitation

Northwest Community Hospital

Arlington Heights, IL

Karen K. Hardy, RN, BSN

Coordinator, Cardiovascular Disease Prevention and Rehabilitation

Cardiac Center of Creighton University

Omaha, NE

Tom T. Hee, MD, FACC

Professor of Medicine and Director, Cardiac Electrophysiology Laboratory

Division of Cardiology, Creighton University School of Medicine

Omaha, NE

Reed Humphrey, PT, PhD, MAACVPR

Professor and Chair, School of Physical Therapy and Rehabilitation Science

College of Health Professions and Biomedical Sciences

University of Montana

Missoula, MT

Marjorie King, MD, FACC, MAACVPR

Director, Cardiac Services, Helen Hayes Hospital

West Haverstraw, NY

Assistant Clinical Professor of Medicine, Columbia University

New York, NY

Carl "Chip" J. Lavie, MD, FACC, FACP, FCCP

Professor of Medicine, Ochsner Heart and Vascular Institute

Ochsner Clinical School, The University of Queensland School of Medicine

New Orleans, LA

Department of Preventive Medicine

Pennington Biomedical Research Center, Louisiana State University System

Baton Rouge, LA

Murray Low, EdD, MAACVPR, FACSM

Director, Cardiac Rehabilitation

Stamford Hospital

Stamford, CT

Karen Lui, RN, MS, MAACVPR

GRQ, LLC

Vienna, VA

Timothy R. McConnell, PhD, FAACVPR, FACSM

Chair and Professor, Department of Exercise Science

Bloomsburg University

Bloomsburg, PA

Michael McNamara, MS, FAACVPR

Cardiovascular Health Program

Montana Department of Public Health and Human Services

Helena, MT

Joseph F. Norman, PhD, PT, CCS, FAACVPR

Professor, Physical Therapy Education

University of Nebraska Medical Center

Omaha, NE

Gayla Oakley, RN, FAACVPR

Director, Cardiology Services and Prevention

Boone County Health Center

Albion, NE

Bonnie K. Sanderson, PhD, RN, FAACVPR

Associate Professor, School of Nursing

Auburn University

Auburn, AL

Patrick D. Savage, MS, FAACVPR

Senior Exercise Physiologist, Cardiac Rehabilitation

Fletcher Allen Health Care

Burlington, VT

Randal J. Thomas, MD, MS, FAACVPR, FACC, FACP, FAHA

Director, Cardiovascular Health Clinic, Cardiovascular Division

Mayo Clinic and Foundation

Rochester, MN

中文版前言

循证医学证据显示心脏康复的益处甚多，大量临床研究证实，稳定型心绞痛、冠状动脉旁路移植术、经皮冠脉介入治疗、各种原因导致的慢性心力衰竭、心脏瓣膜置换或修复术后及心脏移植术后患者均可从心脏康复治疗中获益。比如：心脏康复能够降低心肌梗死后患者全因病死率 8% ～ 37% 和心血管疾病病死率 7% ～ 38%；能够延缓动脉粥样硬化发展进程，降低急性缺血性冠状动脉事件的发生率和住院率，急性心肌梗死患者 1 年猝死风险降低约 45%；心脏病患者只要接受了康复治疗，就能从中获益而不论康复次数的多少，其效果与心血管病预防用药（如他汀类药物或 β 受体阻滞剂）相当，而费用显著低于预防用药。

心脏康复是运用多学科、多技术的手段对心脏病患者进行干预，使患者在心脏病发作后的治疗过程中得以快速有效恢复，生活质量迅速改善，尽快回归正常社会生活并降低心血管事件的发生，这些方法包括：康复评估、运动训练、指导饮食、指导生活习惯、规律服药、定期监测各项指标和接受健康教育等。在发达国家，心脏康复已经成为心脏病一级预防和二级预防的重要组成部分，尤其在美国、欧洲与日本等发达国家和地区，心脏康复已经有完善的操作指南，并得到医保的支持。

但我国心脏康复还处于初级阶段，很多心脏科医生还没有心脏康复的意识，心脏科学术界对心脏康复的理论和实践缺乏了解，也不重视，绝大多数三甲医院没有从事心脏康复的专业队伍，没有系统的心脏康复人才培训和准入体系，康复知识、技能和设备缺乏，心脏康复无医保政策支持，患者及其家庭对心脏康复的意义与重要性也缺乏认识，大多数家庭对康复医疗费用承受能力有限。这些不利因素都在促使我们转变意识,要从整体的角度看待疾病和患者。笔者认为,缺乏康复的心脏病防治体系是不完整的。我们要借鉴和学习欧美的成功经验,以此来推动我国心脏康复学科的建设和临床发展,从而造福于中国的广大心脏病患者,这是十分必要的。

　　本书的编译人员都是具有多年康复临床和心脏病临床经验的医务工作者,相信本书对于有意从事心脏康复的医务人员科学地开展心脏康复工作会有很好的帮助。

方唯一

教授、博士生导师

上海交通大学医学院附属胸科医院心内科主任

2016年8月

英文版前言

在美国心肺康复协会（AACVPR）组编的《美国心脏康复和二级预防项目指南》（第5版）及之前版本出版期间，出现了有依据的两个重要事实：

（1）参加门诊心脏康复和二级预防（CR/SP）可降低心血管事件后的病死率和复发率。

（2）尽管CR/SP项目的益处证据确凿，但项目参与率和转诊率并没有明显提高，CR/SP项目的安全性、有效性和成本效益未得到充分体现。

参与CR/SP的有效性及为预防初发和再发心血管疾病而进行危险因素干预和生活方式改变的有效性得到文献明确支持。以上是整个CR/SP至关重要的内容。然而，联邦法规中改变的（和解释的）关于医疗赔付和项目设计的内容继而改变了CR/SP项目及其医疗专业人员。作为CR/SP项目的专业人员，这点已被明确（医疗赔付覆盖六项诊断），但同时也是具有挑战性的（如到目前为止医疗赔付没有覆盖心力衰竭）。CR/SP将保持康复和二级预防服务职能，且在传统医疗机构内外均能实现。然而，项目如果没有与当前的研究、法律法规的变化、实践指南保持同步，以及没有对变化的执业环境做出灵敏反应，就会使其变得停滞不前、效果有限。

心脏康复和二级预防项目必须保证在住院期间和出院之后都有持久的连续性治疗。新的项目模式（见第10章）随着法规准则的更新而同步发展。随着时间的推移，更多成熟的项目模式也有机会变得更具创意，有利于提高项目的参与率和有效性。届时，将会出现比预期更多和更规范的与其他医疗服务机构的合作关系，以及涉及社区运动健身项目的个人和机构之间的创造性合作伙伴关系。CR/SP项目专业人员和他们的项目必须不断努力地帮助人们改变生活方式，以降低慢性疾病和血管事件发生和发展的风险。而这一切必须依托于我们这个时代的经济状况来调整。编者认为，CR/SP定位合理，因为这个项目挽救生命的同时又具良好的经济成本效益。参与CR/SP项目可以减缓心脏疾病的发生和发展，可以直接改变导致动脉粥样硬化及威胁很多个人和家庭的多种慢性疾病相关的行为方式。

我们必须为患者提供低成本、高质量的项目，通过疾病管理和二级预防，使患者能够勇于承担生活的责任。所有CR项目的一个主要挑战是，积极干预危险因素，并在有限可用的资源范围内促进积极的健康行为模式。疾病管理包括：使用有效的方法进行危险因素干预；实施更有效的教育和辅导技巧；增加体力活动和改变久坐行为；提高急性发作期之前的症状识别能力，以减少心血管疾病的发病率和病死率。

重要的是，该二级预防模式也允许项目转化为其他具有类似基本病理生理学的慢性疾病的管理。许多慢性疾病，包括冠心病、高血压、肥胖、糖尿病和周围血管疾病，都有一个共同的基本病理生理学。因此，CR的预防和康复部分可以（也应该）适当调整，以干预6种与生活方式相关的危险因素，包括吸烟、高血压、肥胖、2型糖尿病、饮食不当和久坐。慢性病有效管理的关键是坚持健康的生活方式，包括高水平的体力活动、戒烟和健康的膳食模式，在健康的生活方式基础上坚持现有的药物治疗。因此，CR/SP项目也可以是其他疾病管理项目的模式。

我们对指南进行了全面的修订，同时也加入了几个新的章节。第3章"行为改变和危险因素干预——指导原则和实践"已移至本书的起始部分，这表明了我们的理念：行为改变在有效的二级预防项目中起着至关重要的作用。专业人员应熟读和遵循本章新增并更新的内容。第4章更多地讨论了营养方面的内容，而非重点讨论生活方式。第7章"门诊心脏康复和二级预防"包含了新的法规指导下的项目模式的针对性建议。第8章和第9章"可干预的心血管病危险因素"和"特殊人群"依据最新的信息进行了重写。最后，第10章"项目管理"也进行了完全重写，加入了新的法规和赔付标准，对CR/SP项目新模式提出了更多建议。此外，还列入了最近公布的"心脏康复和二级预防专家核心职能"具体内容。

第5版指南涵盖了CR/SP项目和专业人员的整个实践范围。专业人员需因时而变、随事而制，同时也有责任保持科学性。指南是帮助CR/SP专业人员未来实现项目实践和应对挑战的重要工具。心脏康复和二级预防、降低心血管危险因素、赔付及国家政策制定相关领域的学科领袖50余人参与了本指南的编写，为CR专业人员提供了最新的工具和信息,成功启动了新项目并更新改善了现有项目。

众所周知,以前的版本,没有足够的人员或资源为每个部分提供具体的专业知识,但每个项目还是有核心部分的。有必要对被认定为核心职能和核心部分的项目实施和CR从业人员的专业知识进行更新。第5版指南为实施重要组成部分提供理论基础,并执行全面的CR项目。CR专业人员所面临的挑战是要适当选择、开发、实施最先进的康复和二级预防服务给患者,为其提供个性化的康复方案。选择最佳的康复方案应同时参考康复专业人员建议及患者的偏好。心脏康复治疗成功的策略应反映出患者有独立生活自理的愿望和持续遵循良好的生活方式。

AACVPR和这些指南是保证我们的专业及我们提供的服务得到科学界、联邦机构、医疗保险机构、患者、家庭和我们生活的社区认可和重视的重要环节。AACVPR第5版指南为实现持续的专业发展和优化的方案目标提供了重要支持。

网 络 资 源

《美国心脏康复和二级预防项目指南》(第5版)的补充文本列出了网络资源部分。这些资源包括21项可复制的调查问卷、图表、知情同意书、方案、记录、清单和用于创建或评估项目的日志。本书也能为用户提供实用信息来支持工作。根据需要,网络也将作为AACVPR一年两次更新的图书内容的发布地,保持指南更新。可以通过以下网址访问网络资源:www.HumanKinetics.com/GuidelinesForCardiacRehabilitationAndSecondaryPreventionPrograms.

目　录

第1章　心脏康复和二级预防、优化的医疗保健——为患者提供最佳治疗方案 / 1

心脏康复：在不断发展的医疗保健领域寻找它的定位 / 2

心脏康复项目是二级预防的中心 / 4

总结 / 4

第2章　持续性医疗——从住院和门诊心脏康复到长期二级预防 / 5

心血管持续性医疗 / 6

努力减少持续性治疗中的裂隙 / 7

CR/SP在持续性医疗中的作用 / 18

联合起来 / 18

总结 / 19

第3章　行为改变和危险因素干预——指导原则和实践 / 21

健康教育和行为改变概述 / 22

总结 / 30

第4章　营养学指南 / 33

膳食结构 / 34

肥胖与体重控制 / 34

脂肪与糖的摄入 / 36

抗炎作用的膳食 / 37

膳食补充剂 / 38

　　　　相关指南更新 / 39

　　　　总结 / 41

第**5**章　住院患者及过渡机构的心脏康复 / 43

　　　　评估、动员及危险因素管理 / 44

　　　　出院计划 / 49

　　　　临床路径 / 51

　　　　人员配备 / 53

　　　　场所和设施 / 55

　　　　过渡期项目 / 55

　　　　总结 / 58

第**6**章　医学评估与运动试验 / 61

　　　　体格检查 / 63

　　　　运动训练的危险分层和禁忌证 / 63

　　　　运动试验 / 65

　　　　总结 / 75

第**7**章　门诊心脏康复和二级预防 / 77

　　　　二级预防的构成 / 82

　　　　疾病管理和指导 / 83

　　　　与疾病进展相关的危险因素的评估和管理 / 83

　　　　CR/SP 的创新 / 92

　　　　持续 CR/SP / 93

　　　　二级预防的实施 / 94

　　　　总结 / 95

第**8**章　可干预的心血管病危险因素 / 97

　　　　吸烟 / 98

　　　　血脂异常 / 103

　　　　高血压 / 114

　　　　体力活动不足 / 118

　　　　糖尿病 / 131

　　　　社会心理问题 / 140

　　　　超重和肥胖 / 147

　　　　新发危险因素 / 151

　　　　总结 / 153

第9章　特殊人群 / 155
　　老年人与年轻人 / 156
　　女性 / 162
　　种族和文化差异 / 167
　　血运重建与瓣膜手术 / 176
　　心律失常 / 181
　　心力衰竭和左心室辅助装置 / 184
　　心脏移植 / 194
　　外周动脉疾病 / 200
　　慢性肺部疾病 / 205
　　总结 / 207

第10章　项目管理 / 209
　　项目优先方案 / 210
　　设施和设备 / 216
　　组织策略和程序 / 219
　　保险和赔付 / 220
　　文件 / 222
　　人力资源 / 223
　　连续治疗和服务 / 226
　　总结 / 227

第11章　结果评估与应用 / 229
　　结果矩阵 / 230
　　对比结果与绩效评估（PMs） / 236
　　资源 / 241
　　总结 / 241

第12章　医疗问题和急诊处理 / 243
　　门诊心脏康复的潜在危险 / 244
　　干预总结 / 246
　　非传统项目 / 250
　　总结 / 252

附录A　CR/SP临床评估示例 / 253
附录B　住院患者康复服务记录 / 254

附录C 确诊或疑似心脏病患者运动测试知情同意书 / 255

附录D 6分钟步行评估方案（6 MWT）/ 257

附录E 速查患者病历 / 259

附录F 确诊或疑似心脏病患者运动康复知情同意书 / 260

附录G 每日运动登记示例 / 262

附录H 长期门诊康复项目每日运动登记示例 / 264

附录I 教育流程表 / 265

附录J 家庭运动方案示例 / 266

附录K 吸烟史问卷 / 268

附录L CAGE酗酒筛检问卷 / 272

附录M 患者戒烟意愿的评估方法 / 273

附录N 门诊康复长期医嘱示例 / 274

附录O 门诊心脏康复紧急事件的长期医嘱示例 / 275

附录P 心脏康复不良事件通知医生的报告 / 280

附录Q 指导完成复苏指南改良项目（GWTG-R）代码表 / 282

附录R 日常急救推车清单 / 285

附录S 急救推车检查月清单 / 287

附录T 设备维护与校准记录 / 292

附录U 模拟练习与急诊在职学习记录 / 293

参考文献 / 295

心脏康复和二级预防、优化的医疗保健
——为患者提供最佳治疗方案

《**美**国心脏康复和二级预防项目指南》(第5版)覆盖面广,内容包含日益增加的冠心病(CHD)发病率、不断变化的患者人群结构及21世纪针对该疾病提供的康复和预防服务的重要性。在过去的50年里,心脏康复和二级预防(CR/SP)项目快速发展,项目服务的患者人群发生了很大变化,最初主要是以急性心肌梗死(MI)导致心力衰竭和长期卧床的白人男性为主,逐步发展到各色人群,无论这些患者之前是否住院治疗,他们都接受了个体化的预防冠心病及其他心脏疾病的治疗服务项目。然而心脏病患者如何转诊到CR/SP项目仍面临诸多挑战,尤其是女性、老年人及得不到充分医疗服务的人。尽管他们知道转诊到CR/SP项目更容易获得有针对性的治疗,改善他们的生活方式和生活质量,增强机体的生理和心理功能,然而这些患者转诊到CR/SP的比例仍低于30%。

内容

本章阐述:

- 心脏康复和二级预防(CR/SP)的现状及未来方向。
- 明确康复学科人员面临的机遇和挑战。

2013年，急性冠脉综合征（ACS）患者住院很少持续超过5～7天。随着过去20年心血管（CV）预防医疗的发展，急性心肌梗死和冠状动脉旁路移植的手术量减少，经皮冠脉介入术（PCI）的手术量基本不变。患者出院后，有指征者如能及时进行CR/SP治疗，便能尽快恢复正常工作和生活。相比几十年前，患者已能及时灵活地接受CR/SP项目，包括一些家庭基础治疗项目，迅速恢复和回归正常生活。这些项目已被证明可以减少住院率，降低抑郁症、急性冠脉综合征复发、残疾、脑卒中的患病率，提高用药的依从性和生活质量。最近的"心肌梗死后免费治疗和经济评估试验"（MI FREEE试验）表明，即使向急性心肌梗死患者免费推荐药物治疗，虽然整体的依从率提高到了50%左右，但也仍未达到理想结果。CR/SP项目的作用是通过行为策略和支持解决依从性问题，提高药物治疗的整体依从性。药物依从性差对患者和医疗服务人员而言仍是一大挑战，CR/SP项目则可明显提高依从性。

关于冠心病患者的强化二级预防项目的研究颇多。1994年，一项开创性研究显示了强化二级预防的益处。Haskell等随机抽取300名冠心病患者，参与一项强化降低风险治疗与常规治疗做比较的项目，并随访4年。4年后发现，治疗组与对照组相比，疾病的血管造影证据、死亡、冠心病事件和住院情况均得到了明显改善。2009年，COURAGE试验表明，在选择的患者对象中，强化降低冠心病风险因素等于强化降低风险因素加PCI。这些重要的医疗结果在无数全球性研究和不同人群中均被证实。

美国心脏协会（AHA）最近公布的一篇主席公告中，作者Balady等对于CR项目作为二级预防中心的重要性做了明确和令人信服的陈述："鉴于CR/SP项目对心血管疾病预防的重大益处，美国心脏协会（AHA）和美国心脏病学会（ACC）基金会发布的所有关于冠心病管理和预防的最新循证指南都为新发心肌梗死或急性冠脉综合征、慢性稳定型心绞痛、心力衰竭、冠状动脉搭桥术术后或PCI患者转诊到CR/SP提供了Ⅰ级推荐（即项目或应实施的治疗），CR/SP同样也适用于瓣膜手术或心脏移植手术的术后患者。"

当前医疗行为体系快速发展，包括负责任、决策共享和以患者为中心的医疗机构。传统CR/SP项目很好地融入了新体系并极大地提高了冠心病的相关预后。在这个扩展治疗模式中，CR/SP具有向其他高危人群如2型糖尿病和多种冠心病风险因素的患者提供重要医疗服务的潜力。成本效益干预措施可以改善患者的生活方式，提高药物治疗的依从性，从而降低住院率和减少手术数量，增强医疗保健效果，因此对医疗保健体系和患者都极其重要。

心脏康复：在不断发展的医疗保健领域寻找它的定位

CR项目必须不断发展，才能为患者和医疗体系提供价值。新的科学研究成果必须是可以被接受并具备可行性的，这样才能提供有效和高效的服务。医疗干预将越来越受到人们的关注，医疗保险也将和疗效相挂钩。

由私立和公共保险机构包括美国医保

及医助服务中心（CMS）授权，CR/SP 项目实行个体化服务。提供个体化治疗才能保证治疗方案的有效、高效。不是每个患者都需要接受 CR/SP 的所有治疗项目，但是患者必须积极参与到与其相关的个体化治疗过程中。通过这种方法改善患者预后，也是每个 CR 项目的最终目标。

在这样一个快速发展的医疗环境中，如何保持领先的专业水平？主要有四个重要因素：① 与时俱进和循证的学科。② 与学科协同的充分实践。③ 倡导学科和实践的共同促进。④ 财政问责制。这些要素之间相辅相成，促进专业水平长期可持续发展。

在过去 50 年中，CR 学科逐步发展。原来大家所关心的问题是运动锻炼对心脏病患者是否安全，然而现在众所周知，CR 可显著降低发病率和病死率，改善各种健康预后。CR/SP 以学科声明和实践指南为基础，因此，每一个 CR/SP 项目都应保持学科的与时俱进，不断创新实践。

不断变化 CR/SP 个体化项目才能保证治疗的高效性，但这也对 CR/SP 项目的实施造成了一定的困难，更困难的是私立和公共保险机构如联邦医疗保险（Medicare）需要将保险政策与学科相结合。如果保险政策随意限制 CR/SP 项目的实施，那么即使是基于最新学科研究的 CR/SP 项目也不能发挥它的积极作用。因此，当务之急是医疗人员与保险制度制定者分享专业临床经验。这点变得越来越重要，因为所有与之相关的人（包括保险付款方、医疗人员和患者）都急切需要更有效、成本更低的治疗方案。为了获得更好的效果，保险政策和新的项目实施都必须以循证研究为基础。例如，美国医保及医助服务中心决定将医保受益人的心脏康复治疗项目完成时间从 12～18 周延长到 36 周，这是因为有证据证明，延长项目时间可以获得更好的临床预后。

不仅政策制定者支持 CR/SP 项目，医疗专业组织更是这个项目的最大拥护者，如美国心血管和肺康复协会、美国心脏协会、美国心脏病学会和美国运动医学会。作为医学从业者，我们希望在专业组织的协助下，让医学科研保持与时俱进。此外，投身于实践和专业发展更是我们义不容辞的责任，这样才能提高我们的医疗水平。这个项目还在持续不断的发展过程中，需要该领域的个人和组织共同努力。

每个医疗项目想要发展，首先都需要源源不断的财政作后盾，CR/SP 项目不能因为缺乏经济支持而导致低效运行。医疗保健系统坚持为每项服务提供价值依据。CR/SP 项目可以让医院和出资方更加注重医护服务治疗和患者疗效。为了做好 CR/SP 项目，需要注意以下三个至关重要的问题：

（1）项目所提供每项服务的有效性和安全性的科学依据是什么？

（2）我们如何改变实践来更好地反映当前研究？

（3）哪类患者在积极参与 CR/SP 项目中获益最多？

在 CR/SP 项目中，出资方、研究人员和医疗从业人员相互合作的益处是显而易见的。研究人员和医疗从业人员、研究人员和出资方及从业人员和出资方之间的沟通将有助于项目服务的发展，最终达到提高患者疗效的目标。

心脏康复项目是二级预防的中心

2011年更新的文章《二级预防和冠心病及其他动脉粥样硬化性血管病患者的降低危险因素治疗》中陈述了Ⅰ类和Ⅱa类建议,这些建议强调通过强化降低危险因素和心脏康复可以强化二级预防。详情可参照指南1-1。

指南 1-1

通过强化降低危险因素和心脏康复进行强化二级预防的建议

Ⅰ类

- 所有符合条件的急性冠脉综合征患者、紧急冠状动脉旁路手术或PCI术后的患者,应当在出院前或第一次后续诊室随访时转诊到综合性门诊心脏康复项目(例证级别:A)。
- 过去一年内被诊断患有急性冠脉综合征、做过冠状动脉搭桥术或PCI(例证级别:A)、患有慢性心绞痛(例证级别:B)和(或)外周血管疾病(例证级别:A)的所有符合条件的门诊患者应当转诊到综合性门诊心脏康复项目。
- 对于低风险患者,以家庭为基础的心脏康复项目比有监护设施的中心项目更适合这类患者(例证级别:A)。

Ⅱa类

- 对于有心衰史但病情稳定的门诊患者,以综合性运动为基础的门诊心脏康复项目更安全有效(例证级别:B)。

经允许引自:S.C. Smith et al., 2011, "AHA/ACCF secondary prevention and risk Reduction therapy for patients with coronary and other atherosclerotic vascular disease", *Circulation* 124: 2458–2473.

总　　结

科学研究和指南为CR/SP的发展提供了基础。遵循指南的系统治疗方法(如获得指南和多因素病例管理)就是成功的典范。这些范例主要都是以团队为基础;用信息技术进行追踪和信息处理;用定期评估和滴定治疗方法降低风险;用行为治疗法改变患者的生活方式;对患者不断进行健康教育;使用电话、电子邮件、纸质和电子资料进行定期评估;给予患者持续不断的支持。效果评估则是对项目成功与否、质量改进措施是否有效的重要评判标准。

二级预防应以CR项目为中心,促使更多的患者使用CR/SP项目进行治疗,同时提供个体化的生活方式和治疗方案,监测症状,管理危险因素,评估效果及调整治疗方案,最终形成遵循指南的治疗方案。这个方案可以为患者提供持续不断的健康教育及社会和心理层面的支持,降低发病率和病死率,提高人们的生活质量,达到延长寿命的目的,这样未来的医疗保健才具有它真正的价值。

第2章

持续性医疗

——从住院和门诊心脏康复到长期二级预防

在过去的10年里，医疗保健的模式发生了显著的改变。以往的医疗保健主要侧重于为急性病或者急性损伤患者进行短暂、临时的治疗。近年来，医疗保健逐渐包含持续性医疗这一重要内容，即不仅仅针对急性病或急性损伤提供治疗，亦为之后的阶段提供治疗。这进一步强调为患者提供持续性医疗的重要性，在心血管（CV）医学领域尤为突出。以下几个因素有助于解释这种重要性增加的原因：

- 急性心肌梗死患者的生存率改善，导致慢性冠状动脉疾病患者增多。

- 有效的药物和生活方式治疗的发展，提高了接受适当二级预防及随访治疗的心血管疾病（CVD）患者的长期生存率。

- 众所周知，多数慢性心血管疾病患者没有得到最佳的持续性治疗。事实上只有一小部分患者接受了适当二级预防和随访治疗。

- 政府部门和私营机构已经注意到心血管疾病患者持续性医疗的重要裂隙，并采取措施、颁布政策，以弥合裂隙。

内容

本章阐述：

- 综述心脏康复（CR）项目的操作结构与顺序。

- 介绍在门诊患者进行心脏康复和二级预防（CR/SP）的过程中很实用的工具。

- 寻找时机去重新设计现有项目、优化操作，为改进持续性医疗做准备。

心血管持续性医疗

心血管疾病（CVD）的持续性医疗应该在出现临床表现之前尽早开始，为此，假设心血管疾病患者的持续性医疗从临床诊断或者临床事件时开始。持续性医疗包括以下步骤（图2-1）：

（1）急性事件的处理。在CV持续性医疗的早期阶段给予恰当解决急性心血管事件的措施。对于急性冠状动脉综合征，迅速提供抗血小板治疗、溶栓治疗、经皮冠脉介入术，或者上述措施相结合，对于帮助患者从这一急性事件中存活非常重要，而且这样做对心脏的损害最小。

（2）二级预防（SP）治疗启动。在急性事件处理后不久，持续性医疗的第二个步骤这一长期的治疗计划启动。这一长期计划通常包括拯救生命的生活方式和药物治疗，最好在出院前开始。事实上，有证据表明，相较于那些出院时未开始SP治疗的患者，住院时就开始SP治疗的患者更可能坚持长期的治疗，心血管事件更不易复发。

（3）早期门诊CR。一次CVD事件后，36周内进行1～36次活动。一个重要的"切换"在患者出院时发生，此时患者脱离急救设备，并在医务人员的监督和指导下开始CR治疗和使用门诊设备恢复健康。遗憾的是，这重要的一步往往被忽略，规定的治疗未能完成，随访也延迟甚至没有随访。二级预防治疗方案中的依从性问题可能由多种原因导致，包括患者、医务人员、医疗制度等。

从患者的角度看，在一次CVD事件后的住院期间充满了担忧、怀疑和困惑。患者已被诊断患有严重的心脏疾病并被制定了一批新的治疗方法。对花费和潜在副作用及治疗后获益的不确定性等担忧，可能导致患者逃避常规治疗。CVD事件过后的患者通常易患抑郁症和焦虑症，这让他们度过这一段艰难的时期更具挑战性。CR服务可以帮助弥合医院和门诊治疗之间的裂隙。向患者提供宣教及咨询，给予必要

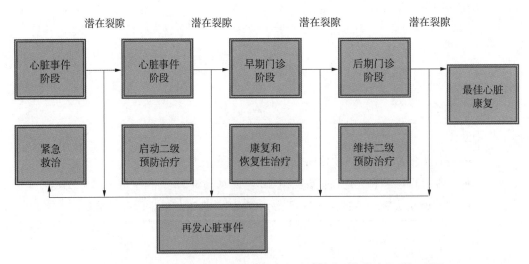

图2-1　心脏事件过后的心血管持续性医疗中，突出弥合裂隙特别重要的一幅图

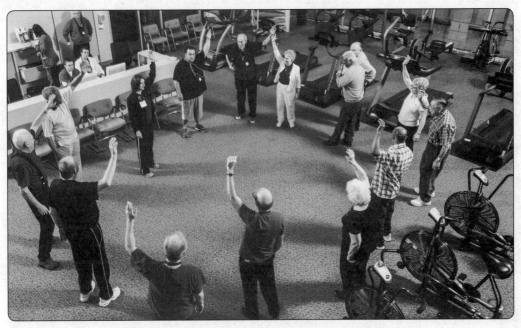

CR帮助弥合住院和门诊治疗之间的裂隙,也是CR有助于改善患者治疗及预后的关键原因。

的指导和解决问题的资源有助于启动并持续二级预防方案。此外,门诊CR项目有助于推动康复医护人员之间的协作治疗,这是CR通过持续性医疗改善患者治疗及预后的关键因素。

(4)长期CR/SP。即早期门诊CR完成后的阶段。CVD事件后的早期康复阶段之后,患者将进入长期CR/SP,这是CV持续性医疗中一个容易被忽略和继而产生裂隙的阶段。那些参与早期门诊CR并且继续长期维持CR/SP的患者可能会因得到进一步有效的治疗而有所获益,从而降低发病率和病死率。然而,许多完成早期门诊CR项目的患者无法继续进行长期的后续方案并未能完成推荐的SP治疗。更糟的是,那些未参加早期门诊CR项目的患者也不太可能在长期SP治疗中获益。

努力减少持续性治疗中的裂隙

近20年来,心血管疾病(CVD)的二级

 指南 2-1

阐述在持续性医疗中的作用,每个项目都应有:

- 心血管治疗和CR/SP操作的框架或顺序的纲要(或说明)。
- 基于美国心肺康复协会(AACVPR)的心

脏康复/二级预防主要内容(表2-1和表2-2),为患者提供服务范围的书面描述,包括运动、危险因素干预、宣教和咨询。

- 概述标准治疗将如何实施和评估。

表2-1　心脏康复/二级预防的主要内容：患者评估、营养咨询和体重管理

	患 者 评 估
评估	● 病史：回顾患者心血管疾病现病史、既往史及外科诊断和过程（包括左心室功能评估）；并发症（包括外周动脉疾病、脑血管疾病、肺部疾病、肾脏疾病、糖尿病、骨骼肌肉和神经肌肉疾病、抑郁症，以及其他相关疾病）；心血管疾病的症状；药物治疗（包括剂量、频率和依从性）；最近流感疫苗接种日期；心血管危险因素及教育的障碍和偏好。参见每个主要治疗的相关评估标准。 ● 体格检查：评估心肺系统（包括心率和心律、血压、听诊心脏和肺部、触诊和检查下肢水肿及脉搏）；术后伤口部位；关节和神经肌肉状况；认知功能。参见每个主要内容的各自相关检查内容。 ● 检测：静息12导联心电图；评估患者自觉健康相关生活质量或者健康状况。其他特殊检查参见相关内容
干预	● 撰写书面记录，可以反映患者当前评估状况，包括指导制定和实施：① 患者治疗计划优先目标，概述降低风险的干预策略。② 制定促进康复目标和知道长期SP计划的后续方案。 ● 就持续治疗及后续计划与患者和提供基础康复治疗的伴侣或者家庭成员进行沟通交流。 ● 通过与基础保健提供者和（或）心脏病专家的沟通，确保患者正在服用适量的由美国心脏协会/美国心脏病学会（AHA/ACC）建议的阿司匹林、氯吡格雷、β 受体阻滞剂、降脂剂和血管紧张素转换酶（ACE）抑制剂或血管紧张素受体阻滞剂，并且确保患者每年接种流感疫苗
预期效果	● 患者治疗计划：治疗的主要内容是对患者的评估及短期目标的书面说明采取指导干预措施。与基础保健治疗提供者合作，讨论并制定患者开始及后续的治疗计划。 ● 结果报告：患者接受治疗的且主要内容能够反映既定目标的治疗效果的书面说明，包括患者是否正在服用适量的由美国心脏协会/美国心脏病学会（AHA/ACC）建议的阿司匹林、氯吡格雷、β 受体阻滞剂、降脂剂和血管紧张素转换酶（ACE）抑制剂或血管紧张素受体阻滞剂；患者是否每年接种流感疫苗（如果没有，请书面说明）；并确定需要进一步干预和监测的特殊范围。 ● 出院计划：记录总结长远目标和成功措施的出院计划
	营 养 咨 询
评估	● 估计每天总热量摄入，以及饱和脂肪、反式脂肪、胆固醇、钠和其他营养素的含量。 ● 评估饮食习惯，包括水果和蔬菜、全谷物和鱼的摄入量，正餐和小吃的量，外出就餐的次数和酒精摄入量。 ● 评估营养干预的主要范围，比如主要内容中概括的超重、高血压、糖尿病，以及心力衰竭、肾脏疾病和其他共存疾病
干预	● 制定特殊的膳食调整处方，使饱和脂肪与胆固醇含量至少达到治疗性生活方式饮食改变的水平。根据特殊目标范围制定个体化的膳食方案，核心内容有超重、高血压、糖尿病，还有心力衰竭和其他共存的疾病。方案应该是灵活的，并且考虑到文化差异。 ● 教育患者（及其家属）有关膳食目标的情况和如何达到该目标，并提供咨询服务。 ● 在咨询中将改变行为模式和依从性策略结合起来
预期效果	● 患者坚持营养处方。 ● 患者理解有关膳食热量、脂肪、胆固醇和其他营养素的基本原则。 ● 制定适当的计划以解决饮食行为问题

（续表）

体 重 管 理	
评估	● 测量身高、体重和腰围,计算BMI
干预	● 对于BMI＞25 kg/m² 和(或)男性腰围＞40 in(1 in=0.025 4 m,102 cm)、女性腰围＞35 in (88 cm)的患者: ● 制定合理的短期和长期体重控制目标,要个体化兼顾危险因素[例如:以每周减少 1～2 lb(1 lb=0.453 kg)的速度在大约6个月内减轻至少5%的体重,最好能减轻＞ 10%]。 ● 制定一个综合饮食、体力活动或运动和行为改变的方案,以减少总热量摄入,保持摄 入合理比例的营养素和纤维,并增加热量的消耗。建议每天有较长距离或较长时间 (例如,60～90分钟)的步行运动。 ● 每天热量负平衡以达到减肥目标(例如:500～1 000 kcal/d)
预期 效果	● 短期:不断评估和调整干预措施,使体重逐渐下降。如未达标,可转入有效的专业减肥 项目。 ● 长期:患者为达到既定的体重目标,坚持饮食控制和运动计划

BMI对超重和肥胖的定义可能会因不同的种族和不同的地区而不同。使用相关定义时,应具体对待。

经允许引自:*Circulation.* 2007; 115: 2675-2682. ©2007 American Heart Association, Inc.

表2-2 心脏康复/二级预防的主要内容:血压管理、血脂管理、糖尿病管理、戒烟、心理管理、体 力活动咨询和运动训练

血 压 管 理	
评估	● 在计划开始时测量双臂血压。 ● 测量静息坐位血压至少2次。 ● 为了排除体位性低血压,在计划开始时调整降压药物治疗后分别采取卧位、坐 位、立位测量血压。 ● 评估近期的治疗情况和依从性。 ● 评估可能对血压产生不利影响的非处方药
干预	● 在与基础保健治疗提供者合作的基础下,提供或监测药物治疗(或者两者兼用) 如下所示: ● 如果患者收缩压为120～139 mmHg或舒张压为80～89 mmHg: ● 提供生活方式的改变,包括定期体力活动或运动,体重管理,适度限盐,增加新 鲜水果、蔬菜和低脂乳制品的摄入量,控制饮酒,戒烟。 ● 对于慢性肾病、心力衰竭或糖尿病患者,若改变生活方式后收缩压仍≥ 130 mmHg或舒张压≥80 mmHg,则予以药物治疗。 ● 如果患者收缩压≥140 mmHg或舒张压≥90 mmHg: ● 予以改变生活方式联合药物治疗
预期 效果	● 短期:连续评估和调整干预措施,直到高血压前期患者的血压达到正常水平,即 高血压患者收缩压＜140 mmHg、舒张压＜90 mmHg;高血压合并糖尿病、心力衰 竭或者慢性肾病患者的收缩压＜130 mmHg、舒张压＜80 mmHg。 ● 长期:维持血压在目标水平

（续表）

血 脂 管 理	
评估	• 测量空腹总胆固醇（TC）、高密度脂蛋白、低密度脂蛋白和三酰甘油（TG）。对于血脂水平异常的患者，应取得其详细病史以判断影响血脂水平的饮食、药物或其他因素是否能被改变。 • 评估目前的治疗和依从性。 • 住院治疗后4～6周，开始时，或者改变降脂药物治疗2个月后复查血脂指标。 • 患者服用降脂药物时，按美国国家胆固醇教育计划（NCEP）推荐评估其肌酸激酶水平及肝功能
干预	• 为所有患者提供与治疗性生活方式所改变的饮食一致的营养咨询，比如：建议添加植物甾醇/固醇和黏性纤维，鼓励消耗更多 ω-3 脂肪酸，以及体重管理咨询。对于 LDL > 100 mg/dl 的患者，添加或加强药物治疗；对 LDL > 70 mg/dl 的患者考虑予以药物治疗。 • 为三酰甘油的管理提供干预，使摄取的非高密度脂蛋白胆固醇 < 130 mg/dl。根据 NCEP 和 AHA/ACC 的建议，干预内容包括营养咨询、体重管理、运动、戒烟、限酒和药物治疗。 • 与初级保健人员合作，提供和（或）监测药物治疗
预期 效果	• 短期：连续评估和调整干预措施直到低密度脂蛋白胆固醇 < 100 mg/dl（进一步降低至 < 70 mg/dl 被认为是更为合理的目标）、非高密度脂蛋白胆固醇 < 130 mg/dl（进一步降至 < 100 mg/dl 被认为是更合理的目标）。 • 长期：低密度脂蛋白胆固醇 < 100 mg/dl（进一步降低至 < 70 mg/dl 被认为是更为合理的目标），非高密度脂蛋白胆固醇 < 130 mg/dl（进一步降至 < 100 mg/dl 被认为是更合理的目标）
糖 尿 病 管 理	
评估	• 通过病史记录回顾： 　• 确诊所有患者是否存在糖尿病。 　• 如果是已知糖尿病患者，识别其并发症历史，例如：导致心脏、血管病变，或肾脏、足部等疾病，或者周围神经病变。 • 问诊初诊患者： 　• 获得相关并发症标志和症状的病史，以及低血糖或者高血糖发作的任何报告。 　• 确定医生管理糖尿病病情和制定治疗方案，包括： 　　• 药物依从性。 　　• 饮食依从性。 　　• 血糖监测方法依从性。 • 在开始运动之前： 　• 获得最近的空腹血糖（FPG）值和糖化血红蛋白（HbA1c）值。 　• 将由运动引起并发症的可能性越大的患者考虑视为高危患者
干预	• 建议教育患者和工作人员要警惕低血糖或者高血糖迹象，并按照美国糖尿病协会的推荐提供适当的评估和干预。 • 对于使用胰岛素或胰岛素促泌剂的患者： 　• 避免在胰岛素高峰时段运动。 　• 建议在腹部注射胰岛素，而不是肌内注射。

（续表）

糖尿病管理	

干预	• 每次运动前后监测血糖水平。如果血糖值＜100 mg/dl，应当推迟运动并为患者提供15 g的碳水化合物；15分钟后重新测量血糖，血糖值＞100 mg/dl方可进行运动。2型糖尿病患者如果血糖值＞300 mg/dl，则当患者感觉良好、体内有足够的水分且血液或（和）尿液酮体为阴性时可以谨慎运动；否则，联系患者的医生做进一步处理。
	• 鼓励摄入足够的水分，以免血糖水平受到体液转移的影响。
	• 注意患者的血糖可能在运动后24～48小时内继续下降。
	• 对于那些通过饮食控制、二甲双胍、α-葡萄糖苷酶抑制药或者TZD类降糖药控制血糖，而没有使用胰岛素或者胰岛素促泌剂的患者，在最初的6～10次运动开始前测试血糖水平以评估血糖的控制情况；运动通常不易导致低血糖。
	• 教育：
	  • 学会和练习自我监控能力，用于无监督时运动。
	  • 请遵从注册营养师的医学营养治疗。
	  • 考虑推荐经认证的糖尿病教育家的技能培训、用药指导和支持团体

预期效果	• 短期：
	  • 就相关症状和体征与主治医生或者内分泌学专家沟通，并调整用药。
	  • 使患者具备识别症状和体征、自我监测血糖状态和自我管理活动的能力。
	• 长期：
	  • FPG水平达到90～130 mg/dl，HbA1c＜7%。
	  • 最大限度地减少运动和（或）休息时低血糖或高血糖并发症的发生。
	  • 保持血压水平在＜130 mmHg/＜80 mmHg

戒　　烟	

评估	• 初诊：
	  • 询问患者吸烟及使用其他烟草产品的状况。记录吸烟状况：不吸烟、曾经吸烟、目前吸烟（因为复吸率高，故包括近12个月内的戒烟患者）等状况，明确吸烟量（支/天）和吸烟的持续时间（年数）。量化其他类型的烟草产品的使用和类型。询问在家中和工作中吸二手烟的情况。
	  • 通过询问，做好戒烟的准备工作。
	  • 评估可能阻碍戒烟的心理因素。
	  • 保持联系：在戒烟的前2周，每一次的随访都要观察目前状况，此后定期回访

干预	• 当患者未确定戒烟时，提供激励戒烟的信息：戒烟的相关性、吸烟的风险、戒烟的回报、戒烟的障碍和复吸。
	• 当患者确定戒烟时，应该提供询问、建议、评估、协助和安排等信息。
	协助吸烟者或烟草使用者设定戒烟日期，并选择适当的治疗策略（准备）：
	最低限度：
	  • 由工作人员进行个体化的宣教和咨询服务，发放辅助自学资料。
	  • 鼓励医生、项目工作人员及家庭成员给予支持，识别家中其他吸烟者，讨论如何使患者坚持戒烟。
	  • 预防复吸：解决问题，预见威胁，实践情景。
	理想状况：
	  • 较长时间的个别咨询或者组织参与。

戒　烟	
干预	● 药物支持(与初级保健医生沟通):尼古丁替代疗法,盐酸安非他酮。 ● 必要时的补充策略(如针灸、催眠)。 ● 如果患者近期已经戒烟,则应强调预防复吸的技巧。 ● 强烈要求患者在工作和家庭中避免吸二手烟
预期效果	注意:那些继续吸烟的患者以后更可能中断心脏康复/二级预防(CR/SP)治疗。 ● 短期:患者表达戒烟的决心和选择戒烟日期。随后,患者放弃吸烟和使用烟草产品并坚持药物治疗(如果有规定的药物),同时实施预防复吸的策略。一旦复吸,患者会尽快重新开始戒烟计划。 ● 长期:从戒烟之日起至少12个月(持续)达到完全杜绝吸烟和使用烟草产品。工作和家庭环境中没有出现烟草烟雾
心　理　管　理	
评估	● 采用面谈和(或)标准化测量的方法,识别临床上表现明显的抑郁、焦虑、愤怒或敌意等心理疾病,社会孤立感,婚姻或家庭不幸,性功能障碍/失调,以及滥用药物(酒精或其他精神药物)。 ● 识别精神药物的使用
干预	● 以个别和(或)小组的方式,提供关于如何适应冠心病和心理压力的治疗,以及向健康生活方式转变的宣教和咨询。尽可能把家庭成员和重要的相关人员也包括在内。 ● 开发有利于康复的环境和社会资源,以提高患者及其家属的社会支持水平。 ● 传授和支持自助方法。 ● 与初级卫生保健工作者协调,使思路保持一致,让有明显临床表现的心理疾病患者到相应的精神卫生专家处做进一步的评价和治疗
预期效果	● 取得预示心理健康的证据,没有明显心理疾病的临床表现、社会孤立感和药物依赖。 ● 患者证实有自制力去改变健康行为、放松身心和有其他压力的管理技能;获得有效社会支持的能力;顺从精神调理药物治疗(如医生开有处方的);减少或放弃酒精、烟草、咖啡因或其他非处方的影响心理状态的药物。 ● 如果存在重大的心理问题,应制定一份持续治疗方案
体力活动咨询	
评估	● 评估当前体力活动水平(例如,问卷调查、计步器),并确定在家务、职业和休闲娱乐方面的体力活动需求。 ● 询问与年龄、性别和日常生活相关的活动,包括驾驶、性生活、运动、园艺和家务。 ● 评估行为改变的意愿、自信、增加体力活动的障碍,以及能产生积极作用的社会支持
干预	● 在初次评估和随访中,提供关于体力活动量的建议、支持和咨询。制定适合个体需求的运动计划(见本表的"运动训练"部分)。作为咨询工作的一部分,提供宣传资料。对于从事重体力劳动工作的患者,可考虑进行运动耐量或者模拟工作测试

（续表）

体力活动咨询
干预	● 鼓励患者进行每周 ≥5天（最好更多）、每天30~60分钟的中等强度的体力活动。探讨如何设法将增加的活动量结合到日常生活中（例如，把车停泊在离入口更远一些的位置，上楼时步行2段或更多段的楼梯，午餐后休息时间步行）。 ● 建议低强度有氧运动，以尽量减少肌肉骨骼受伤的风险。 ● 推荐随时间推移逐渐增加活动强度。 ● 告诫患者避免进行不习惯的剧烈体力活动（例如，球拍运动和手动除雪）。 ● 运动训练项目进展时，不断重新评估患者进行这些活动的能力
预期效果	● 增加家庭、职业和娱乐方面的活动参与度。 ● 改善心理健康，减缓压力，促进功能性的独立，预防残疾，增加自我保健的机会，从而达到推荐的目标。 ● 改善有氧活动和身体状况，并减少冠心病危险因素（特别是对于那些改变久坐的生活方式并进行规律体力活动的患者）
运　动　训　练	
评估	● 强烈推荐在参加以运动为基础的CR项目前进行症状限制性运动试验。临床状况有改变时应重复做。测试参数应包括评估心率、心律、体征、症状、ST段变化、血流动力学、主观体力和运动能力。 ● 在评估患者和运动试验（假如做过）的基础上，使用AHA和AACVPR所推荐的危险分层方案，将患者危险分层，以确定运动训练中的监管程度和监控需求
干预	● 在考虑评估结果、危险分层、合并症（例如，外周动脉疾病和肌肉骨骼疾病）、患者情况和项目目标的基础上，制定个体化的运动处方，开展有氧运动和阻力训练。运动预案必须由项目主任医师或者相关医师审核（必要时予以修改），并获得批准。运动处方应明确频率（F）、强度（I）、持续时间（D）、运动形式（M）和进展（P）。 　● 有氧运动：F=3~5天/周，I=运动耐量的50%~80%，D=20~60分钟，M=散步、跑步机、骑单车、划船、爬楼梯、手和腿测力计，以及其他合适的持续或间歇训练。 　● 阻力运动：F=2~3天/周，I=每组肌群重复做10~15次达到中等疲劳的数值，D=1~3组或者8~10个不同上肢和下肢肢体的运动项目，M=健美操、弹力带、腕/手负重器、哑铃、杠铃、滑轮或举重器。 ● 每次运动内容包括热身运动、放松运动和柔韧性运动。 ● 提供渐进性更新的运动处方，并在临床状况改变时进一步修改。 ● 正式运动治疗的补充请参照指南中此表关于"体力活动咨询"部分所描述的内容
预期效果	● 患者运动时掌握安全问题，包括预警症状和体征。 ● 患者实现改善心肺功能，增强身体柔韧性，提高肌肉耐力和强度。 ● 患者实现减轻症状，减弱对体能挑战的生理性反应，改善心理状态。 ● 患者通过包括运动训练在内的全面心脏康复和二级预防（CR/SP）计划，达到减少全球心血管风险和病死率

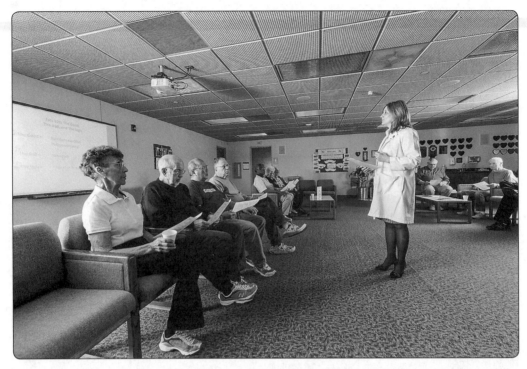

就调节心脏疾病、压力管理和健康相关的生活方式的改变，提供团体的教育和咨询，是有效的社会心理管理的一个方面。

预防（SP）就识别、理解和减少不足等方面做出了相当大的努力。住院治疗的差距通常是由于体制障碍和效率低下造成的，通过有组织的方法可以改进质量、减少裂隙。例如，严格的临床路径和长期医嘱的使用可以改善住院患者的二级预防（SP）治疗。此外，自动转诊系统的使用可以促进门诊心脏康复（CR）治疗。同样，使用系统方法记录门诊心脏康复（CR）患者已取得成效。然而，尽管有这些进步，但是仍只有少数患者接受到适合的心脏康复（CR）和二级预防（SP）治疗。妇女、老人、缺医少药的少数民族和没有医保的患者正处于持续性治疗中发生的二级预防（SP）裂隙的高危中。

来自不同国家的医疗机构专家一起制定并通过了临床实践指南，意图促进治疗的推行。遗憾的是，仅仅是临床实践指南并不足以弥补心血管疾病二级预防的裂隙，部分原因是指南被临床医生采用和遵循的变动率。不过无论如何，这个指南已经对建立医保政策的标准和决定有了重要影响。

近年来，各种组织对提高医疗服务质量做出了新的努力，包括医学研究所、联合委员会、医疗保健研究所、实践改良医生协会和国家质量论坛（NQF）。这些组织通过增加国家对医疗保健服务透明度和问责制的关注度，提高了医疗服务质量。这些和其他组织推动的一个改进质量的方法是使用质量指标和绩效评估。绩效评估通过3个步骤促进优质治疗服务：① 医疗服务人员或组织提供治疗的重要过程和成效的评估。② 识别执行过程和效果评估中的差距。③ 使用质量改进方法修订和完善治疗流程，从而减少治疗中的差距。美国心脏病学会（ACC）和美国心脏协会（AHA）已经公布了一个制定绩效评估的标准方法。

早期使用绩效评估的积极性缓和下来，部分证据表明其中一些对患者结果作用极小。然而，绩效评估的使用与提高预期结果成功的可能性有高相关性。改进绩效评估的方法近期已公布，有可能有助于减少心血管（CV）持续性医疗中的治疗裂隙。

美国心血管与肺康复协会（AACVPR）、美国心脏病学会（ACC）和美国心脏协会（AHA）已经制定和发布了心脏康复/二级预防（CR/SP）转诊和进行的绩效评估。这些评估被分为两组：一组（A组）涵盖符合条件的患者转诊到门诊心脏康复（CR）方案，第二组（B组）涵盖由CR方案进行的CR服务。转诊措施（A组）旨在帮助符合条件的患者转诊至早期门诊CR方案，保持医疗人员对住院和门诊患者负责（表2-3）。

表2-3　从住院（A-1）和门诊（A-2）转诊到心脏康复/二级预防项目的绩效评估

绩效评估A-1：从住院地点转诊心脏康复患者
发生急性心肌梗死（MI）、慢性稳定型心绞痛（CSA）、冠状动脉旁路移植术（CABG）、经皮冠脉介入术（PCI）、心脏瓣膜手术或心脏移植1年内的门诊患者，未计划参加早期心脏康复，均需转诊至早期门诊心脏康复（CR）/二级预防项目

分　子	在过去的1年内，被转诊到门诊心脏康复的符合入组事件和诊断条件门诊患者的数量。 （注：本项目可能包含基于面对面互动或传统的心脏康复训练项目，或可能包含其他选项，如以家庭为基础的方法。假如使用其他备选的CR方法，则它们必须满足适当的安全标准。） 转诊是医疗服务人员和患者之间的正式沟通，推荐和进行转诊是为了尽早进行门诊心脏康复。这包括为患者提供所有必要的信息，以便患者在早期门诊CR项目中登记；也包括医疗服务人员或康复治疗系统和心脏康复项目间含有患者程序登记信息的书面或电子信息。医院的出院小结或办公室票据可能被规定格式必须含有患者必要的信息，便于心脏康复项目沟通（例如，患者的心血管病史、检验和治疗）。根据心脏康复方案实践标准，医疗服务人员获得治疗方面的协调信息，包括任何问题的处理、治疗的不良反应或新的非紧急情况（如新症状、患者护理所引发的问题），并引起重视。信息还包括患者已完成项目后的进度报告。所有的信息都必须按照1996年健康保险流通与责任法案（HIPAA）所述做适当保密。 *排除标准：* ● 患者因素（例如，患者出院后长居于护理机构中）。 ● 医疗因素（例如，医疗服务人员认为患者具有不稳定、威胁生命的情况）。 ● 医疗体系因素（例如，距离患者的家60分钟车程距离内没有心脏康复项目）
分　母	符合事件或诊断的住院患者的数量（不包括分子部分的排除标准的患者）。 （注：短期住院治疗后出院的符合事件的住院患者仍需转诊到门诊心脏康复项目。医疗康复机构的治疗团队应特别强调这类转诊。）

（续表）

绩效评估 A-1：从住院地点转诊心脏康复患者	
评估期	住院期间
报告方法	转诊到门诊心脏康复项目患者占符合事件或诊断的康复治疗系统的患者比例
数据来源	管理数据、医疗记录或资料
理论基础	合适的患者被及时转诊到门诊心脏康复是一个关键元素。通常，转诊最重要的时机是患者符合事件或诊断（心肌梗死、慢性稳定型心绞痛、冠状动脉旁路移植术、经皮冠脉介入术、心脏瓣膜手术或心脏移植）的住院治疗时期。 绩效评估帮助康复治疗系统在其治疗系统中实施有效步骤，尽可能将合适的患者转诊到门诊心脏康复。这项评估可以作为一个独立的评估，也可作为某些疾病或其他适合心脏康复的情况的评估内容（例如，心肌梗死后、冠状动脉旁路移植术后）。绩效评估格式化后可以使执行更为简单和灵活。 将合适的患者转诊到门诊心脏康复是康复治疗团队的职责，其主要负责为住院期间的患者提供心血管治疗服务
相应的指南和临床推荐	ACC/AHA 2004 指南更新（冠状动脉旁路移植术）。 Ⅰ类：应为所有 CABG 后合适的患者提供心脏康复（B级证据）。 ACC/AHA 2007 年更新 ST 段抬高心肌梗死患者的管理指南。 Ⅰ类：推荐为高危患者（例如，近期的急性冠脉综合征或血管重建术、心力衰竭）进行医疗监护方案（心脏康复）（B级证据）。 ACC/AHA 2007 不稳定型心绞痛和非 ST 段抬高心肌梗死患者的管理指南。 Ⅰ类：在可行的情况下，心脏康复/二级预防方案被推荐给不稳定型心绞痛/非 ST 段抬高心肌梗死患者，特别是那些在有必要监护和指导运动训练的患者中有多个可改变的危险因素和中到高危的患者（B级证据）。 ACC/AHA 2007 年更新慢性稳定型心绞痛患者的管理指南。 Ⅰ类：推荐为高危患者（例如，近期的急性冠脉综合征或血管重建术、心力衰竭）进行医疗监护方案（心脏康复）（B级证据）。 ACC/AHA 成人慢性心力衰竭评估和管理指南。 Ⅰ类：运动训练作为辅助方法，改善既往或现有心力衰竭症状和左室射血分数（LVEF）降低的非卧床患者的临床症状（B级证据）。 AHA 妇女心血管疾病防治循证指南：2007 年更新。 Ⅰ类：一个全方面风险降低的方案，比如心血管疾病/中风康复，或者由医生指导的家庭/社区为基础的运动训练计划，应被推荐给有近期急性冠脉综合征或者冠脉介入、新发或慢性心绞痛、近期的脑血管事件、外周动脉疾病的妇女（A级证据），或者现有或既往心力衰竭症状和 LVEF ＜ 40% 的妇女（B级证据）。 ACC/AHA/SCAI 2007 经皮冠脉介入术指南重要更新。 Ⅰ类：推荐为高危患者（例如，近期的急性冠脉综合征或血管重建术、心力衰竭）进行医疗监护方案（心脏康复）（B级证据）
实施的挑战	识别所有符合条件的住院患者，落实及时、准确且高效的转诊制度。住院服务团队到门诊 CR 项目转诊信息的沟通意味着对执行绩效评估的潜在挑战。然而，这项任务通常是由住院心血管疾病治疗团队成员，比如住院 CR 团队成员或者出院计划团队成员执行的

（续表）

绩效评估 A-2：从门诊转诊心脏康复患者	
门诊评估过去12个月内有过急性心肌梗死（MI）、冠状动脉旁路移植术（CABG）、经皮冠脉介入术（PCI）、心脏瓣膜手术或心脏移植、慢性稳定型心绞痛（CSA）和符合事件或诊断的没有参加早期门诊心脏康复（CR）/二级预防项目的所有患者，都推荐此项目	
分子	12个月前有过符合事件或者诊断和被推荐到门诊CR项目的内科门诊患者的数量。 （注：本项目包含基于面对面互动的传统项目、培训性课程，或者以家庭为基础的方法。假如使用其他备选的CR方法，则它们必须满足适当的安全标准。） 转诊是康复治疗提供者和患者之间的正式交流，推荐和进行转诊是为了进行门诊心脏康复。这包括为患者提供所有必要的信息，以便患者在早期门诊CR项目中登记。这还包括康复治疗提供者或康复治疗系统和心脏康复项目间含有患者程序登记信息的书面或电子信息。医院的出院小结或办公室票据可能被规定格式必须含有患者必要的信息，便于心脏康复项目沟通（例如，患者的心血管病史、检验和治疗）。根据心脏康复方案实践标准，合作治疗信息被发送给转诊者，包括有关治疗的变化、不利的治疗反应，或者需要转诊者注意的新的非紧急情况（例如，新的症状、患者治疗的问题）。一旦患者完成方案，这些信息还会包括一份进展报告。所有的信息都必须按照1996年健康保险流通与责任法案（HIPAA）所述做适当保密。 *排除标准：* ● 患者因素（例如，患者长居于护理机构中）。 ● 医疗因素（例如，提供者认为患者具有医学上不稳定、威胁生命的情况）。 ● 医疗体系因素（例如，距离患者的家60分钟车程距离内没有心脏康复项目）
分母	12个月前曾有符合事件或者诊断、不符合任何一条在分子部分所列的排除标准，以及自符合事件或诊断后未曾参加门诊心脏康复项目的门诊临床实践患者人数
评估期	符合事件或诊断过后的12个月
报告方法	过去12个月中有符合事件或者诊断和被介绍到CR项目的门诊实践患者比例
数据来源	管理数据、医疗记录，或两者都有
归属/汇总	此评估应当由为患者提供主要心血管相关治疗的临床医生报告。通常，这将会由患者的心脏病专家报告，有时也可能是家庭医生、内科医生、执业护士或者其他医疗服务人员。"汇总"（临床与实践）的水平取决于提供稳定性能评估的充足样本的大小
理论基础	心脏康复已被证明有助于降低近期经历过冠状动脉疾病事件患者的发病率和病死率，但是仅不到30%的符合条件的患者会参与。心脏康复进行的一个关键内容是合适且及时地转诊患者至门诊CR项目。通常是在患者因符合事件（MI、CSA、CABG、PCI、心脏瓣膜手术或心脏移植）而住院时转诊至心脏康复，也有很多情况，患者可以而且应该从内科门诊转诊而来（例如，当患者在医院没有受到这样的转诊或者患者因任何原因没能转诊的时候）。 绩效评估的制定已帮助医疗保健系统实施有效治疗措施，优化了患者转诊到门诊的CR项目。这项评估可以作为一个独立的评估，也可作为某些疾病或其他适合心脏康复的情况的评估内容（例如，MI后、CABG后）。绩效评估格式化后可以使执行更为简单和灵活。 转诊合适的门诊患者到CR项目是为门诊患者提供主要心血管治疗的医疗服务人员的首要责任

（续表）

绩效评估 A-2：从门诊转诊心脏康复患者	
相应的指南和临床推荐	请参阅执行措施 A-1 临床推荐部分
实施的挑战	识别所有符合条件的门诊治疗患者，要求落实及时、准确且高效的制度。内科门诊团队到门诊 CR 项目转诊信息的沟通意味着对绩效评估实施的潜在挑战

经允许引自：R.J. Thomas et al., 2010, "AACVPR/ACCF/AHA 2010 Update: Performance measures on cardiac rehabilitation for referral to cardiac rehabilitation/secondary prevention services", *Journal of Cardiopulmonary Rehabilitation Prevention* 30: 279-388.

这些评估（A组）得到国家质量论坛（NQF）的肯定，这对于广泛应用和执行具有重要意义。接着，更多的组织机构将心脏康复转诊评估包括在心血管疾病治疗的整个绩效评估中，也包括经ACC/AHA、完善实践医生联盟（Physician Consortium for Practice Improvement）改良的绩效评估。

心脏康复（CR）绩效评估（B组）纳入标准心脏康复项目被AACVPR发表，已通过项目认证。这些CR程序进行的绩效评估目前正被重新修订和反复测试，以确保符合NQF标准对预期患者效果的确认和相关性。AACVPR已经开发资源辅助CR项目和其他团体，以帮助临床医生在临床实践中进行CR绩效评估。

CR/SP在持续性医疗中的作用

2010年5月，作为对CR转诊绩效评估的肯定，国家质量论坛确定CR/SP作为CVD患者持续性医疗的重要内容。NQF认同CR转诊绩效评估的决定基于数个因素，包括越来越多的证据表明CR项目减少了进行CR/SP治疗的裂隙，从而改善了有CVD事件患者的治疗和疗效。

解释CR/SP有益的原因，包括以下：

● 与运动训练相关的血管、代谢和血流动力学正性改变。

● SP改善患者对药物治疗和生活方式治疗的依从性。

● 改善心血管疾病风险因素的控制。

● 识别和管理合并症，包括抑郁症和其他心理疾病，从而提高生活质量。

● 医疗服务人员之间就治疗的协作，帮助患者理解、接受并坚持适当的SP治疗。

虽然CR/SP在CV持续性医疗中扮演重要角色，但是由于相对低的转诊和注册率，CR/SP的执行仍存在巨大空白。提高CR/SP在整个CV持续性医疗的进行和影响力的努力能否成功，取决于这些努力能够把CR/SP扩展到所有合适的患者完成得有多好。当新的、有效的模式加入目前进行的CR/SP模式中，并且联邦和私人医疗保险计划覆盖这些扩展服务时，这很有可能发生。

联合起来

康复治疗机构寻求减少在CV持续性医疗和为患者提供高质量SP治疗的裂隙中，几个重要因素是必要的。这些因素反

映出一个组织,通过以下几个常见线索支持质量改进:

- 组织的价值观和目标。
- 主要领导的参与。
- 员工的专业知识和参与。
- 协作、解决问题和学习的系统和工具。

CR/SP领域的专业人员在改善为CVD患者提供的SP持续性医疗中发挥重要作用。可以用来促使他们在实践领域提高质量的具体措施如下:

(1)获得关于涉及CR/SP的问题和措施的重要质量改进相关的认识和经验。

(2)在你的CR/SP团队树立质量改进的文化,开发高效的交付模型,能满足所有适合CR/SP患者在早期门诊阶段和长期CR/SP阶段的需求。

(3)当地医院领导和CVD患者的治疗者之间建立合作关系。

(4)与当地医疗卫生领导和其他重要成员就CR/SP中存在的重要差距进行沟通,如果可以的话,使用当地资料。

(5)与当地领导人协作,建立为CR/SP质量提高而努力的共同目标。

(6)与当地领导人和主要工作人员一起合作制定和实施质量改进项目,并与本组织的质量改进目标保持一致。

(7)交流经努力后质量改进的结果,不断努力,达到质量改进目标。

总　　结

当今医疗保健,人们越来越关注满足患者对从住院到门诊CV持续性医疗的需求。这种持续性仍存在裂隙,特别是在CR/SP的条款方面。治疗中的这些裂隙最终导致非最理想的患者治疗效果。目前正在进行各种工作以减少持续性医疗中存在的裂隙,包括CR/SP绩效评估使用的差距。质量改进策略包括:绩效评估运用于符合转诊至CR/SP条件的患者,以及增加医疗服务机构和人员就转诊患者进行CR/SP的责任心。

CR项目最理想的情况是,所有适合CR/SP服务的患者在所有阶段均能够得到CR/SP服务。要做到这一点,CR项目必须积极参与到地方和国家实施的新的方案中,以提高SP服务项目在工作中的覆盖面和影响力。CR项目将在减少SP持续性医疗的差距和裂隙方面取得成功,因为其开发和实施多种方式与选择以满足患者个性化的情况和需求。医保政策和报销方面还需要进一步做出改变,以促进和覆盖治疗的有效模式,减少CR/SP当前的裂隙。

第 3 章

行为改变和危险因素干预
——指导原则和实践

本章目的是为心脏康复/二级预防（CR/SP）的卫生专业人员提供指导原则和相关实践，以便在心脏病二级预防情况下，提供有效的健康教育和行为改变。

内容

本章阐述：

- 健康教育和行为改变。
- 基本心理咨询技巧。
- 社会学习理论及为改变所做的准备。

健康教育和行为改变概述

健康教育的主要目标是促进行为改变以改善疾病预后。行为方式的改变是一个过程，这个过程可能会改变人们的认知因素（如与行为相关的知识、态度和信仰）和感觉（如情绪、焦虑或抑郁）。为了促进患者实行长期、可持续的行为改变，卫生专业人员必须掌握以下内容：患者必须达到的行为目标、患者对特定健康相关行为的益处和预后的理解力，以及患者如何评估与行为改变相结合的治疗效果（包括社交、情感、生理、经济方面）。有关健康行为的文献把影响行为改变的因素描述成一系列的步骤、阶段或概念，它们主要基于一个人对与行为相关预后的认知。具体而言，行为改变过程的基本组成部分是对做（或不做）行为改变的预期后果的个体化评价，权衡预期的益处和后果，判断预期后果可能发生的概率，以及评价患者通过完成特定活动以达到预期效果的可能性。

一些健康行为改变理论还包括个体的外部因素，以及个体和环境特征之间的相互作用（例如，提供CR/SP项目服务的有效性、可用性和可接受性）。大多数健康行为理论和模式认为，一个人对某种行为的认知，是他诠释和是否采用这种行为的主要决定因素。这种健康行为改变的认知法在某种程度上来说是有缺陷的，这是因为患者经常由于非理性（和非健康）因素的驱动而采用某种行为，但这还不足以让人们的改变行为一直持续下去。在现实中，患者可能会受到与心血管事件后有关情绪的影响（如抑郁、焦虑、愤怒、恐惧），导致他们无法系统化处理信息，也无法成功地执行行为改变计划。因此，卫生专业人员在设计危险因素控制计划时考虑以下因素显得尤为重要：如何满足有特定认知能力和幸福感要求的患者，包括患者是如何理解行为改变的，他们是否把行为改变作为整体康复的一部分，是否积极参与CR/SP项目和行为改变的整个过程。

以下所阐述的原则和相关实践整合了经健康行为学者们广泛研发测试的跨领域的主题和概念。这些内容主要来源于社会认知理论、行为分阶段转变理论（TTM）、保护动机理论、健康信念模式，以及合理行动/计划行为理论。想要获得更多信息的卫生专业人员，可以查阅本章提及的与该理论和模式相关的参考阅读书目。同时，为了设计出健康教育与行为改变的最佳方案，建议CR/SP专业人员遵循以下几点（详见指南3-1）：

原则1：提供量身定制的个体化方案

一种方案并不适用于所有人。人类的行为是复杂的，而且行为改变能够促进心血管疾病危险因素的下降。每个人处理信息的能力、他们所受的教育和学习能力，以及在健康行为方面取得成功的技能各不相同。当设计新的具有教育意义的行为改变计划，或选择已有方案时，一个方案并不适合所有个人或团队。要选择最合适的降低风险的策略，就需要掌握与行为改变能力和意愿相关的目标的关键特征。这些特征包括以下方面：

● 认知特征——包括对疾病过程现有知识的研究、学习（参加、处理、保持和应用新知识）的能力，以及认知过程中所存在的干扰（如恐惧、焦虑、敌意和抑郁症状）。

● 行为特征——注意到制定一个持续

指南 3-1　健康教育与行为改变

为达到教育与行为改变的最佳方案, 应强调以下几点:

- 健康教育与行为改变方案应针对所有可改变的危险因素。
- 利用现有的临床实践方法改善危险因素。
- 工作人员应接受健康咨询技巧的培训。
- 根据患者及其家庭的个体需求和意愿、文化及宗教信仰,使用不同策略和材料。
- 项目应该能够培养患者的独立性。
- 应分配资源用以促进出院后的完全独立。

- 出院前应评估患者脱离社会的潜在可能。
- 计划应包括书面的教育计划和达标过程的文件。
- 住院期间应立即劝告患者戒烟。
- 门诊期间应告知患者所有的危险因素、疾病过程、心血管事件的紧急处理、心理健康的保持,以及对疾病限制的适应。
- 如果有机会的话,在门诊康复时应告知并规划重返工作的计划和职业再培训的需要。

目标行为变化方案的复杂性, 以及与成功或失败相关后果的理解力, 然后识别危险行为目标。

- 社会心理或动机特征——对自己执行行为改变能力的自信心, 包括原先具备的与行为改变及其成功或失败相关的经验; 改变意愿; 疾病的限制, 如在工作、家庭、娱乐活动方面疾病所带来的功能上的限制; 优先权和价值观。
- 人口统计学特征——注意年龄、性别、文化程度、种族差别、文明差异及语言

差异所造成的影响。

- 环境特征——包括来自家庭、朋友、社交网络和其他方面强有力的支持; 卫生专业人员和 CR/SP 专业人员的参与; 并获得一个高质量的危险因素管理计划。

在 CR/SP 初始评估阶段, 建议卫生专业人员根据已被公认的制定量表来评估患者(按照表 3-1 来进行样本行为诊断)。在行为变化过程中, 卫生专业人员必须能够调整在治疗过程中可能会改变平衡的某些因素。

表3-1　样本行为改变的诊断和制定计划的步骤

1. 问题是什么? 引起问题发生更改的原因(行为相关)是什么?
   - 列出为了减少危险因素及其管理所必须进行改变的行为。
2. 列出患者所有的行为并进行讨论。
   - 根据改善健康的重要性进行排列。
   - 与患者进行讨论:患者相信自己能改变什么? 患者准备去改变什么?
   - 把各种行为按照重要性和可变性进行排序,优先选择短期内能达到目标的行为。
   - 讨论选定行为的既往经验、预期结果、必须克服的障碍(引起复发的直接和间接原因),以及所需要的支持。

（续表）

---

3. 制定具体目标（短期目标和长期目标）及实现这些目标的策略。
4. 讨论为取得成功而必须学习的知识和技能。
   - 认识到学习的必要性和可能性，并适时调整学习资料。
   - 讨论整个项目的组成部分、管理时间和行为的分解步骤。
   - 讨论患者和专业人员的职责。
   - 获取家庭、朋友和同伴榜样的积极支持。
5. 定义衡量成功的标准。
   - 探讨自我监控和反馈计划。
   - 讨论评估行为目标和临床预后的时间节点和计划

原则2：认识到在行为改变的过程中知识是必要的，但永不足够

对CR/SP专业人员来说，确保患者具备行为的相关知识是至关重要的，包括认识到会增加二次事件风险的一些行为因素及能有效降低这些风险因素的方法。在许多健康行为改变模式中，知识的获取（做什么及如何做）是极其重要的组成部分，患者必须拥有足够的知识来了解健康风险及不同的健康行为所带来的益处。患者必须明白成功或失败所带来的可预期的积极的和不利的后果，并明白如何从失败中克服障碍、吸取经验，重新评估目标并找到解决问题的策略，最终达到成功。卫生专业人员应该让患者事先了解与行为改变相关的后果，这包括：

- 行为导致的物理效应（例如，体重减轻、功能改善、肌肉酸痛）。
- 社会效应（其他有影响力的组织的赞同或反对）。
- 自我评价效应（自我满足、自尊）。

知识的获得是必要的，为了适应不断的变化，知识的获取也是永不足够的。博学的人也可能缺乏动力、自我意识薄弱，不具备能为行为改变带来正面影响的技能和个人资源。正如前面所说的，CR/SP专业人员为每个患者优先进行基础评估（表3-1），根据患者不同的认知、情感、行为需要、价值观，提供量身定制的干预措施是非常重要的。

如何选择和开发教程以增加患者的相关知识，这也是需要仔细考量的。美国的平均阅读水平在8年级和9年级之间，每5个成年人中就有1个人的阅读水平达到或低于5年级。几乎每5个老年人（65岁及以上）中就有2个的阅读水平低于5年级。大多数患者由于强烈的社会耻辱心，不会告诉卫生专业人员他们的阅读障碍问题。重点需要注意的是，教育年限并不是标明读写能力的一个很好的指标，因为成年人一般的阅读能力都比他们的学历要低3～5年级。研究表明，许多患者的学历在大学或以上水平。如果使用的是印刷材料，就应该让患者把专业性词汇单独复习一下，以减少焦虑，提高理解能力。老年患者一般选用的印刷材料是字体大且纸面无光泽，便于阅读。然而还有一个问题是，许多患者不会讲或看不懂英语，或者

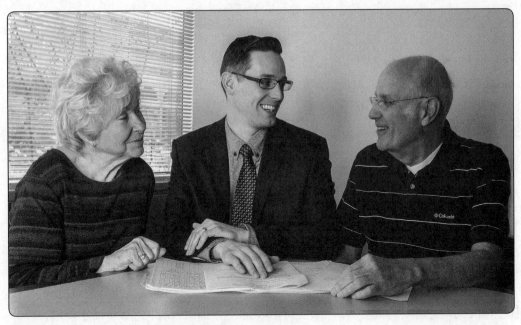

初始评估中，一种方案并不适用于所有人，教育内容应尽量个体化。

英语是他们的第二语言，因此，适当地在社区服务中提供一些其他语言的印刷材料是很有帮助的，许多出版商和制药公司可以随时提供这种类型的材料。美国心脏协会和其他教育材料的生产商已经把他们的产品翻译成西班牙语和中文，并针对妇女和非洲裔美国人的患者制作了一系列的材料。对 CR/SP 专业人员来说，他们感兴趣的是开发新的健康教育材料，而不是按部就班地用通信工具来查找已有的特定指南。另外，从美国国家癌症研究院可以免费获取《让卫生宣传项目有效实施》的材料。

原则 3：提升积极的自我意识和降低个体相关危险因素

自尊和风险感知的有关文献表明，一旦知道结果是消极的，人们更倾向于保护自尊。承认自己的高危行为（如吸烟）导致了不良事件的发生（如心脏病发作），可能会伤到自尊。将不良的结果归因于个人无法控制的因素（例如，遗传、年龄），以不对自我意识构成威胁。同样，接受手术治疗的患者，如心血管搭桥手术，可能会认为危险因素的改变与自己无关，因为"外科医生治愈了我"。有这样一种观念的人认为，危险因素的改变是不值得努力的，与个体无关，或通过健康行为的改善而达到预期结果是没有必要的。

当患者对行为危险因素进行心理咨询时，应尽量避免威胁到他们的自尊；相反，应该强调行为与个体相关危险因子降低的关联性。此外，重要的是，团队的所有成员（初级保健医生、心脏病专家、CR/SP 专业人员）不断重复口头指令并强调特定行为变化的必要性。

原则 4：加强自信心和自我管理

自我评估和加强自信心对成功实现行为改变是至关重要的。自信心是一个人为达到健康,成功执行行为改变以达到预期结果能力的一种信念。"自信心是人类动机和行为的基础。除非人们相信他们能够通过行动得到自己预期的结果,不然他们面对困难时就毫无动力坚持下去"。必须让患者相信他们可以成功改变一个或多个行为,并且这些改变可以帮助他们达到预期目标。

如果在一次特定行为中体验了成功的经历,那么在未来的时间里更容易实行这种行为改变。反之,刚发生的和很久以前的失败经历,都可能会成为影响行为改变开始的障碍。正因如此,对CR/SP专业人员来说,询问患者对特定行为改变的已有经验,以及解决患者过去失败的细节问题,对引导患者完成这个解决问题的过程是很重要的。此外,为了确保成效,卫生专业人员应该鼓励患者建立可行的目标、进行较小的行为改变,并制定可操作的步骤(更多关于设定目标的信息详见原则6)。

原则5:积极做好改变的准备

在改变健康行为的过程中明确5个准备改变的阶段,专业人员应考虑和评估这些准备阶段,用于配合患者适当阶段的行为修正策略。

● 沉思前阶段:在未来6个月里不准备进行行为改变。在这一阶段的患者可能会认为他们并没有问题,或者他们的行为并没有严重到需要特别关注。他们可能缺乏对维持现状会引发潜在不良后果的认识。在这个阶段的患者也有可能已经认识到需要改变他们自己的行为,但还没想要真正地去改变。他们可能因为过去的失败经历而对自己的能力缺乏信心。在这个阶段的人们相信,变化的成本明显高于收益。

在沉思前阶段,患者可能只有一点或毫无兴趣去改变行为,反复多次的、友好的面谈可能对他们会有帮助。

友好的面对面交谈可以帮助患者看清自己的信心和行为之间的差异。面对患者并不意味着卫生专业人员对患者采取敌对态度,相反,采用"我看你错过了几次会谈"这样的聊天方式,给患者一个回应的机会,允许他们给予坦诚的反馈。面对面会谈应该避免使用"你为什么失约?"这样的语句,因为这样会让患者处于防守状态。其他一些资源,包括手册、书籍、新闻、视频、报纸文章,以及成功典范做的演讲等,也能帮助患者顺利进入下一个阶段。

● 沉思阶段:患者考虑在6个月内进行健康行为改变。他们在思考,但优柔寡断,缺乏制定行动计划的承诺。在沉思阶段,干预措施应旨在以书面材料、录像带、行为榜样等形式提供信息(如相似的教育程度、年龄、性别),可以展现出行为改变的益处(益处大于成本)。

与患者讨论的某特定行为,应包括对这个人有激励作用的要求。常见的例子包括能够参加喜爱的娱乐活动,或重返工作岗位、家庭或社会活动。此外,在这一阶段的成本效益分析往往是非常有用的。可以通过帮患者写下与改变行为有关的所有"成本"(负面的结果,如害怕失败、放弃喜爱的食物、参加该计划所花费的时间)和"收益"(正面的结果,如促进健康、改善功能)来做出特殊的改变。专业人员应该意识到大多数患者需要专业人员帮助他们列出短期益处,并可能需要咨询以尽量减少成本的影响。然而,这可能需要专业人员花费很多时间,除非患者能够看出近期和远期的益处真正超过了成本，否则他们不可能认为这种行为改变是值得的。一旦成本效益清单被列出，就应该让患者保留好，以便将来遇到困难时参考。

● 准备阶段：患者准备在不久的将来，通常是30天内，进行健康行为改变。这一阶段的患者可以制定行动计划，并采取行动，如与健康专业人士交谈并寻求建议，尝试新的行为（例如，采用低脂食谱，加入健康俱乐部，戒烟1天），以向计划的实施迈出一小步。拟定打算变化的组合并制定最近试图发生的改变是准备阶段的基本特征。帮助患者制定计划的详细策略可参考原则6。

● 行动阶段：患者已有计划，并正在进行改变健康行为的过程中，或在过去6个月或更少的时间内已经做出了具体变化。为了取得行动的资格，需要改变的行为必须发生在基于目前的知识和标准范围内可被接受的理想健康效果水平上。例如，在吸烟过程中只有戒烟才是通向成功的唯一方法，在此阶段，减少抽烟的数量，但也并不是完全戒烟。

大多数干预措施是专为准备和行动阶段而设计的，这些阶段是技术构建阶段，包括工作人员和患者开始建立目标及解决通往成功的壁垒与障碍（准备），然后实施计划（行动），并按要求做出调整。行动阶段包括实施新的行为，建立策略提升患者的独立性，让患者给予反馈，加强行为改变，提供环境支持（在以下"维持阶段"部分有更详细的描述）。

● 维持阶段：健康行为已持续6个月以上。对某些行为来说，维持阶段是持续终生的斗争，而不是一个独立的时间段。

在这个阶段支持患者发生改变的健康专业人员应该把重点放在提高自信心、加强解决问题和应对技巧上，帮助患者克服可能会出现放弃的情况，大多数放弃的患者将不会再回到沉思前阶段。

● 松懈和放弃：重要的是，健康专业人士应告诉患者，经历一次松懈（一个暂时的失误，如行为的暂时停止）是行为改变过程中常见的也是正常的一个部分。松懈的行为并不必然导致放弃（长期终止的行为）。鼓励松懈或放弃的患者，让他们不要认为这是一次失败，而是把它作为一次学习和尝试新策略的机会。

工作人员和患者应讨论患者在什么样的情况下最容易松懈或放弃，然后找出应对策略或行动计划以防止或减少影响。如给患者一个电话号码，或一张写着正面肯定内容的卡片，以此提醒患者不要将松懈变成放弃。压力往往是松懈和放弃的常见原因，因此在这个阶段进行放松训练和压力管理是非常重要的。最后，应鼓励患者独立并且为自己的行为负责，只有这样才能在项目结束后仍保持行为改变，并长期维持下去。在项目之外还应争取家庭和朋友的社会支持，以便行为改变的长期坚持（详见原则10）。

由于教育和行为策略的相应变化，项目人员应该评估行为变化的准备工作。单一问题的答案主要集中于行为改变的准备过程中通常会提供一个合理的评估。例如，表3-2中写着的"使用行为改变的准备阶段指导行为训练"就是应用行为改变的准备阶段有针对性地训练行为。

一旦确定标准，阶段指导可以帮助专业人员选择适当的策略。项目工作人员应

表3-2　使用行为改变的准备阶段指导行为训练

> **健康专业人员对患者提出的问题:**
> "你经常运动吗? 任何体力活动(如快步走、慢跑、骑自行车、游泳、赛艇等)通过有规律的并维持一定水平的锻炼,可以加快呼吸频率,促使人流汗。运动应规律地维持在每周3～5次,每次20～60分钟。根据这个定义,你经常运动吗?"
> **回答选项:**
> 1. 是的,我已经持续6个多月了(患者处于维持阶段)。
> 2. 是的,我持续的时间少于6个月(患者处于行动阶段)。
> 3. 不,但我打算在接下来的30天内开始运动(患者处于准备阶段)。
> 4. 不,但我打算在接下来的6个月内开始运动(患者处于沉思阶段)。
> 5. 不,而且我不打算在接下来的6个月内开始运动(患者处于沉思前阶段)

意识到,在行为变化的过程中,患者在行为改变阶段会因康复项目内外的影响而产生迅速并出人意料的、积极或消极的变化。因此,需要持续监测进展并进行调整,以优化有效性。

原则6:设定目标促成SMART计划

工作人员应该鼓励患者对短期和长期目标都制定具体的(specific)、可评估的(measurable)、可完成的(achievable)、现实的(realistic/relevant)、有时限的(time-framed)SMART计划。减少危险的方案应该从患者有强大的"能"(自信心)和"将"(行为意向)的目标开始行动。行为改变的目标,应该根据当地、区域和国家的共识基础,反映最新的临床实践建议。作为这一原则的一部分,重要的是帮助患者把他们愿意改变的行为优先区分出来。作为计划进展的一部分,患者需要通过咨询来确定和解决问题的潜在障碍,并了解他们将如何应对诱惑或做出调整,以提升成功的可能性。同时应该鼓励患者制定短期和长期目标。短期目标应集中于行为中小变化的递增,以便分解大的技能,并建立实现整体长期目标所需掌握的行动。长期目标是眼前短期目标的最后指向,最终目标是通过持续管理和改变危险因素来改善个人健康。举个长期目标的例子:"我将在6个月内每周步行5次,每次30分钟";举个短期目标的例子:"本周我将步行3天,每天10分钟"。重要的是短期目标是可实现的,让患者可以体验到成功。通过设置小的可实现的短期目标,逐步递增,患者最终可以达到他的长期目标。如果短期目标都没有实现,患者和专业人员就应该重新评估修改以适应患者的需求。

测试某个特定目标是否可以实现的一个办法是要求患者回答:"如果在一个标尺上0%表示毫无信心,100%表示充满信心,你认为自己实现目标的概率有多少?"如果患者无法达到充满信心,则需与患者讨论她需要做什么来变得更有信心(如将减少必须克服的障碍作为项目计划的一部分)。类似的标度还可用于测量患者在未来一周或未来30天内对完成计划某些方面可能性的信心大小,0%表示完全不可能实现,100%表示完全可能实现。如果即便患者继续为实现目标而努力(例如,提高规律体力运动的强度和持续时间),也无法达到健康的结果(例如,控制血压、成功减肥),那么医疗团队应该团结协作、共同讨论,以找出解决问题的方法,如调整运动处方、调整药物治疗,或同时调整运动处方和药物治疗。

原则7:通过提高自我意识和自我监测能力来促进自主性

技能和资源有助于促进自主性,这是行为改变成功的关键。提高自我意识、加强自我监测能力(反思)是一条非常重要的策略,它可以记录健康行为改变的整个过程,并保证与促进自主原则保持一致。自我监测包括记录与整个行为改变计划进展过程相关的内在反馈(反馈过程中遇到的行为的自然结果)和外在反馈(从卫生专业人士和其他重要人物那里得到的外部反馈)。反馈可以是心理、社会、生理、临床方面的反馈,也可以向卫生专业人士寻求健康方面的咨询,以确定如何对行为后果进行识别,以及采取积极的计划以提高成功的可能性。

鼓励患者采用记录、日志或日记的书面方式,记录下健康行为和反馈来进行自我健康行为的监测。人们可以采用多种不同的追踪装置来进行自我监测,如从低技术的(纸和笔)到高技术的(移动设备、计算机辅助自我管理系统)。自我监测可以用来衡量依从性并提供反馈。自我监测的记录工具应该是简单易用且便于携带的。

以锻炼后肌肉酸痛的患者作为监测反馈的例子:假设肌肉酸痛可能是开始锻炼计划的一个预期结果,工作人员可以使用这个特定的症状向咨询的患者指出它是并不少见且是暂时的,是积极的锻炼结果。工作人员可以加强培训工作,并向患者指出不适感随着时间的推移会减少。同样,

如果要建议一个患者减少膳食脂肪摄入,可以这样劝告他,吃高脂肪食物后因脂肪含量对胃肠道的压力容易造成不良后果。对比改变前后的不同感受会发现,更健康的饮食才是健康的选择。作为行为改变专业工作人员,必须寻找方法帮助患者在其能力范围内了解健康行为改变对生理或心理造成的即时和长期影响,告诉患者其潜在影响将促进成功。

鼓励患者在积极参加该项目期间加强自主性,有助于促进出院后的完全自主。实现这种转变的一种方法是,工作人员通过电子邮件和电话的方式对出院后的患者进行定期随访(例如,出院后第1个月内每周1次随访,3个月后每月1次,1年后每年1次),以提供更多的支持和鼓励。电话或电子邮件也对后续结果的数据收集有所帮助。重要的是,CR/SP的工作人员要在遵循机构政策的前提下使用电子邮件与患者接触。通常情况下,电子邮件不是最安全的通信方式,因此可能不适合传送未取得患者授权的机密信息。

原则8:提供定期反馈和奖励来庆祝成功

为患者提供定期反馈信息以详述向目标进展的过程。这些进展过程报告可能包括他们降低危险目标的信息,如血脂、血压、体重和身体成分指标、功能能力,以及其他测量心肺功能的指标。进展报告必须以一种明确易懂的格式呈现,并解释数值的含义(如"正常"和"高"等范畴有助于解释)。趋势图可以用来说明其功能随时间的变化而变化(减少,增加,不变)。定期反馈对缺乏自信心和无法控制变化过程的患者特别重要,因为它可以降低患者松懈

或放弃的风险。

为实现短期或长期目标，奖励（自我奖励和工作人员的奖励）是非常重要的，它可以促使患者坚持健康行为改变。奖励并不需要特别昂贵的物品，可以是一本证书或一件T恤，重要的是奖励应与阶段性的成功联系在一起，应该鼓励患者意识到在健康和生活质量方面的个人内在价值的提升，无论是明显的还是潜在的改善（例如，与儿孙玩耍或进行娱乐活动的预期能力）。

原则9：帮助患者创造积极有利的环境

对于推进或提醒患者的健康行为，促进健康选择的提示是特别有用的。例如，在康复过程中要提醒遵守事先约定的方法，可以是在约定会议前一天打一个电话或设置一封自动发送的电子邮件。提示可以很简单，如每天打开冰箱记录膳食摄入量，一张鼓舞人心的照片（如一个特殊的家庭成员或一个达到理想体重的自我形象），或在厨房的显眼之处放一张写有激励语言的卡片。另外，有助于患者改变行为的措施可能还需要以下支持：① 从环境中去除不健康行为的线索（例如，从厨房里清除不健康的食物，扔掉所有的烟草制品）。② 避免不合适的社交场合（如在允许吸烟的工作场合或其他聚会地点）。③ 寻求为健康行为提供支持的其他替代环境。

原则10：促进相互帮助和榜样的力量

医生、项目工作人员、家庭、朋友和成功完成项目的病友的支持都是行为改变的关键组成部分。工作人员可以鼓励配偶、其他家庭成员、朋友等这些在项目中起积极影响的人物提供患者社会支持。在争取家庭或朋友的帮助之前，健康工作人员要记录下患者与其他重要人物的关系。避免患者认为提醒不是积极的强化而是让人不愉快的"唠叨"。

项目人员也可以创建"点对点"帮助的机会，例如：建立一个伙伴关系（如合伙用车），或行为协议，或向患者提供非正式互动的联系信息（取得患者许可）。向患者和另一个支持人之间提供合同关系，帮助患者识别可能会遇到的潜在障碍。合同应指定要执行的行为（目标）和当事人之间的责任，列出每个行为所带来的益处。

患者不仅可以从个人经历中获取经验，而且可以通过观察他人，特别是观察有相同经历的人的行为来学习。还可以通过同伴榜样，如演讲者、录像带或其他区成功改变的患者身上来获得经验。此外，管理人员（如医生、项目工作人员）可以对行为改变行使强大的推动作用。对项目工作人员来说，建立心脏健康行为模型和对患者进行积极的强化是非常重要的。最后，社交网络（如Facebook、Twitter）是信息和社会支持的主要来源，将所有年龄和具有不同社会经验的人连接起来共享经验。因为许多社交网络和其他健康教育网站的信息准确性是不受监督的，因此卫生专业人员应尽量回答患者所遇到的问题。同时，项目工作人员应建议患者谨慎选择能够准确提供健康教育信息的有关网站，如美国心脏协会（AHA）（www.americanheart.org）与美国疾病控制和预防中心（www.cdc.gov）。

总　　结

本章总结了与心脏疾病二级预防相

关的几个原则和策略,其中都是以证据为基础的原则,以及以减少危险因素为目标的健康行为改变相关的策略。这些原则可以用来评估刚开始实行危险因素修改方案的患者的需求,并指导设计、实施和评价进展过程,以实现改善个人健康为目标的既定行为方案。方案的组成部分可以单独提供给患者,这些患者也适合在组群设置,或组合(个人和团体会议)方面加强强化干预(如一对一的团体辅导帮助他们解决问题、设定目标)。以家庭为基础的远程控制方案及基于互联网的自我管理方案也可以用来帮助积极性高的患者。项目实施模式很大程度上取决于可用资源(计划、患者、家庭),特别是对于一个综合性门诊的出院患者,CR/SP 项目计划将无法进行(例如,在偏远的农村地区)。

本章中概述的许多原则包括行为改变的支持,都需要卫生专业人士拥有有效的辅导技巧,以协助患者改变他们的生活方式。鼓励需要进一步培训辅导技能的专业人士继续学习已经被证明有效性的技术,如动机性访谈。

鼓励 CR/SP 主要负责人和工作人员积极招募和留住患者,特别是妇女和少数民族患者,因为他们在 CR/SP 项目中一直是低转诊率、低注册率和低完成率的代表。最后,所有符合条件的患者都应该有机会了解并积极参与为治疗心脏疾病而实行的以循证为基础的二级预防综合生活方式调整方案。

营养学指南

本章的目的是为预防和治疗心血管疾病（CVD）提供营养指导。强烈推荐以植物为基础的膳食模式，一种类似于地中海健康饮食的模式或DASH饮食模式（控制高血压的膳食建议）。自2004年以来，很多重要研究为营养饮食可预防心血管疾病提供了理论依据，这些研究包括低碳水化合物饮食、帮助减轻体重的低脂食物、维生素B、抗氧化剂膳食作为抗炎制剂，以及取自海洋生物的 ω–3 补充剂等。在过去的7年里，人们对于肥胖问题的研究寄予了极大的兴趣并赋予了其重要性。肥胖不仅仅包括过度肥胖（特别是胰岛素抵抗），也包含与肥胖或超重相关的临床和代谢综合征、不良反应等，其伴随的病理生理学位居营养预防心血管疾病准则的中心地位。糖与肥胖、胰岛素抵抗直接关联的观点越来越被科学界所认同。本章主要回顾当前通过营养支持的方式预防和治疗心血管疾病的研究进展，概述最新出台的非常重要的美国饮食推荐方案，包括2010年美国农业部（USDA）膳食指南和2006年美国心脏协会（AHA）膳食和保健推荐方案。

内容

本章阐述：

- 膳食结构。
- 肥胖与体重控制。
- 脂肪与糖的摄入。
- 抗炎作用的膳食。
- 膳食补充剂。
- 相关指南更新。

膳食结构

虽然在过去的10年里，大量的科学证据证实了营养与心血管健康相关，但是健康膳食的总原则仍然未变。Hu等把"谨慎"膳食模式概括为"摄入更多的蔬菜、水果、豆类、谷类、鱼类和禽肉"，该模式的特征与"摄入较多的牛羊肉、加工肉类食品、精米、糖果、甜点"的"西方"模式大不相同。虽然在地中海式膳食中存在许多差别，但Willet等还是采用地中海式膳食评价体系评估这种膳食模式的特点。结果表明，食用更多（超过中间值）的蔬菜、豆类、水果、坚果类、谷类和鱼类食品，以及少量（低于中间值）的肉类、猪肉和牛奶，得到的评分就越高。最初被证明"可有效改善高血压"的DASH饮食，也逐渐表现出对其

他心血管病高危因素的益处。DASH饮食的特点是：多摄入蔬菜、水果、低脂奶制品，减少饱和脂肪、脂肪和钠的总摄入量。

"以植物为基础的膳食"被用来表述与以上膳食模式相似的另一个术语。之前讨论的三种膳食模式都以植物为基础。以植物为基础的膳食与素食饮食不完全相同，所有的素食饮食都是以植物为基础的，但不是所有的植物性饮食都是素食饮食。总之，"以植物为基础的膳食"是指大部分来自蔬菜、所有豆类、谷类、水果，而以动物为基础的食物只占很小的部分。

肥胖与体重控制

过度肥胖与糖尿病、心血管代谢综合征、心血管疾病及其他慢性病密切相关，已成为公共卫生的首要问题。在过去的30

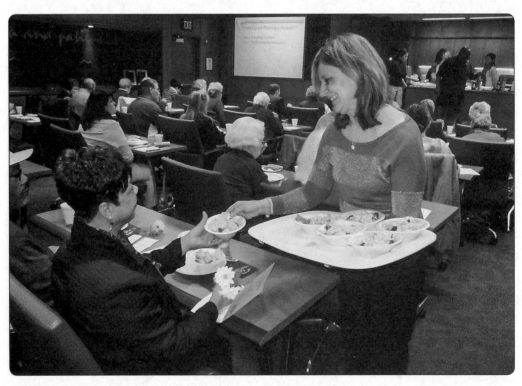

谨慎膳食包括蔬菜、水果、豆类、谷类、鱼类和禽肉。

多年里，美国肥胖率逐年增高的趋势与能量摄入的增加是一致的，美国政府促进全民减重的计划只是取得了名义上的成功，而长期减重则是一项更加艰巨的挑战。

针对超重或肥胖人群的低碳水化合物、低脂膳食模式

1998 年，针对肥胖的评估和治疗，美国国立卫生研究院报告给出相关建议，建议实行限制能量摄入的饮食方式，主要以"低脂"营养饮食的方式来减轻体重。低脂饮食法被成功地应用在了糖尿病预防计划（DPP）的试验中，达到了应有的效果，并具有里程碑式的意义，近 60 项糖尿病预防的研究及其他证据都证明了低脂饮食的有效性。然而，也有些研究数据表明，低脂肪饮食的优越性是有限的。出现的另一种替代性假说认为低碳水化合物饮食可能是一项有效的策略，直到 2003 年，支持该项假说的数据仍然有限。超过 12 项联邦基金资助的试验研究，在比较了以低脂与低碳水化合物为主的减重方式之后，基本认定低碳水化合物饮食对减重的作用至少与低脂饮食是一样有效的。因为监测的代谢参数不同，研究者在这两种减重方式哪种更有效的问题上仍存在分歧。这些研究同时还得出了另一个结论，减重在 6 个月时达到顶峰，随后出现不同程度的反弹。研究对象最初超重 15～100 lb，12～24 个月后，他们的体重平均下降了 5～10 lb。尽管这些随机分配组的体重均略微下降，但整体膳食研究对象中还是存在较大的个体差异。

影响个体减重结果的因素

近期超过 2 项假说指出，即使膳食相同，个体的减重程度也不同。第一项假说观察到当胰岛素抵抗的成年人被分配到低脂膳食组（高碳水化合物）后减重失败，而当他们被分配到低碳水化合物膳食组（高脂肪）后却减重成功。另一项假说解释，这可能是因为个体对不同膳食存在不同程度的遗传易感性差异。然而在这些遗传易感性研究取得实际临床意义之前，仍需进一步拓展和反复验证。

患胰岛素抵抗人群减重的低碳水化合物膳食

医疗人员采用的胰岛素抵抗理论中还有两个重要问题亟待解决：

（1）采用什么临床评价来诊断胰岛素抵抗？

（2）低碳水化合物需要低到多少？

胰岛素抵抗是一个相对概念。如何区分胰岛素抵抗人群和胰岛素敏感性人群，临床上尚无确证的临界点。评价胰岛素抵抗最简便的方法，是检测空腹血胰岛素水平或者比较空腹三酰甘油/高密度脂蛋白胆固醇（HDL-C）的比值，这些方法堪比"金标准"。虽然没有明确的空腹血胰岛素水平临界值提示高风险，但 McLaughlin 等相对地提出将三酰甘油/高密度脂蛋白胆固醇（HDL-C）的比值为 3.5 作为临界值，比值大于 3.5 则强烈提示胰岛素抵抗的存在。最后，考虑到胰岛素抵抗可能是代谢综合征重要的影响因素，因此也适用于确定代谢综合征的判定标准。

第二个尚未解决的问题，是如何更好地定义低碳水化合物饮食并鼓励患者坚持这种饮食方式。"低碳水化合物"究竟

有多"低"？来自碳水化合物中的能量是低到40%，还是30%或20%呢？虽然没有达成正式共识，但该领域的专家已进行了一次非正式调查，结果表明是高于20%，低于40%（因为低于20%难以保持长期依从性）。但对大多数人来说，这可以归结为低碳水化合物饮食，而不需要强加一个特定能量的百分比值。

关于肥胖和体重控制的结论

最近10年内，该领域得出的最重要的结论是：低脂肪膳食方案不再是控制体重唯一、最好的选择。没有任何一种单一的膳食模式会对每个人或对大多数人是最有效的。如果存在区别，那就是最近几十年在营养推荐方案中占主导地位的低脂准则在减重方面的效果很可能不及低碳水化合物模式，因为胰岛素抵抗人群的比例越来越高。不论是采用低碳水化合物法，还是低脂肪膳食法，尽管个体差异万千，但是减重均确实有效。不能只是简单地推荐这两种方法，因为即使在限制性高碳水化合物和高脂肪的食物中也需要强调高养分浓度和低能量浓度。很显然，如果是在以低养分浓度和高能量浓度食品为主的饮食环境中，减重对患者、大众人群、医疗人员来说也是有难度的。因为遵循这些限制性膳食计划是困难的，所以，给患者配备注册营养师是有必要的，这样能帮助他们进行个性化的饮食设计。

脂肪与糖的摄入

在过去的5～10年，越来越多的医疗人员强调将单糖摄入作为膳食目标，这个呼声得到业内人员和政府组织的支持。

低脂——降低所有脂肪？

随着不同种类的脂肪代谢所产生的影响逐渐明晰，持续了50多年的低脂原则受到质疑。已有证据表明，由饱和脂肪提供的能量每下降1%，低密度脂蛋白胆固醇（LDL-C）就下降1.83 mg/dl。相反，发现不饱和脂肪（单、多）对血脂有益，可降低饱和与反式脂肪引起的相关心血管病发病率。有研究证实，海洋生物中提取的 ω-3 脂肪可降低三酰甘油，有效降低心血管发病率和病死率。目前，明确的是，不是所有的膳食脂肪都应该被降低。然而，如何通俗、有效地向患者解释所有不同种类的脂肪及它们的不同作用，这很有难度；更不用说，为了获得最佳的脂肪摄入均衡，应该选择或避免什么样的食物。有证据显示，限制饱和脂肪和反式脂肪、增加非饱和脂肪（多、单）的摄入，这种做法是比较稳妥的。尽量安排注册营养师专门从事心血管病预防，将极大地帮助患者认识和了解膳食脂肪的作用。

摄入更多的热量、碳水化合物、糖、果糖：目前趋势

过去的几十年里，在科学界一直试图解开"好脂肪与坏脂肪"的复杂关系的同时，美国人的饮食习惯也发生了明显的改变，这种改变反映在他们的能量摄入分布图上，经国家膳食监测部门采集的数据显示，美国人的总能量摄入一直处于上升状态，这主要是因为碳水化合物的摄入量在不断增加；相比之下，总脂肪摄入量（g）和每天的热量保持相对不变。全国健康和营养调查数据显示，1970—2000年，糖类摄入

量增加了 200～300 kcal/d, 其中绝大多数来自精制的糖类食品, 如添加糖, 尤其是苏打水之类的饮料。另外, 消费结构也发生了改变, 从因添加便宜的高果糖谷物糖浆(HFCS)而导致的果糖摄入量急剧上升, 到多得惊人的一系列加工食品。这充分证明了添加糖, 尤其还有高果糖摄入量的增加, 是引起肥胖流行的主要原因。

国民膳食指南的调整

国家制定国民膳食指南体现了公共卫生的重要性。2006年, 美国心脏协会修改了膳食与生活方式推荐方案, 在其 2 000 条指南里所修订的最重要的一条就是减少甜味饮料的摄入量。2009年, 美国心脏协会在关于膳食糖摄入量与心血管健康相关申明中建议减少添加糖的摄入量。这些建议与 2010 版美国农业部膳食指南是一致的, 它们均强调大幅减少那些富含添加糖食物的摄入量(详见指南 4-1)。

抗炎作用的膳食

慢性疾病中的炎症反应和食物中潜在的多种抗炎成分, 引起了科学界的极大兴趣。其中, 抗氧化剂和海洋生物提取物 ω-3引发了广泛关注。抗氧化剂膳食可分为很多大类, 如多酚类或类胡萝卜素(这些大类包括了几百种小类), 或者特定的分子(如维生素 E 和维生素 C)。富含这些物质的常见食物有蔬菜、水果、浆果、坚果、种子和香料。海生动物中提取的脂类, 主要分为二十碳五烯酸(EPA)和二十二碳六烯酸(DHA), 它们具有抗炎作用。同时, 检测炎症标记物技术的应用, 也大大增加了关于膳食模式或各种营养与炎症反应的观察和干预研究。

观察与干预研究的证据

有观察性研究支持如下假说: 摄入的膳食和(或)血浆中的抗氧化剂、ω-3血浆水平, 与炎症标记物呈负相关。有报道称膳食模式, 比如谨慎型模式与西方模式, 可能还有地中海式模式之间, 存在着类似的联系。其因果关系通过随机干预性试验即可判定。

某些对照干预试验的研究结果却不支持上述观点。虽然在试验膳食中添加了维生素 C、维生素 E、叶酸、斛皮素、白藜芦醇和绿茶提取物, 但并没有发现这些成分有积极的抗炎作用。大多数但不是所

指南 4-1　美国膳食推荐方案

- 原来由饱和脂肪酸提供的少于10%的能量摄入, 现由不饱和脂肪酸(单、多)代替。

- 每天摄入的胆固醇应低于300 mg。

- 尽量减少反式脂肪的摄入, 尤其是通过限制含人工合成反式脂肪酸的食物, 如氢化植物油和固态脂肪。

- 减少固态脂肪和添加糖的能量摄入。

数据来源: www.cnpp.usda.gov/dietaryguidelines.htm.

有的试验表明,其中所添加的绝大多数成分都富含抗氧化剂,如大豆制品、土豆、扁桃仁、樱桃、葡萄干和葡萄酒,结果发现,所选择的部分炎症标志物水平降低。本领域的为数不多的几个关于膳食模式的干预研究则得出如下结论:富含蔬菜、水果、扁桃仁、大豆及其他抗氧化剂食物的膳食可能具有降低炎症标志物的作用。但是,在诸如此类的试验中,由于其中包括了多种食物,所以我们也不能确切地知道具体是哪种抗氧化剂或者脂肪酸在发挥作用。

关于抗炎膳食的结论

炎症作为心血管疾病和其他慢性疾病的致病因素,其重要性已被广泛认知,但要明确饮食在预防或治疗炎症方面的因果关系和益处还是一项极大的挑战,需要进一步研究明确抗炎的有效性。大量的膳食成分可能具有抗炎作用,但需要测定它们发挥作用的剂量范围。另外,需选择大量的炎症标志物作为研究终点,在以后的若干年内该领域的研究必将是复杂且颇受争议的。有证据表明,一个健康的膳食模式对于治疗炎症有着积极的作用,即使最终证明膳食成分对炎症并没有重要、有利的影响,它也仍然会在提升蔬菜、水果和其他以植物性食物作为抗氧化剂及海洋生物提取物 ω-3 脂类的优质来源方面起着重要的作用。

膳食补充剂

膳食补充剂并没有被证明能有效地预防心血管病。β 胡萝卜素、维生素 E 和维生素 B 补充剂的有益作用均被否定了,

最后所能证明的是海洋生物提取物 ω-3 脂类。在这一领域最被广为引用的是意大利 GISSI 研究,该研究将 11 000 多名心肌梗死(MI)后患者随机分组,一组每天给予 ω-3 1 g,一组每天给予 300 mg 的维生素 E,一组为同剂量的 ω-3 和维生素 E,最后一组两种补充剂均不用,研究需持续 3.5 年。最后显示维生素 E 没有显著的效益,但鱼油可以使心肌梗死的发病率和病死率下降 20%~30%,包括心脏性猝死的风险可降低近 50%。然而,最近的几个关于 ω-3 的试验并没有发现其与补充鱼油有相同的有利影响。

关于膳食补充剂影响心血管病发病率和病死率结论的挑战

我们必须认识到膳食补充剂干预心血管疾病发病率和病死率试验的几个固有且重要的挑战及其局限性。关于剂量的选择(一般在大规模实验中仅使用一种剂量)和相应的膳食补充剂的化学成分(可能是多种形式)都是我们所面临的难题。许多此类实验被用来进行患者的二级预防研究(例如,在有明显疾病症状的患者中),这些患者的病程可能会因为膳食补充剂代谢过程的复杂性而表现不出显著的临床影响。此外,这些二级预防研究并没有解决膳食补充剂对于一级预防的潜在影响问题。最终导致的结果是,一些这样的膳食补充剂在缺乏特殊营养素的特定人群中是有效的,而在那些膳食营养充足的人群中却是无效的。

鉴于这些固有的挑战,在进行膳食补充剂预防或治疗心血管疾病的研究中,都未能证明它的有益影响。尽管一些膳食补

充剂在特定情况下是有效的,但这并不能改变总的结论,即目前尚无大量研究可以证实膳食补充剂对于预防疾病(无论是一级还是二级)存在积极的作用。

将心血管病高危因素作为研究终点的补充实验和固有挑战

最后,目前正是关注心血管疾病高危因素研究成果的恰当时机,关于一些膳食补充剂的益处已广泛地被证实了。植物醇能够有效地降低LDL-C水平,海洋生物提取物 ω-3 在降低血液中的三酰甘油方面作用明显。研究心血管病高危因素可能会对在数周或数月内(相对于数年)给予膳食补充剂干预有效,为不同剂量、不同化合物形式及不同人群的实验提供更多研究机会。这对研究心血管疾病高危因素及发病率和病死率是非常有利的,但最主要的问题是改善心血管病高危因素并不一定能降低发病率和病死率。因此,膳食补充剂在心血管病高危因素管理中的潜在积极作用应该得到关注,但是,在得到证明之前,其对于发病率和病死率的长期效应,不应该仅依据对高危因素的影响而草率推测。

相关指南更新

国民健康指南中的营养健康部分有几处更新,包括:2006版美国心脏协会的《饮食与生活方式的推荐方案》;2005版和2010版《美国膳食指南》;还有关于近期《我的餐盘》的介绍,它是2005年《我的金字塔》(第一版)的2011年续订本。这些推荐方案和指南超出了本章的讨论范围,我们在此仅做概述。

美国心脏协会2006版推荐方案

美国心脏协会2006版推荐方案确定了2000版的总方案(表4-1),并在此基础之上增加了更具说服力的案例说明。2006版《美国心脏协会指南》强力推荐增加鱼类,尤其是富含 ω-3 脂类的鱼类摄入(每周2次)。另外,该指南还建议限制添加糖类食品的摄入(注意:现在美国心脏协会对此已发表了相关独立声明)。2006版指南同时强调了监控并保持正常血糖水平的重要性。此外,美国心脏协会推荐方案还阐述了外出就餐时如何合理选择食物、在众多食物中如何挑选有利于心脏健康食物的重要性。

蛋类的摄入量

过去,美国心脏协会建议人们把日常膳食中胆固醇的摄入量控制在300 mg/d以内,尤其要限制膳食中蛋黄和动物内脏的摄入量。然而,研究表明不同个体对膳食中胆固醇的反应差别较大。

护士健康研究对80 082名护士进行了长达14年的跟踪调查,结果表明,健康人每天吃一个鸡蛋时,蛋类的摄入量和心血管疾病或者脑卒中之间没有必然联系。然而该研究注意到糖尿病患者摄入的蛋量越多,患心血管疾病的风险就越高。医生健康研究也发现,每周不多于6个鸡蛋的摄入量对心血管疾病和病死率不会产生很大的影响;然而,每周不少于7个鸡蛋的摄入量则在一定程度上会增加总病死率。与护士健康研究一样,这项研究确实发现糖尿病患者的蛋类摄入量与脑卒中、心肌梗死和全因病死率呈正相关关系。

《美国胆固醇教育计划》建议糖尿病和心脏病人群应限制蛋黄摄入量，以每周不多于2个为宜。这与2010版膳食指南及AHA推荐方案中"健康成年人膳食中胆固醇摄入量应小于300 mg/d，心血管病（如糖尿病）高危人群胆固醇摄入量应小于200 mg/d"的建议是一致的。

2010版《美国膳食指南》

《美国膳食指南》每5年更新一次。2010版指南更加强调减少热量摄入的同时增加体力活动（这也是2005版及先前指南的目标）。这些指南并无特别更新，仍然和先前的版本基本一致：当提到应多食用哪些食物时，指南就推荐适合的食物种类；当说到饮食中应减少、限制或者禁止哪些食物时，指南则强调营养。然而，这些指南明确建议限制高脂肪食物，包括全脂牛奶、肥肉等。

尽管许多人为了控制体重或血糖，在他们的膳食计划中略微限制碳水化合物的摄入，但是大多数膳食模式都应该包含碳水化合物。2010版膳食指南提到每餐的四分之一应包含谷物或淀粉类食物，摄入的碳水化合物一半应来源于全谷类食物。此外，还建议用粗粮代替细粮。

除了限制精制的碳水化合物，2010版膳食指南还指出人们同样应该限制以添加糖形式存在的碳水化合物的摄入。食物（如水果和牛奶）中自然存在的糖和在食物制作或加工过程中添加的糖的生理作用是一样的。然而，人们认为食物中自然存在的糖是"食物全部营养成分的组成部分，并且含有其他有益成分"。相比之下，含有添加糖的食物可能缺乏必需营养素和膳食纤维。此外，添加糖在使体重增加的同时并不会对膳食中总体营养有所助益。添加糖和脂肪是人们消耗总热量的重要来源。

在人们的饮食中，添加糖的主要来源是苏打、能量饮料、运动饮料（富含36%的添加糖）、以粮食为主的面点（13%的添加糖）、甜味饮料（10%的添加糖）、奶制甜点如冰激凌（6%的添加糖）和糖果（6%的添加糖）。膳食指南建议用不含或含有少量添加糖的食品和饮料取代用任何形式添加糖来增加甜味的食品和饮料。含有非营养性甜味剂如蔗糖素、天冬甜素或糖精的食品和饮料可能会取代含有适量添加糖的饮料或食物。例如，甜味苏打可能会被不甜的苏打或者水代替。

除了限制添加糖和增加全谷物的摄

表4-1　治疗性生活方式改变的膳食

	预　　防	存在冠状动脉疾病
脂肪总量	每天总热量≤30%	每天总热量≤25%～35%[*]
饱和脂肪 反式脂肪	每天总热量≤10%	每天总热量≤7%
单不饱和脂肪酸 胆固醇	每天10%的总热量 <300 mg/d	每天总热量≥13% <200 mg/d

注：*基于血脂（三酰甘油）。

取,美国心脏协会还建议我们所摄入的碳水化合物应包括可溶性纤维。据证实,每吸收 1～2 g 的可溶性纤维,LDL-C 可能会下降1%。可溶性纤维的来源主要包括水果、蔬菜、豆类、燕麦、大麦和车前草。在限制添加糖摄取的同时,为了使可溶性纤维的摄入达到最大化,美国心脏协会建议人们应选择新鲜水果,而不是果汁或者用糖浆浸泡的水果罐头。

《我的餐盘》一书的介绍

比2010版膳食指南稍晚发布的是《我的餐盘》一书,它取代了《我的金字塔》这本书。《我的餐盘》共分为四章:重点的两章介绍了水果和蔬菜,其余两个章节介绍了谷物和蛋白质(表4-2)。"餐盘"的一边是一个更小的圆,代表了饮料和牛奶。"餐盘"比"金字塔"更直观且比先前的"金字塔"分类更少(省略了脂肪)。

总　　结

总之,这些营养推荐方案表明理想的膳食是以植物为基础的,具有营养高、能量低的特点。这些推荐方案并没有抛弃过去的营养学知识,而是将其细化、改变了所关注的侧重点。在过去和未来的10年内,肥胖将是与营养相关的最大健康问题。控制体重和限制能量摄入仍然是十分艰难的挑战,近期的努力完全达不到预期和需求。大多数人都需要减少食物的摄入量,强烈建议减少糖的摄入,包括淀粉糖、玉米糖浆、葡萄糖、乳糖、麦芽糖和果糖等一系列糖,蜂蜜、糖浆、枫糖和分离砂糖等这些糖的最主要来源,以及"浓缩果汁"和"有机的、纯粹的、原色的、原味的、脱水的甘蔗汁"。这些糖很容易在成千上万的加工便利食品(包括许多冠以"低脂肪"的食品)的包装上找到。

表4-2　美国心脏协会《我的餐盘》的新焦点和推荐方案

热量均衡
● 享受食物,但尽量少食。
● 避免饮食过量。
应增加的食物
● 食用半盘蔬菜水果。
● 谷物食物中至少一半是全谷物。
● 改无脂或低脂(1%)牛奶。
应减少的食物
● 减少高钠食物。比较汤、面包和冷冻肉类等食物中钠的含量,选择低钠食物。
● 减少添加糖。饮水代替含糖饮料。
● 减少高脂肪食物

实际上人们真的不需要进一步研究什么才是最健康的饮食，或健康饮食中最健康的成分是什么，人们真正需要的是改变饮食环境和相关社会规范，需要的是人类自己的食物，并减少对含糖、脂肪和盐分的加工便利食品的需求，还需要努力提高鉴别食物来源的能力。

虽然人们还不能很好地定义或用简便的方法证实健康膳食，但是，人们对食物研究的兴趣不断增加，同样衍生出各种饮食改革运动。那些对日常膳食做出最实质性、持续性的改变并保持健康饮食的人，不仅仅是出于个人健康的考虑。很显然，健康是原因之一，但还有其他更重要的原因，包括文化和环境问题。在取得了一些初步调查结果的鼓舞下，人们已开始研究如何将社会责任作为激励手段，让大学生们成功地转变健康饮食的方式。我们期待下一版营养指南面世的时候，将会有更多关于这方面的具体信息和实用的建议与大家分享。

第 5 章

住院患者及过渡机构的心脏康复

急 性心血管事件后的第一期康复应从住院期间的急性期治疗开始。本章就住院患者和过渡期患者心脏康复的内容和过程及对心脏康复在卫生领域的新兴趋势与动态变化做相关介绍。

急性事件后住院时间（LOS）缩短依然是急性期治疗中提供适当康复治疗所面临的最大挑战。无并发症心血管事件后LOS通常已减少到3～5天，包括急性冠脉综合征（ACS）、ST段抬高型心肌梗死（STEMI）或非ST段抬高型心肌梗死，以及心脏手术[冠状动脉旁路移植术（CABG）或瓣膜修补、置换术，或两者联合]。由于住院时间的缩短，住院期间的治疗任务变得越来越具有挑战性。除了动员之外，重要组成部分还包括评估、出院准备、家庭护理建议和出院患者心脏康复/二级预防（CR/SP）的转诊。自住院患者的心脏康复（IPCR）启动后，各种急症期或过渡期患者的心脏康复已经成熟发展到可以从急性期住院患者的心脏康复过渡到出院后的家庭康复。本章主要介绍从急性事件发生到成功出院回家过程中的持续性医疗。

内容

本章内容阐述如下：

- 住院环境，包括对临床路径和人员配备的注意事项。
- 过渡场所。
- 家庭项目。

评估、动员及危险因素管理

患者的评估、动员、判断心血管疾病的危险因素，以及出院计划（包括关于自我保健和自我管理及促进门诊 CR/SP 的基础教育），是住院治疗机构中进行心脏康复的基础。住院患者一旦决定转诊，心脏康复便可直接或按常规医嘱开始（指南 5-1）。

指南 5-1　患者在住院及过渡机构的心脏康复

接到医生转诊文件或常规医嘱后，因心血管事件或心血管相关疾病住院的患者应接受心脏康复项目，包括：

- 早期或（和）日常的临床表现评估和动员。
- 判断并了解心血管相关危险因素信息和自我保健。

- 综合的出院计划，包括过渡期医疗随访项目讨论、家庭计划及正规的门诊心脏康复。

每个接受心脏康复服务患者的评估是通过一份全面的图表分析和一次与患者的面谈完成的（指南 5-2）。

指南 5-2　早期评估

与患者初次面谈涉及的住院康复应包括：

- 评估入院诊断、现病史和临床表现、目前症状和体征、既往史、相关社会史、职业情况、冠状动脉疾病的危险因素和其他慢性疾病、合并症、酒精或药物滥用史；对于未来健康行为改变和医疗问题支持系统的判断。

病例回顾和评估的目的：

- 明确诊断和目前健康状况。
- 判断心血管疾病危险因素（图 5-1），以准备开始教育和干预计划。
- 确定是否存在可能会增加心血管事件复发风险的任何合并症或并发症。

个人面谈对于补充病案的医疗信息是至关重要的，包括个人史、家庭史和相关社会史，家庭和食品管理的需求，出院后可利用的资源。对各种参数进行管理是康复项目成功的要素，这并不局限于心血管病危险因素。初次交流的重点应评估患者：

- 活动准备（见"住院或过渡期心脏康复活动过程评估参数"）。
- 学习准备（图 5-2）。
- 出院要求。

心脏康复专业人员应评价患者目标是否合理及切实可行（指南 5-3）。及早认识不现实的目标（如一出院就恢复工作或不切实际的活动），有助于工作人员确定是否需要干预。

指南 5-3 患者心脏康复的目标评估

应评估患者自身、个体化对康复的目标，以利于改善依从性及对发病后的情况进行调整。

要做到适当，目标应包括以下几个方面：

● 体能和恢复工作。

● 通过健康行为改变减少危险因素。

● 心理健康和生活质量。

● 家庭和社会支持。

吸烟	血脂异常	高血压
__住院期间吸烟或戒烟 每天包数____ 吸烟年数____ 总包数____ __以前吸烟,住院前戒烟<6个月 既往总包数____ __从不吸烟或住院前戒烟≥6个月 既往总包数____ __使用其他烟草产品 确认:____	__住院前血脂水平异常 __服用常规降脂药物史 __以前血脂数值或入院24小时内血脂 Chol____ LDL____ HDL____ Trig____ __不知道 __正常血脂水平史	__住院前高血压 BP____ __住院时服药控制血压 __停止服用降压药 __不知道 __正常血压史
缺乏体力活动	压力或心理相关问题	身体构成
__住院前没有每周超过3次或每周不少于150分钟、连续超过3个月的体育运动 __规律运动者	__高心理压力水平史 __曾有心理或精神疾病治疗史 __没有感觉高心理压力或之前的问题 表现或行为 □生气 □抑郁 □敌意 □孤独	目前身高____ 目前体重____ BMI____ __健康体重,BMI<25 __超重,BMI 25～29.9 __肥胖,BMI 30～40 __过度肥胖,BMI>40 __腰围 危险因素: __男性>102 cm(>40 in) __女性>88 cm(>35 in)
糖尿病	酒精或药物滥用	其他
__入院时检测血糖水平升高或既往糖尿病 __空腹血糖 __糖化血红蛋白 __正常血糖水平 __代谢综合征	__入院前有酒精或药物滥用史 __否认有,但首发症状显示有 __没有酒精或药物滥用证据	_____ _____ _____ _____ _____

注：每一类都需要回答。缩写：BP—血压；Chol—总胆固醇；LDL—低密度脂蛋白；HDL—高密度脂蛋白；Trig—三酰甘油；BMI—体重指数。

图5-1 心血管疾病危险因素

住院或过渡期心脏康复活动过程评估参数

以下患者适合日常步行和动员康复：

- 过去8小时内没有新的或再发胸痛。
- 肌酸激酶和肌钙蛋白水平没有升高。
- 没有出现新的心力衰竭失代偿表现（静息时呼吸困难伴湿啰音）。
- 过去8小时内没有新的明显的心律失常或心电图改变。

活动进展

活动进展取决于记录在患者病史中的最初评估及日常体格评估（附录B）。当患者活动后出现以下反应，可继续进行活动：

- 适量的心率增加（≤30次/分，无心脏变时功能不全）。
- 与静息时比较收缩压增加10～40 mmHg。
- 心电监测没有新的心律失常或ST段改变。
- 没有心血管病症状，如出现心悸、呼吸困难、过度疲乏、胸痛。

  如果出现不能耐受运动的症状体征，则必须由医生评估和批准后方可恢复活动

如果评估显示患者目前还不适合学习，那就不要继续进行教育。代之记录评估结果，同时写明由于患者缺乏准备致使教育延期。

（1）开始任何教学之前，确定学习准备情况。

现在患者的身体状况能进行学习吗？	现在患者在心理上愿意学习吗？
- 身体状况稳定。 - 足够的精力和敏捷（不太疲乏或需要过多用药）。 - 没有脑部损伤（缺氧或不存在缺氧）	- 合适的情感状态（没有太焦虑或太沮丧）。 - 知晓心脏问题（被告知诊断，没有否认）

（2）确定教学顺序，先用问卷对患者的学习内容进行评估（参照下文"评估学习内容的工具举例"的例子）；开始宣教患者认可的主题

图5-2 住院心脏康复教育项目的评估参数

通常活动过程应从仰卧位到坐位，到站立，再到下地活动。同时包括对患者日常生活活动能力（ADLs）的评估，如洗漱、穿衣或洗澡（淋浴）。有时患者恢复直立活动或者其他体力活动前需要医疗干预。不良反应必须记录，同时给予临床医生一些提醒。如果没有出现不良反应（见"导致住院患者心脏康复不能继续的不良反应，需医生对活动进行评估和复审"），患者可以继续运动以达到能耐受的水平。

活动的进展情况取决于初次评估和每日评估。住院患者心脏康复中是步行还是运动，应由医生或根据医生指定的日常情况每天进行评估后制定。住院患者心脏康

导致住院患者心脏康复不能继续的不良反应，需医生对活动进行评估和复审

异常的血压改变，包括收缩压降低 ≥ 10 mmHg，或收缩压升高 > 40 mmHg。

严重的室性或房性心律失常。

二度或三度房室传导阻滞。

不能耐受运动的症状体征，包括心绞痛、明显气急、心电图缺血改变

复专业医生应关注运动前的每天病例回顾和评估，包括与步行和运动相关的病程记录、心律、心率（HR）、血压（指南 5-4）。

活动进展差异很大，低危患者（无并发症的急性冠脉综合征患者或没有左心室功能障碍的患者）活动耐力可快速增加；而高危或体力疲惫的患者，如充血性心力衰竭（CHF）的患者则进展较慢。表 5-1 列出了住院患者心脏康复中普通体力活动及其对应的代谢当量值。在住院患者心脏康复的动员阶段，活动耐力总是比体力活动进展的其他因素更重要。

表 5-1　适用于早期心脏康复的常见活动类型

活　　动	方　　法	METs
如厕	便盆 便溺器 尿壶（床上） 尿壶（站立）	1.5～2.5
洗澡	床上洗澡 盆浴 淋浴	1.5～2.0
走路	平坦路面 2 mile/h（1 mile=1 609.344 m） 2.5 mile/h 3 mile/h	2～2.5 2.5～2.9 3～3.3
上体运动（低至中强度，无阻力）	站立时 上肢运动 躯干运动	2.5～3.0
爬楼梯	1 层楼=12 个台阶 下 1 层楼 上 1～2 层楼	3.0～4.0

经允许引自：B.E. Ainsworth et al., 2011, "2011 compendium of physical activity: A second update of codes and met values", *Medicine and Science in Sports and Exercise* 43(8)：1575-1581.

Med Sci Sports Exerc. 2011; 43: 1575-1581. [01/25/2012]

网址：https://sites.google.com/site/compendiumofphysiclactivities/

指南 5-4　住院患者心脏康复的体质评估和初始体力活动动员

- 康复活动以前，具有专业技能和资质的医生、护士、治疗师、心脏康复人员应对患者进行基础体质评估（见下文"人员配备"部分），评估内容包括心肺听诊、触摸脉搏、自我保健技能和能力。评估结果、基础心率、血压和心律等数据均要做文字记录。

- 每天评估必须包括病例回顾（如条件允许可在医生和护理查房后）、心律、心率、血压及临床表现。

对患者的学习准备情况和对疾病过程理解能力评估后，危险因素管理可立即开始。向患者及其家庭提供危险因素干预的相关信息和资源是至关重要的。然而随着住院时间的缩短，只允许心脏康复工作人员强调最重要的环节，如生存技能和戒烟（指南5-5）。

指南 5-5　戒烟干预

- 必须评估和记录每个住院心脏病患者的吸烟状况。

- 必须对所有吸烟者给予干预。

- 教育和行为干预能帮助患者在住院期间戒烟，评估他们出院后坚持戒烟的准备，假如患者愿意戒烟就要为他们提供坚持戒烟的建议。

成年人学习理论是对住院患者实施教育的基础。"评估学习内容的工具举例"列出了一些对患者学习准备和优先学习情况的评估工具。越来越多的证据表明患者能够确定什么是他们需要知道的重要内容，教给患者优先想学的内容是最有效的教育方法，尤其是在住院时间很短的情况下。

心脏康复教育项目以个人选择的学习重点为基础，但只有一项内容除外，那就是普遍需要的安全相关知识。分发的印刷品、小册子和视频都可用于辅助患者学习。工作人员一定要选择这些材料来强化重要的主题，要特别注意所选择的辅助学习材料的阅读水平标准。推荐的适宜阅读水平为6～8级，以保证大多数患者都能理解。很多有关心脏康复主题的资源信息可以在互联网上找到。

心血管危险因素管理的同时，需要对患者进行行为改变的教育。第8章详细介绍了危险因素的管理。住院天数的缩短常常导致了不能进行危险因素改变的专门干预。因此，心脏康复工作人员的任务就是确定患者存在危险因素，告诉他们这些危

评估学习内容的工具举例

亲爱的患者：

像许多有心脏疾病的人一样，您也可能有一些问题。在今后的几天里，我们想向您讲述这些您认为重要的问题。为帮助我们制定讨论计划，请选择所有您希望了解更多信息的主题：

____ 治疗和相关设备　　　　　　　　　____ 心理压力和心脏

____ 心脏的结构和功能　　　　　　　　____ 吸烟与心脏*

____ 心脏动脉（正常/异常）　　　　　　____ 酒精与心脏

____ 住院期间的活动项目　　　　　　　____ 家庭生活指南*

____ 胸痛时的处理　　　　　　　　　　____ 活动或锻炼的注意事项*

____ 家庭急救计划*　　　　　　　　　　____ 心脏导管术

____ 心脏病发作及治疗　　　　　　　　____ CABG 术

____ 如何测量脉搏　　　　　　　　　　____ 放置支架

____ 高血压　　　　　　　　　　　　　____ 心力衰竭

____ 高胆固醇　　　　　　　　　　　　____ 体内除颤仪

____ 药物　　　　　　　　　　　　　　____ 心脏康复/二级预防项目*

____ 健身与健康　　　　　　　　　　　____ 平板运动试验

____ 饮食和心脏健康　　　　　　　　　____ 心脏病对家庭的影响

____ 性生活和心脏健康　　　　　　　　____ 恢复工作问题*

____ 心脏疾病出现后情绪改变　　　　　____ 心律

____ 心脏疾病的发生与进展

写出您希望回答的其他问题：

注：*在您回家之前心脏康复工作人员需要讨论的问题。

经允许引自：*Critical Care Nursing,* P.M. Comoss, Optimizing patient recovery — inpatient cardiac rehabilitation, edited by J.M. Clochese et al. pg.1413, copyright 1993, with permission of Elsevier.

险因素的作用，提供出院后如何获得危险因素干预的信息。此外，在出院后1周内将关于什么时候及由谁来随访患者这种具体信息制成清晰、简洁的文档，以确保治疗的连续性并提高患者依从性（图5-3）。家庭成员尽早参与危险因素管理及长期护理对于成功干预是至关重要的，并要给予鼓励。

出院计划

随着住院时间的缩短，出院计划的制定显得尤为重要。住院患者康复项目不再被认为是患者出院前要完成的工作。因此，出院计划应着重于康复连续性的适当衔接，如出院前转诊到门诊康复项目。美国心肺康复协会（AACVPR）提出门诊康复

项 目	服务提供者	随访负责	预约日期
过渡期治疗或家庭健康			
医生随访 ● 心脏病专家 ● 外科医生 ● 初级保健医生			
门诊心脏康复/二级预防项目			
心血管疾病危险因素的随访 ● 戒烟项目 ● 血脂管理 ● 高血压管理 ● 压力管理和（或）心理咨询 ● 体重管理 ● 糖尿病管理 ● 药物治疗			
保险和补偿问题			
转运			
其他治疗 ● 物理治疗 ● 职业治疗			

图5-3 出院指南及随访干预清单的范例

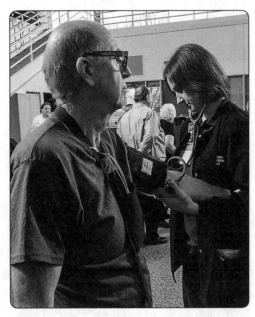

异常反应应及时记录，如SBP的下降，应引起临床医生的重视。

相关绩效评估措施，就是要求出院医嘱指出出院患者必须转诊参加门诊心脏康复。例如，转诊的过程可以包括出院心脏康复的处方，以及有关患者家庭联系信息的一系列心脏康复方案的列表。转诊到门诊心脏康复的绩效评估规定，必须保证住院部将提供充分信息以便患者注册门诊康复。这其中还包括一个示例本，显示门诊康复对患者的益处。如图5-3所示为出院指南及随访干预清单的范例。

医务人员的强烈建议会大大增加患者参与心脏康复计划的可能性。美国心脏协会的科学顾问（由美国心肺康复协会认证）建议医务人员包括护士、理疗师、注册营养师、临床运动生理学家和医生等所有来自卫生保健的专业人士与住院患者之间沟通时需要一致强调CR/SP的重要性。这个报告也建议认定和授权一名"住院心脏康复主管"来指导整个住院心脏康复过程，包括与管理人员及其他卫生保健专业人员合作，以促进出院后的心脏康复/二级预防的开展。

以下是出院后第一个月内，由医务人员（包括心脏康复专业人士在内）提供的出院计划中应该解决的问题：

- 恢复工作。
- 驾车。
- 家务活动。
- 爬楼。
- 抬东西。
- 性生活。
- 步行。
- 社会活动。

门诊心脏康复的过渡

所有被诊断为急性冠脉综合征（ACS）、慢性稳定型心绞痛（CSA）、冠状动脉旁路移植术（CABG）、经皮冠脉介入术（PCI）、心脏瓣膜手术及心脏移植收治入院的患者，均应转诊至门诊心脏康复。然而，不管患者在哪里（是否）继续进行康复活动，强调安全问题是出院计划中最优先和重要的问题。患者安全的根本是生存技能（识别征兆和症状、硝酸甘油的使用、呼叫医生的时机、急救帮助），并建议明确的日常生活能力、活动、自我保健能力。康复专业人员应积极参加到出院计划制定中，为患者正式的和非正式的持续心脏康复评估项目提供帮助。正规的项目选择（过渡期项目）应先于典型的门诊项目进行，这将在

本章的下一部分介绍。

实施策略

出院准备的评估标准包括：

- 生理机能和症状稳定。
- 行为能力。
- 实施自我保健的能力（认知和精神运动）。
- 自信心的认知。
- 具有社会支持。
- 可获得保健资源。

心脏康复工作人员应每天按常规记录患者的功能活动水平和活动耐力；这可以为制定家庭活动指南和心脏康复提供运动耐量数据。

临床路径

心脏康复的组成部分（运动、教育和行为咨询）传统上在住院患者心脏康复项目构成中应该有结构、按次序地提供给患者。历史上这些项目通常和患者日常治疗相分离，然后当前的卫生保健环境促使各部门为了提高治疗质量和限制费用而相互合作。临床路径的作用在于考虑将心脏病患者的整个治疗和心脏康复整合，形成一个综合计划框架。

临床路径是对特定患者（如急性冠脉综合征、经皮支架植入术、冠状动脉旁路移植术后患者）提供典型治疗过程的描述。作为病例管理的工具，临床路径的目的是使治疗标准化，并据此预知大多数不同诊断的患者住院时间的长短。可是临床路径需要个体化，以适合各种情况。作为临床指南，临床路径提供患者住院期间如何取得进展的方案。此外，临床路径还是评估患者治疗过程

和结果的工具。临床路径还被认为是全面的和多学科方法的结合。患者治疗的各种类型都能在路径上制定出来,包括:

- 体力活动。
- 咨询。
- 诊断。
- 出院计划。
- 教育。
- 药物治疗。
- 营养。
- 处理。

表5-2提供了一个简化的临床路径的基本范例。通过列出治疗项目的先后顺序,这种可视化的临床路径使整个康复计划执行过程清晰可见。由于活动进展和教育是住院患者心脏康复项目的核心内容,故这些服务被列在"活动"和"教育"标题下。需要注意的是,这个路径只是活动过程的举例,活动过程和教育都必须是个性化的。此外,心脏康复工作人员进行的专门面谈作为心脏康复的初次评估和出院前的指导内容,可能被列在"咨询"标题下。为保证康复服务达到最好的整合效果,以及清楚地划分角色和责任,工作人员包括心脏康复人员应参与到多学科委员会中,制定每个与心脏相关的临床路径。

表5-2 心脏康复临床路径范例

	第1天	第2天	第3天	第4天
咨询		心脏康复评估: ● 活动准备。 ● 学习准备		
活动	床上休息至病情稳定,下床到椅子上;床边便溺	例行CCU活动;坐位热身,房间内走步	下床,站立热身;大厅内行走5～10分钟/次,2～3次/天(初次需要监测)	下床,站立热身;大厅内行走5～10分钟/次,3～4次/天;上一层楼梯(监测下)
教育	定位在CCU;对事件和治疗方案做基本解释	评估学习的准备情况;患者准备好的时候宣教生存课程,如预兆和症状的识别、预防用药、硝酸甘油的使用、急救计划	评估学习的准备情况;讨论安全性、自我保健、家庭防范措施	复习生存课程的内容;讨论出院后的计划: ● 需要时可拨打的电话。 ● 心脏康复/二级预防随访:何时,何地。 ● 内科医生的随访
出院计划				提供出院前心脏康复/二级预防面谈及随访服务评估:家庭、过渡期、门诊

注:CCU—危重监护病房。

路径中的不同

已存在的情况	心血管并发症
一般情况虚弱	术后出血
慢性肾衰竭	心律失常
脑血管意外	肺部感染
骨关节问题	围手术期心肌梗死
认知障碍	左心室功能减退
	脑血管意外
	手术后伤口感染

指南 5-6　服务人员的职责

- 应根据美国心肺康复协会（AACVPR）的核心职能规定确定每个康复工作者的职责。

一旦心脏病患者的临床路径建立和实施，大多数患者会照此去做。合并症或并发症（见"路径中的不同"所列）的影响可引起路径变化。虽然这些问题使治疗不连续，但并没有减少患者对康复的需求。心脏康复专家可对病例逐一进行调整，并记录下来，以便其他康复团队成员注意到这些改变，实施时进行相应的调整。记录变化也是临床路径数据收集的需要。

人员配备

人员方面考虑的问题包括责任限定、资格、工作效率（指南5-6）。心脏康复专家，包括运动治疗师、物理治疗师、作业治疗师、护士、其他工作人员，即为传统住院心脏康复项目的工作人员。康复团队服务整合到临床路径后常常包括人力资源的重

新定位和重新评估。表5-3就描绘了这样一个例子。参与康复服务的角色分配依据需求、期望结果和每个环节的资源而定。

心脏康复专家

即使同为专门从事心脏康复的专家，实际工作模式也各不相同。责任范围可从日常运动指导和教育服务到只负责出院前面谈。图5-4比较了这些不同。美国心肺康复协会（AACVPR）核心职能分别详述了心脏康复专业人员的职责。

其他卫生专业人员

临床路径鼓励多学科参与心脏康复过程。最理想的结果是，心脏科护士或其他卫生保健专业人员可以与心脏康复专家在活动进展和患者教育方面分担责任。一旦

表5-3 临床路径和人员配备

角 色	定 位	作 用
心脏病或糖尿病教育者(注册护士、临床运动治疗师、物理治疗师、营养师、团队中其他专职医疗人员)	所有住院的心脏病患者	负责宣教预防危险因素策略、治疗或手术干预后的恢复
康复专家(注册护士、临床运动治疗师、物理治疗师、职业治疗师、团队中其他专职医疗人员)	急性期后恢复者	负责对符合康复条件的患者进行评估、步行、运动和宣教
注册护士或执业护士	急性期后及术后恢复和护理	负责协助基础护理(如帮助患者下床、检查切口部位、药物治疗教育、帮助转运患者),以及提供适当和必要的运动和宣教
心血管临床专科护士、执业护师、助理医生或疾病管理者	选择性的或所有的心脏病患者	角色的定义由医疗机构决定,可能包括教育和活动实施、出院计划制定,或可能包括协调床边注册护士做此类事

最 低	一 般	理 想
出院前面谈: ● 教育——急救计划、家庭防范。 ● 运动——活动评估(如爬楼梯、6分钟步行试验)、跑步机运动示范,以及家庭项目。 ● 讨论门诊和过渡期的随访需求,寻求转诊	与护理人员分担日常服务责任: ● 负责教育和(或)运动。 ● 负责有选择性地联合开展危险因素教育和运动。 ● 讨论门诊和过渡期的随访需求,寻求转诊和提供患者信息,以便门诊康复登记	日复一日的康复服务: ● 教育——根据患者的具体情况安排日常课程。 ● 运动——根据方案或临床路径进行日常评估和改进活动。 ● 讨论门诊心脏康复或过渡期的随访需求,可转入门诊康复项目

图5-4 住院情况下心脏康复专家的角色变化

阐明了康复专家和其他人员的参与程度,各自工作的描述就必须加以修改以反映其角色和责任。心脏康复专家有望成为美国心肺康复协会的核心力量,并且朝专业资格化方向发展。

其他成员要求进行在职教育,保持心脏康复项目的先进性。推荐课堂指导和临床实践相结合。这种培训方式不仅可以提高住院患者康复项目的治疗效果,还有助于保证服务人员的能力。包括美国心肺康复协会在内的各种组织,通过会议和在线研讨会提供继续教育模块。住院心脏康复的患者数量必须与工作效率和人员编制标准相一致。

场所和设施

住院患者心脏康复最传统的场所是病房和监护室,通常是重症监护室、心脏重症室、过渡监护治疗病房或非监护外科病房。可在病房内进行床旁活动、患者及家属教育,进一步的活动可在邻近的大厅进行。监护室患者谨慎使用心电遥测。

在理想情况下,应为评估和运动练习设置专用空间。一个住院患者的运动训练室应专门配备跑步机和功率自行车,这样可以限制走道人流量,并在出院前进行高级运动训练。另外,患者出院前还可以被送到门诊心脏康复中心(如时间和空间允许)参观甚至进行短暂活动。参观门诊中心可以鼓励患者尽早加入并开始心脏康复治疗。

推荐使用教育项目集合的视听教材系统、小册子和其他用于患者健康教育的印刷品。办公室的空间足以储藏这些教育材料,并能作为工作区域和康复人员的联络点。会议室和小教室可用于小组教育。

过渡期项目

患者离开医院时应有很明确的随访计划。他们必须继续坚持在医院时的活动并进一步增加。遗憾的是,由于住院时间过短及患者学习准备状况的限制,往往减少了患者在医院接受有效培训的机会,尤其对老年人和伴有并发症的患者而言。当患者未能由医院直接过渡到门诊康复环境时,根据患者个体需求和能力及区域的选择,出院后可即时参加过渡期康复项目。图5-5介绍了最常见的三个过渡期康复患者的准入标准。

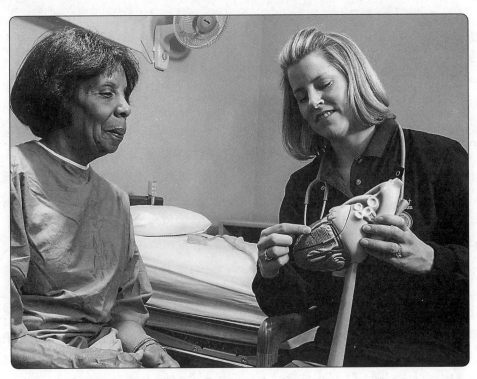

住院患者心脏康复最传统的场所是病房和监护室。

专业护理机构	康复医院	家庭卫生保健
患者暂时不能进行日常活动。他们不需要24小时的康复护理，也不需要每周3次由康复医生进行评估和管理	患者需要特定的康复治疗；需要参与至少每天3小时的联合康复；需要24小时的康复护理，同时需要由康复医生每周至少进行3次评估和管理	患者能力有限，无法独立待在家中，需要专业护理、家庭物理或作业治疗或社会工作者服务

图5-5 过渡期项目的准入标准

由于心脏病的并发症、合并症和年老虚弱，有些患者离开医院前还没有日常活动能力或无法在家里走动，另一些患者为了安全回家还需要理疗或其他心脏康复以外的服务。对这些类型的患者有益的是将其转诊到另一级别的部门进行亚急性康复，如专业护理机构（SNF）、急性住院患者康复机构，或住院患者康复机构（IRF）。

专业护理机构

专业护理机构一般是急性期救治医院的附属机构或独立中心。这些机构以提高患者日常活动能力为准入标准。在心血管事件恢复期，日常活动（如吃饭、如厕、穿衣、梳妆、洗澡，或转移）需要帮助的患者被允许进入专业护理机构。

康复医院

在过去的几十年中，住院患者心脏康复项目作为急症护理机构和家庭独立生活之间的桥梁得到了发展。这些项目利用多学科的方法为患者安全和独立回家做准备，这些方法包括物理、作业、职业和娱乐疗法，言语病理学，营养，心理和精神治疗，以及持续性医疗和护理管理。这种团队方式已被证明可以减少医疗条块分割，可改善患者预后，并提高患者、家庭、工作人员和医生的满意度。

与亚急性康复保健及专业护理机构相比，急性期康复项目患者准入标准对专业护理、医生和康复治疗提出了更高的要求，包括医疗问题管理，如体液情况、心律失常、气管切开术治疗、吸氧和支气管扩张治疗、伤口治疗、静脉内治疗、合并症（如抑郁、手术后精神障碍、糖尿病、高血压）的药物调理。治疗的频率和强度也增加了，并且包括个体和小组教育、步态再训练、力量耐力运动和运动的最大范围、日常活动评估和再训练、认知评估和再训练，以及对已存在的干扰术后恢复的神经和骨骼肌肉残疾的专门治疗。伴有永久性残疾（如瘫痪、截肢、神经肌肉失调）的急性心脏病患者仍能从急性期康复医院提供的多学科帮助中获益。康复目标由患者、患者家属和多学科团队制定，通常包括独立重返社区的功能，适时转入家庭治疗或门诊心脏康复。

住院患者康复设施使用标准化的、客观并有效的工具来评估疗效。如功能独立性评定量表，用来衡量从入院到出院的进步。长期以来对这些患者的功能改善、出院目标、再入院的随访记录的跟踪结果均被记录在案。公布的数据显示了这些项目预期的功能改善的效果。

家庭卫生保健

许多短期住院后便出院的患者需要随访护理,近年来这些内容都由医院提供。一些护理,如伤口护理、药物治疗指导及管理、血压和血糖的监测及抗凝是患者或其照顾者所不能处理的,因而推动了家庭保健随访的发展。此外,有些患者可能需要物理或作业治疗(或两者兼有)以评估他们在家的安全性,包括他们爬楼梯的安全性及自我照顾的能力。为患者提供家庭护理服务,尤其对术后和慢性心力衰竭患者而言,为心脏病恢复期管理提供了选择性,对患者、医生和出资者都很有吸引力。

按照医疗保险的要求,患者必须在家接受家庭服务,即他们不能擅自离家。许多心脏病患者由于特定的身体状况或暂时受医生规定的限制(如不能驾驶),适合于进行几周家庭治疗。患者被送到非保险机构指定的日间看护或其他场所,都不能被称为家庭治疗。保险覆盖的最长时间因人而异。家庭治疗作为整个病例管理的常规部分之一,保险可覆盖规定数量的视访次数或周数。

过渡期治疗的注意事项

在患者选择了过渡期治疗后,有两个主要问题需要明确:① 由谁提供心脏康复治疗。② 治疗费用报销的水平。专业护理机构和家庭保健机构的护士、理疗师及其他人员通过培训帮助患者满足特定的功能和医疗目的,使患者回到家庭。因此,他们可能没有受到有关心脏康复的特殊培训。然而,这些人员需要通过在职培训获得资格或由心脏康复专家雇佣其成为项目

的成员。在那些未配备监测设备的过渡期康复场所或家中,也要求过硬的体格评估技术包括心电遥测。虽然这些过渡场所可提供心脏康复运动和教育服务,但通常情况下这些服务不能得到医疗保险覆盖。医保只报销基于医疗标准的有专业护理和专门治疗的服务项目,如理疗或作业治疗。这就需要强调心脏康复有关的专业培训和经验的必要性,心脏病患者在急性恢复期应该被给予最有效的治疗。

临床路径也可作为过渡期康复的主要工具。过渡期的临床路径建立在住院患者心脏康复项目的基础上,并逐步增加步行时间同时开始上半身躯体运动。由于过渡期被认为是低水平康复期,故所需参数与住院患者的相同。另外,过渡期同样强调教育评估、所学课程、教学辅导应符合每位患者的学习趣向。

为了保持心脏康复从一个环境到另一个环境的连续性,有些项目已经形成了跨越整个心脏康复系统(住院、过渡期、门诊和维持期)的路径。这种路径存在两个显著的益处:① 缩短了心脏康复场所之间周转的时间。② 从三级医疗中心转到社区康复项目的可能性达到最大化。

提供连续性服务,对很快出院的病情不复杂的患者和需要过渡期治疗的病情复杂的患者一样有益。反之,病情不复杂的患者出院治疗选择减少,过渡期治疗更倾向于为那些病情复杂、活动能力差的患者提供服务。另外,由于病情不复杂的患者住院时间通常很短,因此他们在医院进行教育和体力活动的时间少。遗憾的是,有些患者虽然病情不复杂,但出院后也不能很快进入门诊心脏康复项目。因此,传统

的门诊康复项目工作人员应考虑开发过渡期项目。

总　　结

目前美国心肺康复协会（AACVPR）（见第2章）指南提出及早启动门诊CR/SP，即在发病后的1～3周内进行。本章讨论了创新过渡期项目，并总结了"住院和过渡期心脏康复项目推荐框架汇总"与"住院和过渡期心脏康复的项目过程汇总"，包括亚急性期场所、康复医院、家庭保健及基于传统门诊环境专门设计的过渡期项目，期望能保证连续性康复治疗的质量。

住院和过渡期心脏康复项目推荐框架汇总

运动

（1）设计、实施要以生理学为基础，且能被各种卫生专业人员应用：

- 在住院或过渡期中应用。
- 整合到共同的临床路径中。

（2）灵活的活动计划是个性化的重要保证；另外，可以对不适合临床路径的患者制定个性化的计划。

（3）要明确开始时的标准，并需改进住院活动。

教育

（1）制备标准的心脏教学计划（图5-3和图5-5），应概括相关内容主题。

（2）应用合适的、可读性强的辅助材料来加强教学内容。

（3）患者应参与选择他们优先学习的内容。

（4）在开始宣教前，应评估患者的学习准备情况。

（5）应评估教学环节，包括患者的理解情况。

出院计划

出院前至少对每个康复患者进行1次面谈，内容包括：

- 讲述生存技能及出院后应该做的和不应该做的。
- 评估出院前的功能状况。
- 提供门诊康复项目信息

住院和过渡期心脏康复的项目过程汇总

机制

（1）确定住院和过渡期心脏康复项目的意图和目标。

（2）康复专家和其他卫生保健专业人员应清楚心脏康复的期望结果。

资源

（1）明确康复专家（最低、分担和最大）的职责。

（2）明文规定提供康复服务需要的时间。

（3）完成针对所有参与康复服务专业人员的操作说明，并将其加入各自的岗位说明中。

（4）发展并促进针对参与康复工作的其他卫生保健人员的在职培训。

（5）制定标准的住院患者心脏康复项目教育和运动标准，内容要清晰。

持续性

（1）心脏康复人员必须参与出院计划的制定，以促进心脏康复随访。

（2）确定潜在的过渡期资源及患者各自的资格，包括：

- 亚急性期机构。
- 急性期康复医院。
- 家庭治疗随访。

（3）对过渡期场所应给予咨询和教育帮助。

（4）强烈建议过渡期后应持续进行 CR/SP 项目

第6章

医学评估与运动试验

患者开始心脏康复治疗之前收集的首次医学评估数据可用于有效的设计和实施适用的康复项目,项目中应设定明确的目标。美国心脏协会(AHA)的综合二级预防指南为评价和管理提供了框架,这个信息主要在两个方面对患者的分层具有实用性。

- 确立患者动脉粥样硬化的进展和未来心脏事件的可能危险。
- 确立患者在活动训练期间出现不良心脏事件的风险及是否有运动禁忌证,如果没有,在训练初始阶段推荐观察和监测的水平(危险分层详见第7章)。

内容

本章阐述:

- 病史和体格检查的内容。
- 运动试验的方法和方案。
- 结果分析。
- 其他影像形式。
- 评估体力活动状态的其他方法。

医学评估与运动试验的相关信息可来源于患者的初级保健医生、心血管病医生、外科医生或直接由康复项目的医学负责人所做出的评估(指南6-1)。既往史多关注心血管状态,也包括风险因素和管理状态的细节,这些是初始评估的基本要素,可用于制定个性化的康复方案(详见"病史的内容")。康复专家应该确定患者是否有心绞痛、呼吸困难、心悸或晕厥,询问患者是否有心肌梗死(MI)、经皮冠脉介入术或搭桥的病史。理想情况下,能够获得和记录左心室收缩功能和冠状动脉解剖机构方面的测量资料。完整的用药情况、给药间隔和服药的依从性也应该回顾,因为这些会影响患者对运动的反应。肺、内分泌和神经系统疾病,以及行为和肌肉骨骼等合并症也应该评估。

详细的社会、职业经历也可提供有价值的信息,有助于调整项目使训练和目标更符合个体需求。在为所有患者制定评估方案时,康复工作人员应向社会服务和职业康复两方面的工作组寻求咨询,他们熟悉医疗、心理、经济和与重返工作相关的法律规定等一系统情况。家庭和社区资源可以为患者提供家庭关怀和重返工作方面的帮助,因而也要考虑。

指南 6-1　医学评估与运动试验

- 建立一个安全有效的降低心血管病危险和进行康复的综合项目。在参加门诊康复项目前,每位患者应该进行细致的医学评估和运动试验。

- 当标准平板或功率车测试无法完成时,6分钟步行试验(见后面相关内容)可作为一种替代方式测定患者的运动能力。虽然不能对心肌缺血进行客观测定,却是用系列方式评估一段时间内运动能力变化的最佳方法。

- 医学评估的具体项目应包括既往史、体格检查和静息心电图。

- 任何时候症状或临床情况出现变化,或者在随访过程中为评价运动训练效果,都需要再次进行运动试验。

病史的内容

(1) **诊断**:应该回顾多种诊断,包括以下各项,但不仅限于这些:心血管病(包括现有的冠状动脉疾病);既往心肌梗死、血管成形术、心脏手术、心绞痛、高血压;肺疾病,包括哮喘、肺气肿、支气管炎;脑血管病,包括卒中;糖尿病;外周动脉疾病;贫血、静脉炎或栓塞;癌症;妊娠;骨骼肌营养不良、神经肌肉和关节疾病;骨质疏松症;情绪紊乱和进食障碍。

(2) **症状**:心绞痛;胸部、颈部、下颌或上肢不适(压迫、刺痛、疼痛、沉重、烧灼、麻木);不典型心绞痛,如头晕、眩晕或晕厥;气短;心动过速、心悸,尤其是与体力活动、饱餐、情绪不安或受凉相关时。

（3）**动脉粥样硬化性疾病进展的危险因素：**高血压、糖尿病、肥胖、血脂异常、吸烟和缺乏体力活动。

（4）**近期患病、住院或外科手术情况。**

（5）**用药剂量、方法，药物过敏。**

（6）**其他习惯：**包括饮酒或药物滥用。

（7）**体力活动史：**平时体力活动程度方面的信息，如活动频率、持续时间、强度和类型。

（8）**工作史：**强调当前或预期的体力和脑力需求量，注明需求量的上下极限；估测重返工作的时间。

（9）**社会心理史：**包括生活条件，家庭婚姻状况，交通需要，家庭需要，家庭和情感问题，抑郁、焦虑或其他心理问题

体格检查

首次体格检查应该在实际从事心血管病常规治疗的医生指导下，由医生或者其他接受过培训且有资质的医疗保健服务人员来完成（指南 6-2 和"体格检查的内容"）。一份新的 12 导联静息心电图（ECG）对评估心率（HR）、心律、传导异常及既往心肌梗死方面很有用。静息心电图可为将来进行比较提供重要参考，特别是如果患者出现新的提示心肌缺血或心律失常的症状或体征时。

肌肉骨骼不适和损伤是相对常见的并发症，尤其是患者刚开始训练时。因此，在开始体力训练前应该评价肌肉骨骼功能、下肢力量、柔韧性和平衡性，这对于预防负重训练相关的损伤有帮助。康复工作组也应该明确患者是否有肌肉骨骼损伤病史，

同时评价其体位和协调性。

如果患者接受的冠状动脉搭桥手术经胸骨正中切口，那么评估胸骨的稳定性尤为重要，需明确胸骨是否有任何的移动、咔嗒声或爆裂。胸骨的愈合通常要达到 8 周才能得到足够的稳定性。感染、胸骨不连接及不稳定的情况发生率为 2%～5%，如有以下临床因素则更易发生，如糖尿病、肥胖、免疫抑制、老年及骨质疏松。

运动训练的危险分层和禁忌证

关于患者开始门诊康复时危险分层的建议在第 7 章中有描述。风险分层是对运动过程中的风险和动脉粥样硬化进展过程中的风险进行分类的一种手段。他们不考虑伴随性疾病（如胰岛素依赖型糖尿病、肥胖症、严重肺动脉疾病、伴有妊娠、神经或关节功能减弱情况），这些疾病构成了运动

指南 6-2　体格检查

● 体格检查应集中在静息心率、血压、肺、心脏、血管和骨骼肌肉方面（详见"体格检查的内容"）。

体格检查的内容

（1）体重、身高、体重指数、腰臀比值、在脐周水平的腰围。

（2）脉搏频率和节律。

（3）静息血压。

（4）肺部听诊，尤其注意所有肺野呼吸音的一致性（没有啰音、哮鸣音、其他异常呼吸音）。

（5）心脏听诊，注意杂音、奔马律、喀喇音、摩擦音。

（6）颈动脉、腹部、股动脉触诊和听诊。

（7）触诊和检查下肢，了解有无水肿、动脉搏动情况、皮肤完整性（尤其是糖尿病患者）。

（8）有无黄色瘤和黄斑瘤。

（9）检查骨科、神经科或其他可能限制运动试验或训练的医学情况。

（10）对于冠状动脉搭桥手术或经皮冠状动脉血运重建术后患者，应检查胸部和腿部的伤口及血管周围区域的情况

运动训练的绝对和相对禁忌证

绝对禁忌证：

● 近期静息心电图变化提示有显著缺血、急性心肌梗死或其他急性心脏事件。

● 不稳定型心绞痛。

● 未控制的心律失常。

● 症状严重的主动脉狭窄或其他瓣膜病。

● 心力衰竭失代偿。

● 急性肺栓塞或肺梗死。

● 急性非心源性疾病，影响运动的完成或运动可使其加重（例如，感染、甲状腺功能亢进）。

● 急性心肌炎或心包炎。

● 急性血栓性静脉炎。

● 残疾，妨碍安全和准确测试。

相对禁忌证*：

● 电解质异常。

● 快速性心律失常或缓慢性心律失常。

● 高度房室传导阻滞。

● 房颤且心室率未得到控制。

● 梗阻性肥厚型心肌病，静息最大左室流出道压差大于25 mmHg。

● 已知的主动脉夹层。

- 严重的静息时高血压（收缩压＞ 200 mmHg 和舒张压＞ 110 mmHg）。

- 精神障碍无法配合试验

注：* 如果运动益处大于风险，禁忌证可以被取代。

经允许引自：J. Gibbons et al., 2002, ACC/AHA 2002 guideline update for exercise testing. A report of the American College of Cardiology/American Heart Association Task Force on practice guidelines (Committee on Exercise Testing) (Bethesda, MD: American College of Cardiology), 5. Available: http://my.americanheart.org/idc/groups/ahaecc-internal/@wcm/@sop/documents/downloadable/ucm_423807.pdf

训练期间的禁忌证，或需要密切观察。患者如果出现"运动训练的绝对和相对禁忌证"情况，则不应实行运动训练治疗。

运动试验

运动试验是患者在开始运动项目前初始评估的重要内容之一。阶梯运动试验通常用于评估患者对逐步增加的体力活动的耐受力，而心电图、血流动力学和症状反应可以用来监测心肌缺血、心律失常或其他运动相关的异常。运动试验可用于诊断、判断预后和指导治疗等。这一试验对患者来说是一个激励工具，同时对患者家庭而言也是患者状态改善的证据。各种报道表达的观点为运动试验的应用、实施和实验室管理提供了更深层次的信息。康复工作人员通常更多是将运动试验作为判断功能的手段，而不是诊断工具。运动试验对于评估心肺功能和制定运动处方十分有用，它也可以用来测量一段时间后功能的变化，评估运动训练的结果。运动试验和类似的测试也帮助确定个体重返工作的能力。并不是所有接受康复治疗的患者都是运动试验或参加运动的必要候选对象，也不能仅仅根据没有进行入选前的运动试验而不让患者参加运动。对未进行运动试验的患者如何制定运动处方在第 7 章中将有详述。以下"运动试验的绝对和相对禁忌证"列出了不适合运动的情况。

安全性和工作组

运动与心血管事件危险增加相关。然而，运动试验的安全性已得到了很好的证明，不良事件的整体风险也很低。在几项重大研究中，无论有无心血管病，主要并发症的发生率（包括心肌梗死和需要住院治疗的事件）在 10 000 次试验中发生 1 ～ 5 例，病死率＜ 0.5/10 000。不良事件的发生率会因调查人数的不同而不同。在 2 000 多例完成了 HF-ACTIOIN 研究（心力衰竭：受控运动训练的调查结果）中运动试验的患者中未发现致死事件，非致死性主要心血管事件发生率＜ 0.5/1 000。近期心肌梗死、左心室收缩功能下降、运动相关的心肌缺血和严重室性心律失常患者的风险最高。

预防运动诱发的并发症的核心是在开始运动前进行合适的筛选和危险分层。虽然冠心病患者发生事件的风险较高，其临床特征与患者的最高风险有关联。因此，在患者签署知情同意书和准备运动试验之前，应该对照患者的病史和临床状况确立运动的禁忌证，而且将其整合到评价方案中。

运动试验的绝对和相对禁忌证

绝对禁忌证：

- 急性心肌梗死（2天内）。

- 高危不稳定型心绞痛。

- 未得到控制的心律失常，且引发相关症状或血流动力学障碍。

- 活动性心内膜炎。

- 重度主动脉瓣狭窄。

- 心力衰竭失代偿。

- 急性肺栓塞或肺梗死。

- 急性非心源性疾病，可能会影响运动效果或运动可使其加重（例如，感染、甲状腺功能亢进）。

- 急性心肌炎或心包炎。

- 残疾，妨碍安全和准确测试。

- 患者不同意。

相对禁忌证*：

- 左主冠状动脉狭窄或类似情况。

- 中度狭窄性瓣膜病。

- 电解质异常。

- 心动过速或过缓。

- 房颤且心室率过快（如＞150次/分）。

- 肥厚型心肌病。

- 智力障碍无法配合。

- 高度房室传导阻滞。

- 严重高血压（收缩压＞200 mmHg和舒张压＞110 mmHg）

注：*如果运动益处大于风险，禁忌证可以被取代。

经允许引自：J. Gibbons et al., 2002, ACC/AHA 2002 guideline update for exercise testing. A report of the American College of Cardiology/American Heart Association Task Force on practice guidelines (Committee on Exercise Testing) (Bethesda, MD: American College of Cardiology), 5. Available: http://my.americanheart.org/idc/groups/ahaecc−internal/@wcm/@sop/documents/downloadable/ucm_423807.pdf

在准备运动试验之前，患者必须给予知情同意。在附录C中有知情同意书的样本。在试验前，患者应该有充裕的时间去阅读知情同意书，工作人员应该询问患者对知情同意书内容或试验过程有何疑问，并提供满意的解答。

合适的急救设备维护、建立可行的应急计划和正规的操作计划（附带评论）是保证康复项目安全的前提。第12章描述了急诊情况下应重点考虑的事宜。

美国心脏协会描述了运动试验要求观察的程度。观察水平主要取决于接受试验患者的类型。对于处于较高风险的患者，如近期心肌梗死、心力衰竭、心律失常的患者，医生必须亲自观察试验。对于其他患者，可由接受正规培训并且能够提供合适的证书的卫生专业人员执行试验，在整个测试和恢复期间亲自观察患者状态。当然，观察医生必须便于随叫随到。如果不是医生，美国运动医学会（ACSM）颁发的临床经历证书可以作为提供有能力观察运动试验的证据。此外，拥有由心血管技术证书核查机构颁发的心脏影像技师证书不仅可以评价运动试验，也可以评估 Holter 和心脏起搏器。当然，也推荐修完高级心脏生命支持（ACLS）课程。康复项目的医学负责人必须负责保障运动试验室必要设备和人员的可用性，包括制定试验室规定。医生遵照已经建立的临床职责标准负责数据解释和紧急救治（包括 ACLS）。

药物

尽管诊断性运动试验服用药物，可能影响评估潜在的缺血反应，在进入康复项目之前进行功能性测试时，患者应常规服用药物。例如，在运动试验前停止服用 β 受体阻滞剂，将干扰心率训练。在理想情况下，每个患者应该在每天大约相同的时间进行功能运动试验，试验时间要与服药时间一致，如能常规运动更好。

运动试验方案和形式

在患者评估之后应该选择合适的运动试验方案和形式。限制或（和）局限性可影响个体的表现，进而影响运动试验的实用性。运动试验应该根据患者能力进行次级量或极量试验。除停止运动试验的常用指征（见"终止运动试验的指征"），次极量运动试验通常有一个预先设定的终点：峰值心率为 120 次／分，或预测最大心率的 70%，或是主观设定的代谢当量（MET）水平，如 5 个 METs，或次极量有感疲劳等级（RPE）为 13～15。次极量运动试验可用于急性心肌梗死后 4～6 天的住院患者。这种低水平的试验可以为评估患者从事日常生活或其他体力活动的能力提供足够的数据，也可作为早期动态运动治疗的基础。

症状限制性运动试验设计为直到患者出现运动试验必须终止的症状和体征才停止。症状限制性运动试验通常被用于急性心肌梗死后 14 天以上的患者。在运动试验前、过程中和试验结束后至少需要收集的生理、感觉指标在"运动试验期间措施评估的基本要求"中有描述。

终止运动试验的指征

绝对指征：

- 在没有 Q 波的导联（除了 V_1 或 aV_R），ST 段抬高（＞1.0 mm）。

- 尽管负荷量增加，但收缩压（SBP）下降＞10 mmHg（持续低于基线），伴有任何其他缺血证据。

- 中到重度心绞痛（3～4 级，"常用心绞痛及呼吸困难评定量表"对心绞痛进行描述和分级）。

- 中枢神经系统症状（如共济失调、头晕或晕厥）。

- 灌注不足症状（发绀、苍白）。

- 持续性室性心动过速。

- 心电图或收缩压监测有技术难度。

- 患者要求停止。

- 不能用束支传导阻滞解释的室性心动过速。

相对指征：

- ST段或QRS波改变，如明显的ST段位移（水平或下斜＞2 mm），或明显的电轴偏移。

- 尽管负荷量增加，但收缩压下降＞10 mmHg（持续低于基线），不伴有其他缺血证据。

- 逐渐加重的胸痛。

- 疲劳、气短、气喘、腿抽筋或严重跛行。

- 心律失常（除外持续性室性心动过速），包括频发多源性异位搏动、室性配对、室上性心动过速、心脏传导阻滞、缓慢性心律失常

经允许引自：J. Gibbons et al., 2002, ACC/AHA 2002 guideline update for exercise testing. A report of the American College of Cardiology/American Heart Association Task Force on practice guidelines (Committee on Exercise Testing) (Bethesda, MD: American College of Cardiology), 5. Available: http://my.americanheart.org/idc/groups/ahaeccinternal/@wcm/@sop/documents/downloadable/ucm_423807.pdf

运动试验期间措施评估的基本要求

测试前措施：

- 测试前至少休息5分钟。

- 签署知情同意书。

- 设备使用示范（按照指示）。

- 定义最大努力或期望的结果。

- 对等级标准进行解释（用提供的标准解释）。

- 卧位及运动时的12导联心电图。

- 卧位及运动时的血压。

- 药物评价，何时最后一次服用药物。

- 当前症状。

运动时措施：

- 每个阶段最后一分钟做12导联心电图，如果实施单级试验，则至少每3分钟做12导联心电图。

- 每个阶段最后一分钟测血压及有感疲劳程度，如果实施单级试验，则至少每3分钟测血压及有感疲劳程度。

- 其他合适的等级标准。

测试后措施：

- 静坐或平卧6分钟，或等到接近基线水平。一段时间的主动放松也应包括在6分钟的恢复时间。对于功能（非诊断性）运动试验推荐舒缓时间为1～3分钟，取决于用力程度（过度用力可以增加时间），以便使运动后下肢末梢静脉淤积的影响减到最小。
- 每分钟一次12导联心电图。
- 运动后即刻，以及间隔1～2分钟测血压，直到正常或接近基线。
- 只要运动后有症状，就每分钟评估症状等级。应观察患者直到所有的症状缓解、心电图指标达到上级医生规定的可接受范围

虽然有几套运动试验方案可用于跑步机和功率车，但最重要的是根据患者年龄、体力和疾病状况估测的个体功能来选择方案。高危患者（最近在低强度运动中有心律失常或相关症状）或者明显虚弱的患者，应该进行低强度的运动方案。有效调查问卷估算个体的运动能力也可以帮助患者选择适当的方案。美国运动医学会（ACSM）也总结了多种多样的跑步机、功率车运动试验方案。跑步机和功率车也可以采用阶梯或连续斜坡方案。阶梯方案时的功率可以从1增加到2.5 METs [1 MET=3.5 ml/（kg·min）摄氧量]，然而斜坡方案的设计变化就不那么剧烈。平板试验提供了一种更常见的生理负荷（如行走），受试者更容易达到较高的摄氧量和峰值心率。对于有关节病变或特殊情况不能行走或负重的患者，功率车试验更可取。Bruce方案（表6-1）、改良后的Bruce方案和Naughton方案是使用频率最高的平板运动试验方案。斜坡方案的设计中，斜坡长度控制在患者1分钟内能爬完的长度，并让患者在8～12分钟内达到运动峰值。因此，斜坡方案必须是个性化的（表6-2）。

表6-1 平板试验的Bruce方案

阶段	时间	速度（mile/h）	坡度（%）	METs
静息	00.00	0.0	0.0	1.0
改良的 Bruce方案	3.00	1.7	0.0	2.2
	3.00	1.7	5.0	3.4
1	3.00	1.7	10.0	4.6
2	3.00	2.5	12.0	7.0
3	3.00	3.4	14.0	10.1
4	3.00	4.2	16.0	12.9
5	3.00	5.0	18.0	15.1
6	3.00	5.5	20.0	16.9
7	3.00	6.0	22.0	19.2

功率车比平板小、轻，而且便宜。因为功率车对上臂和胸廓的运动要求较少，所以比较容易获得合格的心电图记录和血压测量结果。许多患者也许对固定的功率车运动不熟悉，作为一项测试工具，它的成功很大程度上依赖于患者的主动配合。因此，测试也许在患者达到真正的心肺终点之前就结束了。但不像平板测试那样患者在没有支持下行走，功率车方案因有座位支持体重，而不受体重影响。如表6-2所列，MET水平随着患者体重的变化而变化，能量需求（摄氧量）的非负重活动和体重成反比，也就是说，在相同运动量的情况

下,体重越重,摄氧量越少。

以下建议为功率车方案选择提供帮助:

● 选择一个符合患者体能水平的方案。

● 使用机械刹车功率车时,保持每分钟转速恒定,如每分钟50转。

● 经过1～2分钟无负荷热身后,对于虚弱或体重低于150 lb(68 kg)的患者,负荷增量为25 W(150 kg·m)或者更小的。对于更健康或体重较重的患者,增量为50 W(300 kg·m)。

● 试验过程至少持续2分钟,负荷增量最多25W作为临床判断指标。

● 当使用斜坡方案时,应用电子制动功率车成为首选,因为它们通常允许阶段<1分钟的增量负载编程。类似跑步机斜坡方案,个性化的功率车斜坡方案通过个人运动检测试验来建立各种体能水平。

一旦选定了合适的测试设备和方案之后,症状限制性运动试验的运动过程应该持续8～12分钟。低水平斜坡或每阶段增加1 MET的方案,适合于运动耐力低于7 METs的高危患者;每阶段增加2 METs适合于中危患者,其运动耐量≥7 METs。

当调整斜坡等级时,同样也应该考虑这些情况。每个阶段少量的增加MET需求能够更接近心肌缺血或心绞痛阈值的界限,从而估计出与负荷等级相关的更精确的摄氧量。就这点来说,广泛使用的Bruce平板试验方案(每阶段2～3 METs)不够有效。

在平板运动试验期间,鼓励患者自然行走。因为用力握扶手可刺激血压反应,减少每次增加的负荷对氧的需求量(METs),导致对运动耐量的高估,也导致心率、血压负荷量对应关系的不准确,所以只有当必要时才利用扶手保持平衡。指导患者将一只手或两只手的一个或两个手指轻轻地放在扶手上休息,通常很快会适应。如果仪器被定期校正,出于评价功能的目的,通过跑步机(平板)和功率车负荷试验可以合理估计出运动耐力。当需要精确测定耗氧量时,如对心脏移植患者进行评估时,通过对呼出气体进行分析是首选。

症状评定量表

运动前,患者应熟悉症状评定量表。有感疲劳、心绞痛分级、呼吸困难、间歇性

表6-2　功率车运动评价中代谢当量(MET)负荷的近似值

体重		运动等级(kg·m·min^{-1}/W)						
kg	lb	300/50 METs	450/75	600/100	750/125	900/150	1 050/175	1 200/200
50	110	5.1	6.6	8.2	9.7	11.3	12.8	14.3
60	132	4.6	5.9	7.1	8.4	9.7	11.0	12.3
70	154	4.2	5.3	6.4	7.5	8.6	9.7	10.8
80	176	3.9	4.9	5.9	6.8	7.8	8.8	9.7
90	198	3.7	4.6	5.4	6.3	7.1	8.0	8.9
100	220	3.5	4.3	5.1	5.9	6.6	7.4	8.2

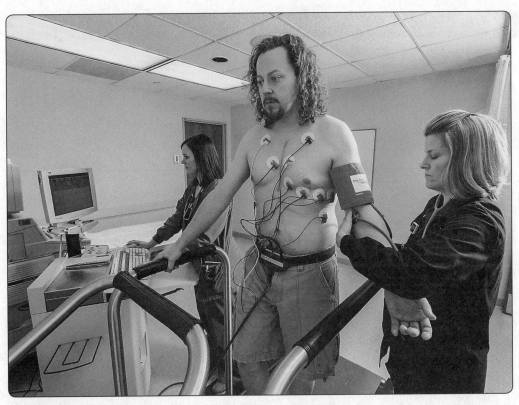

执行测试时,密切监视心率和血压。

常用心绞痛及呼吸困难评定量表

5级心绞痛量表

- 0　无心绞痛
- 1　轻,几乎注意不到
- 2　中度,令人不安
- 3　严重,很不舒服
- 4　最痛(以前经历过)

5级呼吸困难量表

- 0　没有呼吸困难
- 1　轻微,可感觉到
- 2　轻微,有些困难
- 3　中度困难,但可继续
- 4　重度困难,不能继续

10级心绞痛/呼吸困难量表

- 0　没有
- 0.5　非常非常轻
- 1　非常轻
- 2　轻
- 3　中度
- 4　稍严重
- 5　严重
- 6
- 7　非常严重
- 8
- 9
- 10　非常非常严重

间歇性跛行评分量表

0　无跛行疼痛

1　初始，最小的疼痛

2　中度，烦躁痛

3　强烈疼痛

4　最痛，不能继续

跛行见"常用心绞痛及呼吸困难评定量表"和"间歇性跛行评分量表"。

心肺运动试验

在心肺运动试验（CPX）中，肺气体交换分析对于评估心血管病患者是有用的辅助手段。气体交换测量主要包括摄氧量（VO_2）、二氧化碳排出量（VCO_2）、每分钟通气量和通气无氧阈值。运动峰值时的摄氧量被认为是有氧运动耐量和心肺功能的标准参考。CPX在技术和临床方面的应用在其他相关书籍中进行了详细的讨论。这种测试适用于：

● 对选定的心力衰竭患者进行运动能力评估，帮助估计预后和评估心脏移植的需求。

● 在病因不明时，帮助区分运动诱发的呼吸困难或运动耐量受损的原因是源于心脏还是肺受限。

● 评估患者对特殊治疗干预的反应，在这些治疗措施中改善运动耐量是一个重要目标或终点。

● 通过确定无氧阈值更精确地测量运动训练强度。

不同年龄段健康成年人最大摄氧量的正常值是可获得的，可作为对个体运动能力评估的参考。在伴或不伴有心脏病的患者中，为保持或促进健康，可通过直接测量峰值耗氧量而确定运动训练的强度。当对运动量的心率反应不能作为运动强度的可靠指标时，这种方法最为有用（如对房颤患者）。

现代运动测试系统简化了CPX技术。然而，这些系统要达到最佳状态需要细致的维护和校正。参与测试管理和结果阐释的工作人员必须经过培训，熟练掌握这些技术。最后，测试需要更多的时间及患者的配合。

诊断应用

为了诊断和治疗心肌缺血，运动试验是重要的检测手段。运动耐量、心率、血压和运动心电图异常是重要的检测结果。心源性事件多发于运动耐量低及运动诱发低血压的患者，不良预后的患者表现为心率恢复不正常（在恢复的第一分钟，心率下降<12次/分），未达到最大预测心率的85%，频发的室性心律失常（成对室性异位搏动或室性心动过速）。

试验结果阳性的心电图：最常用和实用的为ST段水平或下斜型压低≥1 mm，并在QRS波群结束后至少持续60～80毫秒。

心电图负荷试验分析结果必须结合临床信息，如患者的心脏病史、有无症状。很显然，对于明确患有心血管病的患者（既往心肌梗死或冠状动脉造影证实有明显的冠状动脉狭窄），运动试验对诊断而言是没有用的，但对诱导心绞痛、疾病治疗和预后评估有帮助。对于诊断可疑的患者，症状描述非常有帮助。典型的心绞痛被定义为胸骨后不适（也可以开始于或放射到上臂或下颌），劳累或情绪紧张可诱发，休息和服用硝酸甘油可缓解。典型或明确的心绞痛验前概率很高，尤其在 50 岁以上男性和 60 岁以上女性，以至于运动试验的结果不能明显改变这一概率。不典型心绞痛被定义为胸部不适但缺少前面提到的特点之一。它的不适可能包括胸部、手臂或下颌，以及其他症状，如呼吸急促，所有这些都会使诊断复杂化。不典型心绞痛症状通常预示冠状动脉病有中度发生的可能性，尤其在 30 岁以上的男性和超过 50 岁的女性。

敏感性是有病的患者（至少有一个主要的冠状动脉病变 ≤ 50%）中运动试验异常者所占的比例。特异性指的是没有疾病的患者中运动试验正常者所占的比例。运动心电图的敏感性和特异性均为 70%。然而，被评估患者的亚组情况可影响敏感性和特异性的水平。结果异常的运动试验的阳性预测值是运动试验异常者中患病者所占的比例，而运动试验正常的阴性预测值是运动试验正常者中没有疾病者所占的比例。运动试验的阴性和阳性预测值依赖于被测试人群疾病的患病率，了解这一点非常重要。因此，考虑到更恰当地解释试验结果，应对疾病的验前概率进行评估。例如：对于一个 60 岁男性心绞痛患者，试验结果异常更可能是真阳性（高阳性预测值）；而对于一个 25 岁女性伴有不典型症状，更有可能是假阳性（低阳性预测值）。

还有其他几个因素影响试验结果的解释。如果没有发现异常，运动试验时未能达到最大预测心率的 85% 可限制对验后概率的估计。因为患者未达到负荷的诊断水平，而敏感性却需要据此估计。左束支传导阻滞、左心室肥厚伴复极异常、静息 ST 段下降（≥ 1 mm）和使用地高辛等都会干扰运动心电图的解释。在这类患者中，运动试验结合核素显像或超声成像为 CAD 诊断提供更高的敏感度和特异度。对于重度虚弱、不能进行运动试验的患者，可采取药物试验评估心肌缺血。很不幸，因为血流动力学和心肌缺血反应不是直接与运动成效相关的，故在运动处方中药物试验的资料意义不大。在本节后面将讨论这些试验。

运动试验的影像形式

当确定心肌缺血的程度和分布、排除或肯定阳性或阴性运动心电图为重要目的，而潜在的心电图改变又没有诊断意义，那么有必要采用心脏成像形式。运动前后心脏超声心动图检查可诊断和定位心肌缺血的程度。动、静态心脏灌注扫描需要使用放射性药物。

1. 运动超声心动图

超声心动图结合运动心电图有望增加负荷试验的敏感性和特异性，以及确定心肌缺血风险的程度。需将静息超声心动图成像与功率车或平板试验后即刻获得的影像进行比较。影像必须在运动后 1～2 分钟获得，因为超过这个时间点室壁运动异常开始转为正常。

心肌收缩通常随运动而增强，而缺血却可引起受累部分运动功能减退、运动不能、运动障碍。因此，当运动时原先室壁运动正常的区域出现异常或原有异常加重，可考虑为运动试验阳性。运动超声心动图用来诊断心血管病的平均敏感性为86%、特异性为81%、整体精度为85%。运动超声心动图试验正常的患者将来发生心血管事件包括心肌梗死、血管重建或心源性死亡的风险较低。在诊断CAD方面，对运动试验假阳性发生率增加的患者，运动超声心动图却显示出较高的准确性（如女性）。

2. 运动核素成像

核素成像运动试验也需要心电图监测。有几种不同的成像方案，如单纯使用锝（Tc）-99 m或氯亚铊-201。运动结束前约1分钟注射即可获得影像。将静息成像与运动成像进行比较，以确定心肌缺血的区域。运动时可见灌注缺损而静息时却没有提示缺血。运动时可见灌注缺陷，静息时仍存在提示曾有心肌梗死或瘢痕。使用这种方式，可以确定心肌缺血的程度和分布。运动核素单光子发射计算机断层扫描（SPECT）成像术，检测CAD（冠状动脉狭窄 ≥ 50%）的敏感性为87%、特异性为73%。

3. 药物负荷试验

由于活动受限、外周动脉疾病、骨科疾病、神经系统疾病和伴随疾病等不能进行运动负荷试验的患者可以从药物负荷试验中受益。最常用的是多巴酚丁胺负荷超声心动图（DSE）和潘生丁、腺苷或瑞加德松核素闪烁扫描成像试验。这些试验的适应证包括：诊断冠心病、血管重建前确定心肌存活、心肌梗死后或慢性心绞痛的预后评价、术前心脏风险评估等。测试结果对开具运动处方无意义，药物试验对应运动过程中缺血阈值时的心率和血压反应没有直接可比性。然而，药物研究可提供关于心室功能和有可能出现的心肌缺血程度，因此在确定危险分层的水平方面是有用的，特别是它与运动项目相关。

多巴酚丁胺是人工合成的儿茶酚胺，主要作用是 β 受体激动剂，但也有一些 β_2 和 α_1 受体的激动效应。小剂量时，通过增加心脏收缩力和心率增加心输出量。大剂量时，主要是增加心率。患者心率对多巴酚丁胺的反应不充分时也可给予额外的阿托品静脉注射以进一步刺激心率反应。心脏工作增加，心肌耗氧量随之增加。如果冠状动脉存在明显狭窄，将会表现出氧供需不匹配，结果导致缺血和室壁运动异常。

潘生丁、腺苷和瑞加德松对于正常心外膜下冠状动脉可引起最大程度的舒张，但在狭窄段却不会这样。其结果是，发生冠状动脉窃血现象，即正常的动脉血流相对增加，而狭窄的动脉血流相对减少。静息状态下的核灌注成像与冠状动脉血管舒张后获得的成像进行比较。这类测试类似于运动核扫描。

评估体力活动状态的替代方法

除症状限制性运动试验外，还有几种评估体力活动状态的方法：保护次极量评估、6分钟步行试验、通过医患面谈和问卷调查估计运动耐量、可控制的工作模拟等。

1. 6分钟步行试验

当不能采用标准跑步机或功率车试验时，6分钟步行试验（6 MWT）可作为替代措施对患者的运动耐力进行测试。它不是测定心肌缺血的客观指标，但可通过系列评估运动训练前后运动能力的变化。6 分钟步行试验评估方案见附录 D。

2. 医患面谈和问卷调查

尽管医患面谈和问卷调查不是运动试验的替代方法，但临床人员通过 MET 活动量表和询问患者有关引发他们疲劳或症状的活动量粗略估计运动耐力。此外，一些体力活动调查已被用于量化活动量。Duke 活动状况指数、特殊运动量表就是此类量表的范例。

3. 控制工作模拟

来源于运动试验的资料可与备用的 MET 活动表比较，以便为制定假期和非假期安全活动建议提供帮助。然而，机械效率、特殊工作任务需求、环境和心理应激均能持续地改变实验室测量的反应结果。心脏康复项目中不常用到的一种方法就是对体能工作进行可控制的实验室模拟，此方法能帮助医生和雇主确定患者是否能够安全重返工作岗位。

总　结

在参加门诊心脏康复和二级预防项目之前对患者的医学状况和运动试验进行详细评估，对于明确运动参与的限度、描述患者心血管病进展的危险因素谱、促进患者和工作人员目标的进展是必不可少的。识别完成这些目标的合适方法、明白体力活动状态评估的多种选择是二级预防项目成功的关键。

第7章

门诊心脏康复和二级预防

对冠心病（CHD）的药物治疗、介入及生活方式干预的有效性研究在持续不断地增加。全面的健康行为改变对冠心病的有效管理和预防的重要性被逐步验证，同时它也是慢性疾病管理的重要组成部分。门诊心脏康复/二级预防（CR/SP）项目框架必须考虑并解决病情的进展情况和复发风险。至关重要的是，不仅要扩大符合条件的患者参与数量，还要使用大量项目设计技术来实施和传递创新型二级预防模式。整合日益增加的关于动脉粥样硬化病因和进展的基础知识，以及CR/SP中一级和二级预防健康行为的有效性，必能对患者的治疗效果产生积极的影响。

内容

本章重点介绍：

- 评估和管理促使心血管疾病（CVD）发展的危险因素。
- 在运动和适度的观察期间对事件的风险分层。
- 执行二级预防方案。

一级和二级预防作为流行病学和试验调查学科已有几十年了，许多杰出组织包括美国心肺康复协会（AACVPR）、美国心脏病学会（ACC）和美国心脏协会（AHA）发布了一级和二级预防的临床实践指南（表7-1）。这些指南为CR/SP治疗模式的实用性和有效性奠定基础，同时为冠心病二级预防提供了多方面的规划指导。二级预防的合理、可行、有效性已得到公认。应用优化干预指标以此改变冠心病危险因素的积极治疗方案，已成为冠心病患者CR/SP治疗的基础。全面的二级预防需要广泛的评估、使用多种治疗方法及加强随访。对患者、医生和保险机构进行结果跟踪和报告，这对后续理赔及项目的成功实施都至关重要。

表7-1　一级和二级预防的临床实践指南

吸烟及使用烟草产品的公告	
美国公共卫生部	2007 美国公共卫生部报告：二手烟对儿童健康的影响 美国公共卫生部官方网站：www.surgeongeneral.gov/library/smokeexposure/index.html.
	2006 美国公共卫生部报告：二手烟对健康的影响 美国公共卫生部官方网站：www.surgeongeneral.gov/library/secondhandsmoke/index.html.
	2004 美国公共卫生部报告：吸烟对健康的影响 美国公共卫生部官方网站：www.cdc.gov/tobacco/data_statistics/sgr/2004/index.htm.
	2001 美国公共卫生部报告：吸烟和女性 美国公共卫生部官方网站：www.surgeongeneral.gov/library/womenandtobacco/index.html.
	2000 美国公共卫生部报告：减少烟草消费 美国公共卫生部官方网站：www.surgeongeneral.gov/library/tobacco_use/index.html.
	2010 吸烟导致疾病的生物与行为依据：吸烟如何导致疾病 美国公共卫生部官方网站：www.surgeongeneral.gov/library/tobaccosmoke/report/index.html
美国心脏协会/美国心脏病学会公告	2004 空气污染与心血管疾病 美国心脏协会网站：http://circ.ahajournals.org/cgi/content/full/109/21/2655.
	2010 无烟烟草产品对心血管疾病的影响

（续表）

吸烟及使用烟草产品的公告	
美国心脏协会/美国心脏病学会公告	美国心脏协会网站：http://circ.ahajournals.org/cgi/reprint/CIR.0b013e3181f432c3v1
美国肺脏协会	2009 帮助吸烟者戒烟 美国肺病协会网站：www.lungusa.org/assets/documents/publications/other-reports/smoking-cessation-report-2009.pdf
血脂异常及营养状况公告	
欧洲心脏病学会/欧洲动脉粥样硬化学会	2011 ESC/EAS血脂异常管理指南 Eur Heart J.2011; 32: 1769–1818. http://eurheartj.oxfordjournals.org/content/early/2011/06/27/eurheartj.ehr158. full.pdf+html
美国农业部	2010 美国饮食指南：2010 USDA 网站：www.health.gov/dietaryguidelines/dga2010/DietaryGuidelines2010.pdf
美国心脏协会	2010 美国心脏协会声明：通过饮食和运动干预心血管疾病危险因素 美国心脏协会网站：http://circ.ahajournals.org/cgi/reprint/CIR.0b013e3181e8edf1. 2009 美国心脏协会声明：饮食中糖分与心血管健康 美国心脏协会网站：http://circ.ahajournals.org/cgi/reprint/CIRCULATIONAHA.109.192627. 2009 美国心脏协会（营养、体力活动、代谢委员会，心血管护理委员会，流行病和预防委员会）：ω-6脂肪酸与心血管疾病风险 美国心脏协会网站：http://circ.ahajournals.org/cgi/reprint/CIRCULATIONAHA.108.191627. 2006 美国心脏协会反式脂肪酸会议2006报告：认识减少美国饮食中反式脂肪酸的复杂度 美国心脏协会网站：http://circ.ahajournals.org/cgi/reprint/CIRCULATIONAHA.106.181947. 2005 协作管理异常血脂 美国心脏协会网站：http://circ.ahajournals.org/cgi/content/full/112/20/3184. 2004 最近临床试验对美国胆固醇教育计划成人治疗小组第三版指南的影响 美国心脏协会网站：http://circ.ahajournals.org/cgi/content/full/110/2/227.

（续表）

血脂异常及营养状况公告	
美国心脏协会	2004 美国心脏协会：抗氧化维生素补充剂与心血管疾病 美国心脏协会网站：http://circ.ahajournals.org/cgi/content/full/110/5/637. 2002 美国胆固醇教育计划（NCEP）专家组关于检测、评估和治疗高血脂的成人报告 美国心脏协会网站：http://circ.ahajournals.org/cgi/content/full/106/25/3143
美国医学研究所	2002 能量、碳水化合物、纤维、脂肪、脂肪酸、胆固醇、蛋白质和氨基酸的膳食摄入量 医学研究所网站：http://books.nap.edu/openbook.php?record_id=10490
世界癌症研究基金会和美国癌症研究所	2007 全球视角：食物、营养、体力活动和癌症预防 世界癌症研究基金会和美国癌症研究所网站：www.dietandcancerreport.org
美国饮食协会	2007 膳食脂肪酸——美国饮食协会与加拿大营养师的意见 美国饮食协会网站：www.eatright.org/About/Content.aspx?id=8353. 2008 膳食纤维对健康的影响 美国饮食协会网站：www.eatright.org/About/Content.aspx?id=8355
高血压公告	
美国运动医学会（ACSM）	2004 运动与高血压 ACSM网站：http://journals.lww.com/acsm-msse/Fulltext/2004/03000/Exercise_and_Hypertension.25. aspx
美国高血压教育项目	2003 联合委员会关于高血压的预防、检测、评估和治疗的第七次报告 http://www.nhlbi.nih.gov/guidelines/hypertension
糖尿病公告	
美国运动医学会与美国糖尿病协会	2011 美国运动医学会与美国糖尿病协会联合声明：运动与2型糖尿病 ACSM网站：http://journals.lww.com/acsm-msse/Fulltext/2010/12000/Exercise_and_Type_2_Diabetes_American_College_of.18. aspx. 临床实践专家建议和糖尿病治疗 糖尿病治疗网站：http://care.diabetesjournals.org
体力活动公告	
美国运动医学会	2009 老年人运动和体力活动 ACSM网站：http://journals.lww.com/acsm-msse/Fulltext/2009/07000/Exercise_and_Physical_Activity_for_Older_Adults.20. aspx

（续表）

体力活动公告	
疾病防控中心	2008 美国人体力活动指南 疾病控制和预防中心网站：www.health.gov/PAGuidelines/pdf/paguide.pdf
美国心脏协会	2007 2007年更新版：健康者与心血管病患者的抗阻运动 Williams MA, Haskell WL, Ades PA, et al. *Circulation*.2007; 116: 572–584. 2007 美国运动医学会和美国心脏协会针对成年人的最新推荐：体力活动与公共健康 Haskell WL, Lee IM, Pate RR, et al. *Circulation*. 2007; 116: 1081–1093. 2006 体力活动干预研究 美国心脏协会公告：我们已了解的和我们更需要知道的 Marcus BH, Williams DM, Dubbert PM, et al. *Circulation*.2006;114: 2739–2752. 2006 体力活动与公共健康 美国运动医学会和美国心脏协会针对成年人的最新推荐 Haskell WL, Lee IM, Pate RR, et al. *Circulation*. 2007; 116: 1081–1093. 2006 美国心脏协会公告：体力活动干预研究 Marcus BH, Williams DM, Dubbert PM, et al. *Circulation*. 2006;114: 2739–2752
身体组成及减重公告	
美国运动医学会	2009 适当的体力活动进行减重及防止反弹的干预策略 ACSM 网 站：http://journals.lww.com/acsm-msse/Fulltext/2009/02000/Appropriate_Physical_Activity_Intervention.26. aspx
美国饮食协会	2009 体重管理 膳食纤维对美国饮食健康的影响 http://andevidencelibrary.com/files/Docs/WM%20Position%20Paper.pdf

提供预防和康复服务的个案管理模式，是CR/SP项目中有效的二级预防方法。在开始的急诊阶段和随后的门诊阶段将CR/SP纳入临床路径对于全面治疗患者是必要的。

医疗保健范围内的二级预防工作仍然是有限的，但它具备了加速医疗改革进展的潜力。一些报告表明，CVD事件后主要危险因素盛行，其次是处方药物和生活方式的改变依从性很差。早期研究发现,符合条件的患者中11%～37%被转诊到门诊CR/SP,之后CR/SP的实际推广成效并不大。尽管证据表明,门诊CR/SP减少了病死率和发病率(21%～34%)。最近的研究表明,符合条件的患者仅有14%～31%转诊到了CR/SP项目。因此,尽管CR/SP具备安全性和有效性,医学界积极推行此疗法,同时此疗法所建议的生活方式干预得到了普遍共识,但二级预防没有得到广泛而有效的应用。因此,今后的工作应聚焦于如何提高正规诊断的CHD患者的转诊率上。据报道,具体策略可以增加转诊率。下面的这些报告公布,AACVPR/ACCF/AHA最新声明的绩效考核包括了具体的转诊指南。

二级预防的构成

AACVPR/ACCF/AHA声明中的绩效考核、核心组成部分和二级预防指南为细化CR/SP构成提供了标准。冠心病所有相关危险因素的评估和管理,以及健康行为方式,在这两个文件中均有体现。欧洲心脏病学会的"心血管疾病预防指南"提供了其他冠心病预防策略。国家机构颁布这些指南和后续说明可以指导如何构建和发展CR/SP项目,可能对维护和更新项目设计与相关文献发展有益。

CR/SP的核心部分应是以减少心血管疾病的发病率和病死率,改善生理和心理功能,提高生活质量作为首要目标。这可以通过改变与健康相关的习惯,如导致病情恶化的吸烟行为、血脂异常、营养、运动、压力、心理健康,以及代谢障碍如糖尿病、代谢综合征和肥胖症来完成。优化管理这些生活方式和稳定代谢紊乱会让病情稳定,同时减缓动脉粥样硬化。经验证,优化生活方式这种干预手段比常规治疗在防止动脉粥样硬化和病情复发上更为有效。因此,应在进行门诊CR/SP治疗的早期阶段重视积极的健康行为改变和辅助药物治疗(详见指南7-1)。

指南 7-1　心脏康复和二级预防的构成

- 评价所有患者心血管疾病危险因素的现状和可以改变的程度,包括吸烟、缺乏体力活动和久坐、肥胖、饮食、心理障碍(包括抑郁)、运动能力、高血压、血脂异常、糖耐量受损和糖尿病。

- 根据病史、生理和心理状态,多数患者应在医院期间开始进行积极的二级预防,并在出院后坚持。

- 应在住院期间按照指南的标准开始进行预防性药物治疗。

- 依照医疗保险和医疗补助服务中心的最低要求,结果评估必须包含关于运动能力的客观临床指标和努力及行为的自我报告。

- 应向所有符合条件的患者提供自动转诊以增加转诊率。患者从住院转诊到门诊CR/SP是转诊进入门诊CR/SP的关键点。早期的门诊CR/SP应在出院后的1～3周内开始。大多数患者,包括那些简单的经皮冠状动脉腔内成形术后患者,应在出院1周内开始门诊CR/SP治疗。AACVPR绩效评估文档对这些行为的评估、干预和预后做出了规定。

理想的二级预防需要有医疗专业小组与医生密切合作,协助并指导患者进行安全有效的治疗。

AACVPR/AHA 声明中对 CR/SP 专业人员的核心职责做出了规定。至关重要的是,二级预防项目培养了初级保健师和专业医生的密切伙伴关系,并让专科医生最大限度地提升了接收 CR/SP 治疗患者的医疗管理水平。

疾病管理和指导

通常的护理治疗方法作用于健康行为的改变,好比一个知识渊博的"专家"提出的符合国家标准的做法并不能有效促进健康行为的改变。疾病管理是一种提供特定危险因素干预策略的疾病综合管理流程。患者是流程的中心,扮演重要的角色,特别是在达成一致的能降低危险短期和长期的目标设定中。治疗方法应与初级保健和专业医生及其他选定的健康治疗专业人员根据需要进行协调。疾病管理技术主要有以下三个步骤,这种团队方法在门诊 CR/SP 项目中特别有效:

（1）评估所有危险因素,以了解疾病进展、心血管事件复发情况,并指导患者如何建立积极健康的生活方式来减少和改变危险因素。

（2）患者和医生建立和谐关系,通过与患者面对面的交流,以及其他方法,如电子邮件和其他合适的提醒技术。

（3）持续随访,评估进展情况并重新设定适宜的目标。

最后,持续支持健康行为改变是避免失误及促进成功改变的至关重要的部分。这种模式允许采用个性化的治疗方式,并

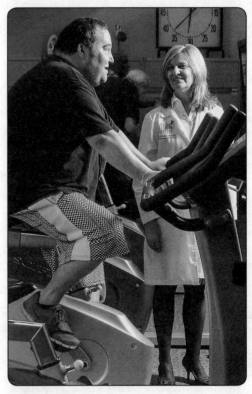

与患者保持联系,如在运动中进行一对一讨论,心脏康复人员对患者的行为改变提供必要支持。

使患者充分理解和同意各项危险因素算法。

现代 CR/SP 为必要的行为成功转变提供切实的患者支持。通过与患者建立持久联系,CR/SP 项目人员可以获得反馈信息并能积极强化患者的健康行为变化。联系形式多种多样,包括在运动和教育会议中进行一对一讨论,使用电话、电子邮件、信件或其他书面信函形式,或拜访进行后续辅导和测试。

与疾病进展相关的危险因素的评估和管理

易损斑块的发展和新发斑块取决于炎症因子和其他动脉粥样硬化危险因素。因

此,行为改变后的持续跟踪和心血管危险因素管理是让CR/SP对患者产生积极治疗效果的最重要领域之一。

在进入和退出CR/SP项目时都应进行危险因素评估(参见指南7-2)。另外,对参与项目的患者进行危险因素再评估,可以让患者及医生了解到采用行为改变的方式对于改善患者结果是至关重要的。这种强化也许是CR/SP专业人员可以使用的最有效的工具。CR/SP专业人员应优先考虑和实施所有评估所必需的变量,包括绩效评估相关文件中的数据。

多重危险因素的存在增加了复发或新的心血管事件的风险。此外,危险因素如高低密度脂蛋白(LDL)水平、高三酰甘油和糖代谢受损(胰岛素抵抗或糖尿病)的特定组合,都与显著增加冠心病患者的风险相关联。进入SP项目的筛查和评估要求可参考指南7-2。

冠心病进展的危险性评估有助于确定CR/SP项目的时长和强度,以及危险因素干预的优先次序。初步评估后,准备协助建立"患者为中心"的目标并在接下来建立全面的SP项目中实现自我效能(关于健康行为改变的基本原则,详见第3章)。在CR/SP专业人员(指导人员)的协助下一起建立个性化的短期和长期目标是促进积极健康行为改变的最有效途径之一。制定书面形式目标或以合同的形式,是促进健康行为改变的一个有效方法。表7-2为心血管疾病患者列出了最佳二级预防的治疗目标和推荐的生活方式干预手段。

指南 7-2　筛查和评估*

在进入和退出项目时,所有患者都应进行筛查和评估,内容如下:

- 现病史——内科或外科记录(或两者),包括并发症、合并症及其他相关病史。

- 体格检查——心肺系统和肌肉骨骼的评估,尤其是上肢、下肢和腰背部。

- 静息12导联心电图。

- 目前服用的药物,包括服用的剂量和频率。

- 心血管疾病风险情况,包括以下内容:
  - 年龄和性别,女性评价月经史。
  - 烟草使用。
  - 高血压史和控制水平。
  - 血脂异常病史及控制的水平包括血脂(总胆固醇、低密度脂蛋白、高密度脂蛋白、三酰甘油);心血管事件6~8周前后的脂质情况;膳食结构,特别是营养素含量,包括膳食脂肪、饱和脂肪、胆固醇和热量摄入。

  - 体型分析(体重;身高;体重指数;腰围,首选腰臀比;相对身体脂肪厚度)。

  - 空腹血糖或糖化血红蛋白和糖尿病史。

  - 体力活动状况,包括运动能力(入门运动试验首选)、闲暇时间的体力活动、每天坐或久坐时的身体活动状况。

  - 心理疾病史,包括抑郁症证据、愤怒和敌意的水平、家族史。

  - 其他调查问卷的鉴定数据。

*详见第6章关于评估的完整讨论内容。

表7-2　关于动脉粥样硬化性疾病和改善危险因素的二级预防实践标准和声明

危险因素	治 疗 目 标	操作标准或指南
吸烟	完全停止	1. 美国公共卫生部报告：2010，2007 2. AHA/ACC声明：2010，2004 3. 美国肺脏协会：2009
血脂异常	LDL-C＜100 mg/dl 或 LDL＜70 mg/dl（AHA，2004） 如果三酰甘油＞200 mg/dl，则非高密度脂蛋白胆固醇应该＜130 mg/dl	1. EAS 指南：2011 2. ADA：2010 3. AHA：2010，2009 4. WCRR，AICR：2007 5. USDA：2002 6. IOM：2002
高血压	正常：＜120 mmHg/＜80 mmHg 风险呈线性增加： ● SBP＞115 mmHg ● DBP＞75 mmHg	1. ACSM：2007 2. JNC7：2003
缺乏体力活动	● 成年人应该每星期做至少150分钟（2小时30分钟）的中等强度运动；或每星期75分钟（1小时15分钟）运动，其中包含至少10分钟的高强度有氧运动。 ● 为获取更多、更广泛的健康益处，成人应每星期将中等强度有氧运动增加到300分钟（5小时），或高强度有氧运动150分钟。 ● 成人也应该做中等或高强度抗阻运动，并且所有主要肌肉群活动每周保证2天或以上。 ● 所有的成年人都应避免体力活动不足。 ● 所有的成年人应避免久坐	1. ACSM：2009 2. CDC：2008 3. AHA：2007
超重和肥胖	**体质指数（BMI）** ● 正常：18.5～24.9 ● 超重：≥25.0～29.9 ● 肥胖：≥30.0 **腰围** ● 男性：＜101 cm（40 in） ● 女性：＜89 cm（35 in） **腰臀比（WHR）** 男性 ● 低危：≤0.95 ● 中危：≥0.96～1.0 ● 高危：≥1.0 女性 ● 低危：≤0.80 ● 中危：≥0.81～0.85 ● 高危：＞0.85	1. ACSM：2009 2. ADA：2009

（续表）

危险因素	治 疗 目 标	操作标准或指南
糖尿病和胰岛素抵抗	**风险增加的分类（糖尿病前期）** ● 空腹血糖受损：100～125 mg/dl ● 糖耐量受损：140～199 mg/dl ● 糖化血红蛋白：5.7%～6.4% **2型糖尿病的诊断标准** ● 糖化血红蛋白：≥6.5% ● 空腹血糖：≥126 mg/dl（7.0 mmol/L） ● 2小时血葡萄糖：≥200 mg/dl（11.1 mmol/L）口服葡萄糖耐量试验中	1. ADA：2011 2. ACSM：2010
二级预防指南		1. AHA/ACC：2011，2010 2. EACVRP：2010

注：AHA—美国心脏协会；ACC—美国心脏病学会；EAS—欧洲动脉硬化学会；WCRF—世界癌症研究基金会；AICR—美国癌症研究所；USDA—美国农业部；IOM—医学研究所；ADA—美国糖尿病协会；JNC7—联合委员会关于高血压的预防、检测、评估和治疗的第七次报告；ACSM—美国运动医学会；CDC—疾病控制和预防中心；EACVRP—欧洲心血管预防和康复协会。

危险因素干预指南

如列举的，表7-2中所列出的危险因素都可进行适当干预。改善冠心病危险因素已被证明能有效减少CVD事件和CAD进展的风险。表7-1提供作为操作标准的指南、操作标准及科学声明，都为改善危险因素的疗效提供了重要的理论依据和支持。

运动事件的危险分层

如刚刚提到的，多重危险因素的存在增加了疾病的进展风险，也增加了CVD事件的风险，所以需谨慎地评估疾病的进展风险和CVD事件风险。"运动期间发生事件的危险分层"为每个之前提到的危险因素提供了风险水平的相关信息。"最佳"应考虑患者的预后目标，但在设定患者目标时再考虑目前的临床状况和所需的行为

变化程度。研究表明，患者设置（自设）的目标和目标所有权都与期望的预后显著相关。

二级预防中运动项目的目的是通过可接受的低风险活动使患者在生理、症状、心理和职场等方面全面获益。运动期间安全的关键要素是根据训练中发生急性心血管并发症的危险对患者进行分层（指南7-3）。运动和活动期间的事件危险分层标准还没完全确立，或相关总体病死率还存在差异。目前还不太清楚运动相关事件风险是否与运动有关，还是与涉及每个患者临床状态的整体发病率和病死率的风险相关。尽管有这些潜在的局限性，但是对患者运动期间进行事件危险分层可以作为一种临床工具，帮助每个患者确定接受合适的监督水平。

对于那些确诊为冠心病的患者，运动期间发生心血管事件的风险较低。另

外还有报道，运动期间充血性心力衰竭（CHF）患者发生事件的风险是最小的。体力活动（尤其是"不经常进行的"活动），会引发心血管事件，但在运动期间增加经常做的体力活动和更高水平的心肺功能会显著降低风险。最近研究显示，在CR/SP的早期阶段，心血管事件会更加普遍。此外已证实，项目的大小、专业监督经验的水平、心电（ECG）监测与否与事件发生率并无关联。最后，不遵循运动处方会增加死亡的风险。

通过在项目收治阶段恰当地评估，谨慎地采用运动处方（尤其是在CR/SP的早期阶段），经常和高质量地培训CR/SP专业人员的急救反应能力，以及在患者每次运动期间进行临床和症状评估，可以最大限度地减少CR/SP风险。这样做并没有降低ECG监测的潜在重要性。然而，CR/SP专业人员应该明白，监测本身并不会阻止或减少CR/SP过程中并发症的发生。

在下面的"运动期间出现心脏事件的危险分层"中提出的危险分层模式使用共同建立的模式变量，并允许分类成一个单一的风险类别。这个模式有助于识别低危、中危和高危患者。低危患者具备列出的所有特征，而高危患者具备所列特征的其中之一。两者都不适合的患者被认为是中危患者。

在接受CR/SP项目之前没有进行运动试验的患者和非诊断性运动试验的患者，可能没有使用"运动期间出现心脏事件的危险分层"进行充分分类。对此类患者的危险分层应该更加谨慎，并且在项目最初的制定运动处方阶段就应该谨慎处理。非诊断性运动试验的患者对所开具的运动处方没有作用，包含以下情况：

● 静息心电图异常，包括左束支传导阻滞、伴或不伴静息ST-T波改变的左心室肥厚、非特异性室内传导延迟、预激综合征（WPW）、室性节律。

● 正在进行洋地黄治疗的患者。

● 虽然缺血测试呈阴性，但不能达到最大预测心率的85%，以及具有明显医疗问题（并发症）限制其运动能力者。非症状限制性药物负荷测试可能对运动处方并没有作用（更详细的讨论见第6章）。

运动期间出现心脏事件的危险分层

参加运动的低危患者的特点（低危患者必须具备表中所有的特点）

● 在运动测试和恢复过程中不存在复杂的室性心律失常。

● 不存在心绞痛或其他明显症状（例如，运动测试和恢复过程中出现气短、头晕、眩晕）。

● 运动测试和恢复期间显示正常的血流动力学（例如，随着负荷的增加和在恢复期间，收缩压和心率适当地增加或减少）。

● 功能≥7代谢当量（METs）。

非运动测试发现：

● 静息射血分数≥50%。

- 没有合并症的心肌梗死（MI）或血运重建过程。
- 静息时不存在复杂的室性心律失常。
- 不存在充血性心力衰竭（CHF）。
- 不存在事件后或术后缺血症状。
- 不存在临床抑郁症。

参加运动的中危患者的特点（具备任何一个或多个特点属于中危患者）

- 存在心绞痛或其他明显症状[例如,呼吸急促、头晕,或仅在活动量最大时出现头晕（≥7 METs）]。
- 运动测试中或恢复期间出现中等水平的无症状性心肌缺血（ST段较基线下降2 mm以内）。
- 功能<5 METs。

非运动测试发现:

- 静息射血分数为40%～49%。

参加运动的高危患者的特点（具备任何一个或多个特点属于高危患者）

- 运动测试中或恢复期间出现复杂的室性心律失常。
- 出现心绞痛或其他明显症状[例如,少量活动（<5 METs）或恢复期出现偶发呼吸急促、头晕、眩晕]。
- 运动测试中或恢复期间出现明显的无症状心肌缺血（ST段较基线下降≥2 mm）。
- 运动测试中血流动力学异常（即随着负荷的增加出现变时的功能不全或收缩压无变化）,或在恢复期间出现（如严重的运动后低血压）。

非运动测试发现:

- 静息射血分数<40%。
- 有心搏骤停或猝死。
- 休息时出现复杂的心律失常。
- 合并心肌梗死或再血管化。
- 出现心力衰竭。
- 出现心肌梗死后或运动后缺血症状或体征。
- 存在临床抑郁

经允许引自: *Cardiology Clinics,* Vol.19, M.A. Williams, "Exercise testing in cardiac rehabilitation: Exercise prescription and beyond" , Copyright 2001, with permission from Elsevier.

指南 7–3　运动事件的危险分层

所有入选门诊心脏康复项目的心血管疾病（CVD）患者应根据运动期间心血管疾病事件发生的风险和动脉粥样硬化疾病进展风险进行分层。

运动期间的临床监测

在 CR/SP 项目中，有关最具安全特性的临床监测指南仍然是值得讨论的一个领域。关于临床监测的强度大小，包括必要的观察人员、观察类型、期限和心电监护的频率（连续和间歇），都应该由 CR/SP 项目负责人、工作人员和转诊医生来确定。

下面"在心脏康复/二级预防项目（CR/SPPs）减少运动期间的心血管并发症"给出各种项目方法的建议，以协助项目工作人员安全执行。急性期、出现新的或复发的心血管或其他症状，或健康状况发生变化的患者需要更高水平的临床监测。此外，当运动处方强度增加时，要加强观察处于运动过程中患者的状况。对运动之前、期间和之后的临床参数实行监测，为患者提供了进一步的保障（指南7-4）。作为临床监测的一部分，工作人员必须提供有关患者自我评估、症状报告和舒适度的详细情况报告给 CR/SP 项目人员。可通过与患者沟通，多次开展和实施针对患者健康临床状况及是否遵守运动处方的临床和症状评估，以确保运动项目的安全性和有效性。

早期门诊运动项目

在临床状况允许的情况下，早期门诊 CR/SP 可在出院后 1～3 周内开始，最长可持续长达 36 个阶段（基于临床必要性可以更长）。每个阶段一般为每周 3 天，每周频数可能为 1～5 天，甚至可能每天多次。通常在这个阶段的临床监测的力度会是最大的，甚至可能需要心电监护。下文的"心脏康复/二级预防（CR/SP）中的医生观察"列举了在临床监测措施中的医生作用。具备专业资格的工作人员，如注册护士和经过临床注册或认证的运动生理学家或专家应该以书面形式提供医生不常见或异常反应证据。在每个案例中，这样的记录都应该引起医生的注意，同时另外记录下观察情况和行动方案。

CR/SPPs减少运动期间的心血管并发症

方案策略

- 确保所有患者都经医生看过，入选方案前经过适当的评估、并定期随访。
- 确保所有患者每个运动阶段前、中、后都有评估。
- 制定针对不良事件的应急计划，并对所有工作人员进行急诊事件模拟和评判。
- 保障医生在急性和非急性事件中的作用。
- 确保现场能提供医学观察、监测和复苏设备，包括除颤器（及设备的维护）和相关药物。
- 在项目早期阶段（第一个月）强调不能超过预定的活动强度，特别是高危患者。

患者教育

- 强调患者必须警惕征兆的变化，无论在家中还是参与方案中，包括胸部不适或其他类似于心绞痛的症状、头晕或眩晕、脉搏不规则、体重增加、呼吸急促。
- 指导患者出现这些变化时给予适当反应。

- 强调患者依从坚持运动处方的重要性（即目标心率或感觉费力之前、运动负荷、用力时限和运动设备的选择）。
- 强调热身和放松的重要性。
- 提醒患者根据各种环境条件调整运动级别的重要性，如热度、湿度、寒冷程度和海拔。

运动期间

- 开始运动前评估每一个患者最近的病情变化、体重、血压、用药情况和心电图（如果有）。
- 适当应用心电监护。
- 如果必要，根据患者运动前的临床状态和对运动的反应，调整日常常规运动的强度和持续时间。
- 运动期间和运动后保持观察状态，包括定期检查淋浴房或更衣室，直到患者离开。
- 适当调整娱乐活动和减少比赛

经允许引自：*Cardiology Clinics*, Vol.19, M.A. Williams, "Exercise testing in cardiac rehabilitation: Exercise prescription and beyond", Copyright 2001, with permission from Elsevier.

指南 7-4　日常评估运动危险性的推荐方法和工具

运动前评估应该包括医务人员询问患者最近症状和体征、坚持服药情况、本人的健康感觉情况，并用下述方法进行危险鉴定：

- 运动不能耐受的症状或体征。
- 持续或间歇的心电图（ECG）监测。
  - 遥测或有线监控。
  - 应用除颤器进行快速查看。

- 周期性心电记录。
- 血压。
- 脉搏和（或）心率[通过触诊和（或）ECG监测器]。
- 自感疲劳等级。
- 运动耐量。

心脏康复/二级预防（CR/SP）中的医生观察

- **观察医生**　指给个人提供 CR/SP 方案实施过程中和强化心脏康复项目期间，医生应该随时到位进行医学会诊和处理急诊情况。
- **观察医生的准则**　观察医生必须具备以下所有条件：
  （1）擅长心脏病理生理学。
  （2）在基础生命支持或高级心脏生命支持中心受过心肺培训。
  （3）获得项目实施所在州的 CR/SP 行医执照。
- CR/SP 服务是由医生根据不同个体开具的处方并进行观察，这个方案每 30 天由医生重新提出书面治疗建议、内容综述并签字确认（咨询有关的方案参与人员）。这项计划提出诊断，服务的类型、数量、频率和期限，以及计划的目标。

- **项目负责人**　指负责或在特定站点监督 CR/SP 或强化心脏康复计划的医生。
- **CR/SP 项目负责人的准则**　负责 CR/SP 项目或强化心脏康复计划的医生即项目负责人。项目负责人与工作人员共同参与指导患者个人的方案进程，必须具备以下所有：

  （1）擅长心脏病理生理学。

  （2）在基础生命支持或高级心脏生命支持中心受过心肺培训。

  （3）获得项目实施所在州的 CR/SP 行医执照。
- **项目负责人和观察医生**不必是同一人，且大部分情况下不是同一个人

经允许引自：http://edocket.access.gpo.gov/cfr_2010/octqtr/pdf/42cfr410.49.pdf.

强化心脏康复

强化心脏康复（ICR），一种新型的门诊心脏康复模式，已被批准可以实行医保报销。美国医疗保险和医疗补助服务中心（CMS）出版的 100-03 将 ICR 定义为"一种常以更严格的方式进行的，不断完善 CR 服务的医生观察项目"。简单地说，一个 ICR 项目可以每天提供多达 6 阶段，效率是传统 CR/SP 项目的 2 倍（72 比 36）。CR/SP 项目限制在每天 2 阶段，最多 36 阶段（超过 18 周）。在每周几天方面，无论 ICR 或传统的 CR/SP 项目都没有天数限制。对 ICR 服务的额外要求证明其"有效性"，强制要求对特定结果进行评估，并认为该项目展示的结果变量中有五个显示了"显著减少"。这些被概括在以下的 CMS 声明中："ICR 项目还必须通过同行评审发表的研究证明，它完成了五个或更多从 CR 服务前到 CR 服务后患者所测试数据水平的显著下降，测试数据如下：① 低密度脂蛋白。② 甘油三酸酯。③ 身体质量指数。④ 收缩血压（BP）。⑤ 舒张压。⑥ 胆固醇、血压和糖尿病的药物治疗的需要。"值得注意的是，这些要求是描述性的综合方案。也就是说，为了提供"五个或更多个测试结果的显著减少"，一个 ICR 项目必须处理多个冠心病危险因素和健康行为。所有提供 ICR 的项目都必须通过 CMS 在国家确定程序上的核准。应用过程在 CMS 出版物里被定义并且提供联系信息。

早期门诊 CR/SP 心电监测

如前所述，ECG 监测不一定能保证有效性或安全性。在运动临床价值或二级预防服务或运动项目的持续性上，它本身不是一个有效和（或）可靠的监测手段。相反，ECG 监测是几种可行的方法和技术中的一种，可被应用在患者临床观察上。运动期间的 ECG 监测经常需要医保报销，往往与"允许"数和"最大"值密切相关。相较于最大数阶段信息，具体可用的项目退出标准信息较少。项目工作人员应确保熟悉每个患者的保险要求。理想情况下，CR/SP 项目监测时限应在个人基础上根据结

果和个体化需求来决定。对ECG监测的应用和基于运动事件风险的CR/SP时限的进一步建议可参考下面的附文部分"运动危险相关的观察监测强度推荐"。

ECG监测似乎与危险性负相关，但没有任何肯定的预测因子来帮助辨认患者有没有必要进行心电图监测。持续心电监护有利于：

● 在并发症出现之前检测到危险心律失常或其他显著心电图改变，以便进行适合的治疗。

● 监测运动处方的顺应性，特别是对心率的监测。

● 增加患者独立活动的信心。

鉴于心律失常发生的可变性，考虑到运动疗法的安全性，只能通过汇总数据来确定，使用连续与间歇心电监护来进行临床判断。ECG监测的类型和频率取决于患者的整体临床状态和对运动的反应情况。间歇性ECG监测在有应用指征时是需要的，如通过临床观察、测量或用症状学方法评价心血管状态已经发生变化。由此可知，最佳的办法是权衡患者的获益和安全性。

CR/SP 的创新

CMS，经过更新的指南和规定，开启了CR/SP项目创新的大门。ICR是创新的一条途径，但在大多数项目的实际应用上或许更复杂。ICR要求进行同行评审、公共刊物研究，这（显然）是特定针对每个希望应用ICR的项目，但可能也会是个沉重的负担。此外，执行方法在这一点上还不确定。新法规允许CR/SP，不管是传统的还是ICR，发掘每天进行多个运动阶段、每天和每周的天数都没有上限的潜力。其结果是有一个更密集的方法来实行CR/SP服务。经证明，在CR/SP项目里使用增加运动持续时间和每日热量消耗的形式，可以有效地改善多个CVD危险因素和代谢综合征的风险。

因此，CR/SP使用更加密集的方式，同时结合危险因素过程的创新（如使用教练），被证明是一个可以改善许多患者服务的潜在途径。修订后的条款规定可以提供每周最长5天，持续90～120分钟的运动周期。此外，还可能允许修改运动处方，如增加持续时间和强度（在某些日子里）。

运动危险相关的观察监测强度推荐

运动低危患者

● 至少要有6～18个运动阶段，或事件后30天，或运动后阶段，应在观察下进行；开始时给予连续的心电图（ECG）监测，并在适当的时候（如6～12个阶段）逐渐降为间歇心电监测。

● 对于低危患者，心电图和血流动力学应该保持正常，在运动中和运动后不应该出现异常的症状和体征。运动方案的具体进程应该是适中的。

运动中危患者

● 至少要有12～24个运动阶段，或事件后60天，或运动后阶段，应在观察下进行；开始时给予连续的心电图监测,并在适当时(如12～18个阶段)逐渐降为间歇心电监测。

- 对于降到低危的患者,运动中心电图和血流动力学应该保持正常,运动中和运动后不应该出现异常的症状和体征,运动方案的具体进程应该是适中的。

- 运动中出现心电图或血流动力学异常,在运动中和运动后出现异常的症状和体征,或是需要大幅度降低运动水平,此类患者应保持在中危范围之内甚至转到高危范围。

运动高危患者

- 至少要有18～36个运动阶段,或事件后90天,或运动后阶段,应在观察下进行;开始时给予连续心电图监测,并在适当时逐步降为间歇心电监测。

- 对于降到中危的患者,运动中心电图和血流动力学应该保持正常,运动中和运动后不应该出现异常的症状和体征,运动方案的具体进程应该是适中的。

- 对于运动期间心电图或血流动力学检查结果异常的患者,应立即重新评估,参与能力的显著受限可能导致停止运动,如进行适当的评估、干预,则可恢复运动

经允许引自: *Cardiology Clinics*, Vol.19, M.A. Williams, "Exercise testing in cardiac rehabilitation: Exercise prescription and beyond", Copyright 2001, with permission from Elsevier.

持续 CR/SP

已完成早期门诊 CR/SP 或伴有 CVD 危险因素的 CHD 患者,可以从参加维持 CR/SP 中受益,促进持续的健康行为改变,从而减少复发性 CVD 事件。事实上,通过不断的二级预防(初级,如适用)鼓励 CHD 患者维持 CR/SP 来形成健康生活方式行为,降低发病率和病死率,提高生活健康质量。

可采取多种形式维持 CR/SP,而且往往是根据患者的临床状况、合并症、骨关节及心肺功能健康状况的个体化的运动处方进行构建。相比早期门诊 CR/SP,此阶段患者监测得没那么密集,因此,临床观察的方案应该由项目负责人与医疗负责人共同协商。患者可能会收到定期心率和血压的评估报告;间歇性或"快速查看"ECG 监测;以及关于健康行为方式和危险因素的咨询和指导;心血管疾病症状;运动处方的相关咨询和支持。合格的工作人员[如注册护士、美国运动医学会(ACSM)注册临床运动生理学家、ACSM 认证临床运动专家和其他临床认证专家]经过适当的培训管理应可以并立即实施急诊处理。应密切监测运动的进展情况和心血管指标,以便观察临床状态的变化是否需要进一步的评估。此外,专业人员可确定是否需要添加辅助项目,如糖尿病教育、心理评估或营养咨询,项目应该对患者有益,并按适应证对患者实施转诊服务。

除了基本的运动指导和监测,维持 CR/SP 为不断改善危险因素和行为方式改变提供了理想场所。教育可以采取多种形式,包括小组讲座、个性化的图表评论、通信或其他书面材料,以及运动练习过程中的言语互动。同时还应该注意到以组的教育形式也为患者提供了社交机会。像网络

支持这些设置可能会提高健康结果和CR/SP项目的参与度。多样化的教育机会可为患者提供比简单的"监测下运动"更多的知识，患者可以得到全面的治疗，这样的治疗可以积极地影响与心血管健康相关的冠心病危险因素，还会降低未来CVD事件的风险。

正如许多其他生活方式行为，维持CR/SP的成功取决于坚持。除了使用标准设备的运动方式，如小组抗阻训练、健身班课程（如瑜伽、太极）、水中训练、有氧运动、团队比赛（如适用），其他辅助项目的基本练习可能让冠心病患者更多地选用CR/SP项目，从而提高依从性。改善符合健康的生活方式的技巧，如动机式访谈和目标设定对患者也是有益且有效的策略。最后，识别维持CR/SP过程中遇到的障碍，如经济问题、交谈问题、时间限制和骨关节限制，允许患者和工作人员共同制定一项行动计划，以规避限制性因素。各方之间沟通的诚实性及保密性会影响患者治疗，同时也是让那些遇到过障碍的患者坚持下去的关键。

二级预防的实施

如这里所描述的，二级预防的执行是很有挑战性的。试图降低医疗成本已成为趋势，同时在目前经济环境下是有必要的。CR/SP不管是在监督还是机构设置和家庭为基础的设置上，都被证明是具有成本效益的。在有限的财政资源的情况下，提供多学科的规划解决冠心病患者面临的问题还充满着挑战，创造力是必不可少的。识别除CR/SP之外提供的可用项目是一个解

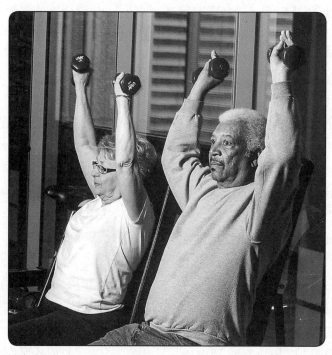

除了使用标准设备的基本运动，作为补充项目的团体抗阻运动可以提高方案的依从性。

决方案。在医院和社区卫生机构，各种方案可解决一般生活问题，如管理压力、改变饮食习惯和戒烟。项目人员可以通过内部项目方案和外部机构建立联系，为患者提供进入这些项目的渠道享受其扩展服务，同时提供潜在折扣、持续支持、定期评估。通过利用诸如这些和其他的资源，可以延伸项目服务内容。

通过心血管危险因素定期评估和按计划的后续项目回访，随访患者病情进展，这有助于优化结果；因此，准确而详细的记录保存、持续的患者接触是长期成功的关键。这个过程需要注重细节、有序的记录保存，并建立标志提醒工作人员及时跟进。具体到本任务的计算机软件，特别是系统允许仔细的结果随访的，有益但并非必需。第11章会更详细介绍结果评估的相关内容。

总　　结

从多方面实施CR/SP项目是审慎而又必要的，因为CR/SP已被证明可以减少血管疾病的发病率和病死率，同时改善身体机能，提高生活质量。对安全和疾病进展情况的初始评估可帮助项目工作人员确定治疗方法的优先事项，帮助患者了解需要改变的健康行为，并识别最有效的治疗方法。临床观察，可能包括ECG监测下的运动，是必要的；同时临床所需的监测强度取决于患者的个体情况。此外，对患者而言，无论有无监测的家庭CR/SP项目，对以CVD风险降低为中心的项目是非常好的辅助，在此特别推荐。家庭项目可采取多种形式，并利用革新技术，如使用电话、电子邮件、Skype等与专业人员进行沟通。然而，CR/SP不仅仅只是一个运动计划。CVD疾病进展风险的治疗需要通过如上所述的CR/SP工作人员、医生及其他卫生保健专业人员和项目等多方面的共同努力，包括绩效评估来验证服务效果。

第8章

可干预的心血管病危险因素

事实上,心脏康复和二级预防(CR/SP)项目是干预危险因素的项目。美国心脏协会在二级预防指南的最新版本中对每个危险因素均为从业者提出了明确建议。危险因素干预及管理对一级和二级预防均有效。此外,在由美国心肺康复协会(AACVPR)出版的一册核心职能的书中,作者指出,"心血管疾病及其相关危险因素的有效生活方式管理"是所有心脏康复专业人员的一项基本职能。

最近,心脏康复项目已被证明能通过提供二级预防项目,有效降低参与者的发病率和病死率。

内容

本章介绍对下列可干预的心血管疾病(CVD)危险因素的基本评估和干预策略:

- 吸烟。
- 血脂异常。
- 高血压。
- 体力活动不足。
- 糖尿病。
- 社会心理问题。
- 肥胖。
- 新发危险因素。

吸　烟

吸烟仍是美国现今最主要的可预防的死亡原因。有1/5的心血管疾病死亡归因于吸烟。此外，全球因吸烟致死的人数，预计将由1990年的300万攀升至2025年的1 000万。吸烟令心肌梗死再发、猝死、经皮冠脉介入术（PCI）后再狭窄患者发生心血管事件的风险增加。戒烟能使冠心病（CHD）患者个体全因病死率降低36%，因而使之成为一项重要的二级预防干预措施。即便戒烟数周、数月甚至数年，复吸率还是很高。首次发表于2000年，并于2008年更新的美国公共卫生部制定的《烟草使用和依赖临床治疗指南》建议，必须将烟草依赖作为一种慢性病对待，并需反复进行干预。

吸烟能引发多种心血管系统疾病，且与包括冠心病、外周动脉疾病、腹主动脉瘤和卒中在内的血管疾病的风险增加有关。尼古丁作为吸烟最重要的副产物，可促进儿茶酚胺释放、提高心率和血压，进而增加心肌的心肌需氧量。此外尼古丁能使外周血管收缩，影响组织的血流供应；降低心室纤颤的阈值；并增加血小板活性。最后，尼古丁对脂蛋白水平有不良影响，降低高密度脂蛋白胆固醇，增加低密度脂蛋白胆固醇氧合，并促进动脉粥样硬化形成。一氧化碳作为吸烟的另一副产物，可损伤血管内皮细胞并影响红细胞的携氧能力，从而减少心肌的供氧量。烟草烟雾许多其他的成分能增加血小板聚集，促使血小板黏附到受损上皮。

包括老年人在内的任何年龄的CVD患者戒烟后，吸烟相关预后改善十分明显，短期即可看到。例如，戒烟后2年内心肌梗死的风险降低了50%，且戒烟后PCI后再狭窄率和心脏搭桥手术后死亡率也均有下降。

评估烟草使用情况

美国《烟草使用和依赖临床治疗指南》建议，卫生专业人员应利用每一个机会以识别和记录所有医疗环境中的烟草使用情况。由于许多患者在住院期参加CR/SP项目，这样可为戒烟干预提供重要的切入点。而且，患者在住院时更关注自身健康状况，需经历戒烟初期48～72小时最严重的戒断症状，且必须遵守医院禁止吸烟的规定。因此，住院期间，发现所有吸烟者对治疗结局至关重要，可采取的措施包括将吸烟状况作为一项基本生命体征或应用一个吸烟状态码用计算机录入提示（指南8-1）。

指南 8-1　评估吸烟状况

为减少与吸烟有关的危害，所有卫生专业人员必须利用每次机会：

- 在所有工作环境中识别吸烟者和使用其他烟草制品者。
- 记录在患者健康档案中。
- 提供利于反复干预的环境。

门诊 CR/SP 项目中，可通过初诊表格收集危险因素信息以确定吸烟者，或者通过访谈，这一访谈也经常是获取病史的部分工作。这些针对戒烟的信息应该以电子方式存储。随着医院禁烟令的实施，许多吸烟者一旦住院便停止吸烟。因此，接诊者提出恰当的问题以便识别出吸烟者是很重要的。例如，询问"过去30天里你是否吸烟或使用口含型烟草产品"比问"你是否吸烟"更为具体。

一旦完成患者吸烟状况筛查后，干预的下一个步骤就是确定患者的戒烟意愿。工作人员可简单询问"你是否愿意现在戒烟"或"你现在是否打算尝试戒烟"。临床戒烟指南指出，应为有意戒烟者提供适当的治疗。此外，应对无戒烟意愿者进行简要的干预以增强其戒烟动机。强化动机的方式包括：

● 促使患者明确戒烟是与个人密切相关的事，越具体越好。

● 帮助患者认识继续吸烟的短期、长期不利影响，以及被动吸烟的危害。

● 通过选择个人受益的方法帮助患者判定戒烟的可能获益。

● 确定戒烟的壁垒或障碍。

● 对于无意愿戒烟患者，每次就诊时应反复干预（动机干预）（见"动机干预"）。

为便于记忆，将动机干预的要点总结为5个 R：

● 相关（relevance）。

● 危害（risks）。

● 回报（rewards）。

● 障碍（roadblocks）。

● 重复（repetition）。

对于打算尝试戒烟者，收集更多关于患者吸烟状况的信息非常有用，且有利于提供个体化的指导。然而，临床指南也特别指出，戒烟干预不应该只依赖问卷调查、临床问诊、生理测量（如一氧化碳或肺功能测试）获得的评估进行指导。这些评估并不比非特制的相等强度的干预产生更高的长期戒烟率。因此，要适当安排用于做这些评估的时间与用于咨询指导和干预的时间。

吸烟史（见附录 K）可为个体化的吸烟咨询指导提供更多的有用信息。了解其他

动机干预

相关	将戒烟的理由个体化（例如，家人希望戒烟、自身健康状况等）。
危害	引导患者明确戒烟的不良后果：
	● 急性危害：气促、胸部不适。
	● 长期危害：心肌梗死、脑卒中、慢性阻塞性肺疾病（COPD）。
	● 被动吸烟危害：儿童呼吸道感染、配偶发生心脏疾病。
回报	让患者知晓戒烟的益处（例如，症状改善、节约开支、为孩子们树立良好榜样）。
障碍	让患者明确戒烟可能遇到的障碍（例如，体重增加、抑郁、戒断症状）。
重复	每次门诊时（或其他场合）重复增加动机的干预

家庭成员是否吸烟有助于确定患者的支持度及家人是否亦能从咨询中获益。确定患者既往认真戒烟的经历、维持不吸烟状态的时间、以往戒烟干预成功之处，以及药物治疗情况，都有助于制定合适的戒烟干预计划。有抑郁症病史者戒烟难度更大。因此，作为社会心理状态评价的一部分内容，应用标准化工具来评估患者的抑郁情况，或者在咨询过程中加入一些与其他抑郁评价工具有良好相关性的"精神状态的单项评估的实例"有助于咨询指导。此外，抑郁症患者可选用安非他酮缓释片辅助戒烟治疗。

个体化指导人们戒烟时，应询问患者的饮酒状态，这是另一个需要强调的重要问题。大量饮酒或酗酒的吸烟者戒烟难度更大。饮酒人群戒烟成功率极低，而且到目前为止，很少有研究报道在饮酒人群中开展戒烟干预的效果。在干预时，应尽量阻止患者的不当饮酒。了解饮酒频率、每周饮酒量及筛查酗酒，为戒烟指导提供重要的信息。CAGE问卷（见附录L）是最常用的酗酒筛选工具。对任一问题回答"是"均提示有酗酒的可能性，2个或更多的肯定回答高度提示既往或目前酗酒。在了解吸烟史的过程中如涉及饮酒也对咨询指导有帮助（见附录K）。由于存在少报饮酒频率的问题，以及大量饮酒的CVD患者存在心脏毒性作用，要求卫生专业人员予以评估并公开讨论这一问题。有时需转诊这些患者去接受戒酒治疗。

干预

临床实践指南重视随机对照试验的证据，这些关键性的结论在干预吸烟者时非常重要。

- 治疗力度越大，戒烟率越高。强化干预更有效，应尽可能使用。
- 个体化治疗的时间最长可超过10分钟，治疗次数≥4次（沟通时间＞30分钟）。
- 各专业的医务人员（如医生、护士、药剂师等）参与，能提高戒烟率。
- 主动电话联系、个人或团体咨询方式均有效。美国国家戒烟热线1-800-Quit-Now也有效。
- 实践性咨询（解决问题、技能培训）及利用社会支持显著提高戒烟效果。
- 药物治疗提高戒烟率，应鼓励所有戒烟者使用，除非存在禁忌。某些情况下，联合用药比单一药物更有效。
- 咨询和药物的联合治疗比单用任何

精神状态的单项评估的实例

目前你在多大程度上感到痛苦和压抑？

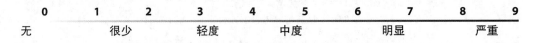

0	1	2	3	4	5	6	7	8	9
无	很少		轻度		中度		明显		严重

5分及以上的患者可能存在一些抑郁的问题，建议进行进一步的临床评估。

一个疗法都更有效。

上述建议都可用于帮助心脏病患者戒烟。总体而言，单纯运动训练康复尚未被证实可提高这一人群的戒烟率。然而，个体化的强化干预已被证明能提高 CHD 患者的戒烟率。尽管心脏病患者的复发率持续大于 50%，但戒烟仍是最重要的一项干预措施，已证明其能降低这些个体的发病率和病死率，应得到所有临床医生的高度重视。最后，由于大多数吸烟者并未参加正式的戒烟项目，这些项目会提供超过 10～12 周的行为技能培训，因此在戒烟过程中给予持续的健康教育和强化支持很重要。

由于吸烟者要经历考虑戒烟—准备戒烟—实施戒烟的连续过程，故卫生人员大力强化戒烟的必要性有助于患者采取戒烟行动。医生的戒烟劝告非常有影响力，CR/SP 专业人员不仅要鼓励患者戒烟，同时还应提醒有关的医生提出同样有力的戒烟建议。将吸烟危害与疾病相关的知识个体化，可使患者更好地理解继续吸烟的危险。

至少，所有参与二级预防的医护人员可以利用以下措施帮助人们戒烟：

- 每次见面时识别吸烟者。
- 询问吸烟者是否想尝试戒烟（见"评估烟草使用情况"）。
- 提供强有力的需要戒烟的建议，向想戒烟者提供录像带、宣传册等自助材料，向尚不想戒烟者提供社区资源信息等干预措施帮助吸烟者。
- 安排随访，面对面或通过电话均可。

此外，CR/SP 专业人员还应提供行为指导，并监测有意戒烟者药物治疗的效果。

对于二级预防项目中的吸烟患者，其处理原则将在附录 M 中重点介绍。由于再发心血管事件的风险很高，因此对所有不想戒烟的患者也应随访。通过建议这些患者减少每天吸烟的支数、积极改变其他心血管疾病危险因素，并确保患者从其他已被证实的影响预后的干预措施 [如血管紧张素转换酶（ACE）抑制药、抗血小板药物、β 受体阻滞剂、他汀类药物、降压药] 中获益，可以改善总体生存率，及时转变其戒烟观念。

对戒烟感兴趣但尚未采取戒烟行动的人需要帮助。应该为他们设定一个戒烟日，可在就诊后的 1～2 周，以防止他们取消戒烟的承诺。同时，他们必须决定是采取"突然停止法"或是其他方法戒烟（比如，改变烟的品牌、逐渐减量法）。药物治疗有帮助。医护人员可以利用这一机会来回顾吸烟史，重点关注最相关的问题（如以前的成功经验）、可利用的社会资源、饮酒及妨碍过去戒烟成功的可能问题等。另外，CR/SP 专业人员应设计个体化的"戒烟日"方案，包括告诉他们拿走所有的烟具和烟草制品，告知家人他们的戒烟意向，并建议尚未用药者使用戒烟药物等。

对于住院期间已经戒烟的患者，医生可通过预防复吸的咨询和其他行为干预措施（如签合约）来帮助他们。预防复吸的培训已被有效用于那些有赌博、肥胖、酗酒、吸烟等成瘾性行为者。戒烟期间，小的退步或复吸十分常见，这些行为往往与挫败感、烦闷、抑郁等情绪状态有关，与家人、朋友或同事间的人际冲突，或者社会压力有关，预防复吸的干预包括以下问题：

- 帮助患者识别可能引起复吸的高危

境况。

- 通过角色扮演学习行为认知技能。
- 通过生活方式的改变，如放松、意象及运动来辅助戒烟。
- 一旦退步，知道该如何应对。

除了上述方法外，还应就以下方面提出建议：

- 可能发生的体重增加。
- 可能需要药物治疗的常见戒断症状。
- 饮酒给戒烟造成的困难。
- 综合利用社会支持帮助戒烟，如家庭成员和朋友的支持。
- 戒烟期间的相关心理需求。
- 戒烟后的心理失落感。

心脏康复项目中的运动项目也可通过改善心理状态、减少体重增加和减轻戒断症状来帮助个体戒烟。因此，项目专业人员应鼓励戒烟者积极参加运动康复。美国心脏协会、美国肺脏协会、美国癌症协会编制的宣传小册子、录像带和录音带等自助性材料可用来补充咨询，同时强化项目专业人员提供的知识。大量有信誉的网站也提供资源，通过在戒烟的初级阶段提供面对面的咨询服务来帮助吸烟者戒烟。个人也可以使自己投身于国家资助的戒烟热线或国家戒烟热线服务中去。使用戒烟热线的优势之一就是减少与这种类型相关联的花费并且有望成为训练有素的戒烟咨询师。遗憾的是只有1%的吸烟者投身于这些服务当中。

药物治疗

临床实践指南表明，除了特殊情况以外，应鼓励所有患者使用药物辅助戒烟。

大量研究指出，尼古丁替代产品的使用和急性心血管事件的发生之间无必然联系。对于心肌梗死2周内、严重心律失常、严重或恶化性心绞痛患者，使用尼古丁替代品应慎重。但是，对于一些患者应权衡继续吸烟的危害，香烟中的尼古丁含量远高于尼古丁替代产品。

目前，7种一线药物被指明来帮助吸烟者戒烟。这些药物包括安非他酮缓释片、瓦伦尼克林，以及5种尼古丁替代疗法，它们分别为尼古丁口香糖、尼古丁吸入剂、尼古丁嚼锭、尼古丁鼻喷剂和尼古丁贴片。个人喜好及既往经验往往能指导用药。最近的数据表明，瓦伦尼克林的益处是对患有心血管疾病的患者来说它是一种有效的药剂。以下是关于使用这些药物制剂的重要事实：① 对高度依赖者而言，尼古丁口香糖4 mg剂型比2 mg剂型更有效。② 安非他酮缓释片尤其适用于有抑郁症病史者。③ 药物疗法（尼古丁贴片或尼古丁口香糖及安非他酮）并不能阻止体重增加，仅仅是延缓增长。大多数患者使用一种药剂在8～12周内受益，而少数人需要治疗24周。另外，最近的证据表明组合药物疗法的好处，如瓦伦尼克林、尼古丁贴片和安非他酮。应当指出的是，美国食品药物管理局（FDA）于2011年发表了一份安全公告，告知公众：戒烟助剂瓦伦尼克林用于心血管疾病患者时，可能会增加心血管不良事件的风险。

CR/SP专家应该针对所有的药物制剂提供适当的教育与辅导。教育可以通过药物的详尽说明材料来强化教育。随访能提高戒烟干预的成功率，可采取走访、电话联系和电子邮件等方式。研究表明，随访 4 次以上可提高冠心病患者的戒烟成功率。电话联系可能是最便捷、最高效的方式，提供正面强化来解决患者在戒烟中所遇到的困难，并且如果复发的话，可以帮助患者重新设定戒烟日。这些电话联系的方式在戒烟的早期阶段，尤其有帮助。

血脂异常

大约 44% 的美国成年人血脂水平异常。根据全美健康和营养调查，美国白人、黑人、拉丁裔美国人中血脂异常者已呈下降趋势，最明显的下降是在 2003—2004 年到 2007—2008 年。特别指出是源于白人男性、黑人男性及墨西哥裔美国女性发病人数减少的变化。强有力的证据支持，降低冠心病患者，特别是心肌梗死患者的血清胆固醇水平和低密度脂蛋白胆固醇（LDL-C）是有益的。已经证实，降低 LDL-C 能降低心血管疾病病死率、心脏病事件再发、住院及血管造影显示的动脉粥样硬化疾病进展，在女性和老年患者中亦能获益。遗憾的是，尽管证据显示降低胆固醇水平能收到可观的益处，但是许多被确诊为冠心病的患者其胆固醇水平仍继续处在高水平，可能与药物治疗依从性较差有关。这些研究结果为冠心病患者尽早积极评价和治疗胆固醇提供了充分依据（指南

8-2）。

胆固醇是一种存在于细胞膜中类似脂质的物质，也是胆汁酸和类固醇激素的前体。血液中运输的胆固醇是含有脂类和蛋白质的颗粒。这些颗粒被称为脂蛋白。血胆固醇水平部分由遗传决定，部分取决于后天环境因素，还有一部分由健康行为如饮食、能量平衡和体力活动的程度决定。血液中发现的脂蛋白主要有三种：低密度脂蛋白胆固醇（LDL-C）、高密度脂蛋白胆固醇（HDL-C）和极低密度脂蛋白胆固醇（VLDL-C）。VLDL-C 是 LDL-C 的前体。某些形式的极低密度脂蛋白，特别是极低密度脂蛋白残体显示有致动脉粥样硬化的作用。

低密度脂蛋白胆固醇从总胆固醇（TC）、三酰甘油（TG）和高密度脂蛋白胆固醇（HDL-C）测量中估算。如果 TG 低于 400 mg/dl，那么它的值可以除以 5 来估计 VLDL-C 水平。由于 TC 水平是 LDL-C、HDL-C、VLDL-C 的总和，LDL-C 可以根据以下公式计算出来（单位是 mg/dl）：

$$LDL-C=TC-HDL-C-TG/5$$

由于 LDL-C 是从包括 TG 在内的测量值估算出的，应采集空腹 9～12 小时的血样，即除水和药外，不要吃任何东西。对于 TG > 400 mg/dl 的患者，按上述公式计算

指南 8-2　血脂的评估

所有已确诊的冠心病患者均应进行脂蛋白分析，测定低密度脂蛋白胆固醇，且应在冠心病事件或术后 4～6 周即予以评估。

LDL-C值不准确。这种情况下,如有条件,应在专门的实验室使用超速离心法直接测定LDL-C值。建议在心脏事件后或术后24小时内或4～6周后测定胆固醇,为治疗决策提供可靠的基线参考值。但这并不是提示不立即启动药物治疗和患者教育,特别是对于之前已发现有血脂异常的患者。所有20岁以上的成年人,应每隔5年做一次空腹血脂检测。

对血脂异常患者进行临床评估时,应采集详尽的病史,以寻找可能导致血脂升高的原因,如各种疾病状态、不合理的饮食、某些药物。引起继发性血脂异常的原因有:

- 糖尿病。
- 甲状腺功能减退。
- 肾病综合征。
- 阻塞性肝病。
- 有可能升高LDL-C或降低HDL-C水平的药物,如孕酮、合成代谢类固醇、皮质类固醇和某些降压药。噻嗪类利尿剂和襻利尿剂能引起TC、LDL-C和TG升高。

尽管影响有限,没有内在拟交感活性的β肾上腺素受体阻滞药或α受体阻滞剂能升高TG和降低HDL-C。然而,应该指出的是,血脂异常并非这些药物的禁忌证。使用这类药物时应该权衡其治疗其他疾病的益处和有可能对血脂造成的不利影响。

由于血脂异常通常由家族遗传性疾病引起,因此仔细询问家族史有助于明确病因、治疗LDL-C的升高,并有助于发现需要治疗的胆固醇水平增高的家庭成员。越来越多的证据表明,其他的因素,如脂蛋白(a)、纤维蛋白原水平和某些免疫反应与脂质有交互作用,会增加患冠心病的危险。同型半胱氨酸不再被视为一个额外因素来评估或治疗心血管疾病。不建议全民筛查升高的高半胱氨酸水平。伴早发冠心病家族或个人史的患者中,特别是没有其他已知的危险因素的,评估同型半胱氨酸水平需谨慎。

对血脂异常患者的体格检查应注意:仔细检查眼睛,看有无角膜环;眼底检查,探查异常血脂导致的视网膜病变;皮肤检查,以发现黄色瘤或黄斑瘤。高脂血症患者进行的具体实验评估应包括促甲状腺激素、空腹血糖、血清肌酐,以及肝功能检查,后者用以评估他汀治疗肝毒性。脂质和肝功能需要定期检测,以确保患者实现和保持调脂达标,且不出现药物相关副作用。

LDL-C、传统危险因素、冠心病危险性

在流行病学研究揭示了高胆固醇和冠心病之间的显著关联后,开始实施美国国家胆固醇教育计划(NCEP)。其后开展研究旨在确定降低胆固醇是否能减少冠心病。国家胆固醇教育计划专家组第三次报告(ATP Ⅲ)在成年人高血胆固醇的检测、评估和治疗上为胆固醇检测和管理提供临床指南。ATP Ⅲ强调降低LDL-C,同时强调对存在多个危险因素的患者开展一级预防。ATP Ⅲ最新分类可见"ATP Ⅲ的胆固醇、LDL-C、HDL-C分类"和"传统的心血管疾病危险因素"。在2004年,5个主要的随机试验完成后,ATP Ⅲ完成了指南更新。ATP Ⅲ更新的指南说明,进一步降低LDL-C水平的获益超过ATP Ⅲ中所提到的高危患者LDL-C的目标水平。因此,高危患者的低密度脂蛋白胆固醇(LDL-C)二级预

ATP Ⅲ的胆固醇、LDL-C、HDL-C分类

TC(mg/dl)		HDL-C(mg/dl)	
＜200	理想	＜40	低
200～239	边缘性升高	≥60	理想
≥240	高		

LDL-C(mg/dl)	
＜100	最佳
100～129	接近或高于最佳
130～159	边缘性升高
160～189	高
≥190	极高

经允许引自：National Institute of Health. 网址：http://www.nhlbinih.gov/guidelines/cholesterol/atglance.pdf.

传统的心血管疾病危险因素

风险因素[*]

- 年龄：男性≥45岁，女性≥55岁。
- 早发性冠心病家族史（直系亲属男性＜55岁、女性＜65岁出现冠心病）。
- 吸烟。
- 高血压（血压≥140/90 mmHg 或者口服降压药者）。
- 低 HDL-C（＜40 mg/dl）。

保护性因素

- 高 HDL-C（≥60 mg/dl）（具有保护性的危险因素可以从危险因素总数中减去一项危险因素）

注：*糖尿病应视为冠心病的等危症。
经允许引自：National Institute of Health, 2001, *National Cholesterol Education Program.*

防目标被修改（表8-1）。3-羟-3-甲戊二酸单酰辅酶 A（HMG Co-A）还原酶抑制剂继续被列为冠心病患者的首选药物。高危患者LDL-C＜70 mg/dl是治疗目标。

除利用危险因素确定治疗总目标和治疗策略外，ATP Ⅲ还强调了将评估10年的冠心病风险（心肌梗死或冠心病）死亡作为评估内容一部分的必要性。利用弗雷明翰（Framingham）风险评分将男性和女性10年发生冠心病的风险分为三类（见"10年发生冠心病的危险分类"）。中危患者LDL-C＜100 mg/dl为治疗目标（表8-1）。

10年发生冠心病的危险分类

高危

个体在10年内新发或复发冠心病事件(心肌梗死或冠心病死亡)的危险＞20%,应该采取最积极的治疗手段。

- 有冠心病的患者。
- 具有冠心病高危症的人群,包括症状性颈动脉疾病、外周血管疾病、腹主动脉瘤、糖尿病。

中危

个体在10年内发生冠心病事件(心肌梗死或冠心病死亡)的危险为10%～20%。

- 有2种及以上传统的冠心病危险因素者。

低危

个体在10年内发生冠心病事件(心肌梗死或冠心病死亡)的危险＜10%。

- 有0～1种风险因素者

经允许引自: National Institute of Health, 2001, *National Cholesterol Education Program.*

男性和女性10年风险评估

用于估算心脏病事件10年风险的危险因素包括: 年龄、TC(两次测定平均值)、收缩压(评估当天)、HDL-C、吸烟(是否吸烟、吸烟数量或类型)。每一项危险因素根据所处的年龄组打分。根据总积分确定10年危险百分比。如果患者改变了生活方式,应重新计算积分,以证明冠心病危险降低(表8-1)

用于估算心脏病事件10年风险的危险因素包括:年龄、TC(两次测定平均值)、评估当天的收缩压、HDL-C、吸烟(是否吸烟、吸烟数量或类型)(见"男性和女性10年风险评估"和图8-1)。

治疗性生活方式改变

指南建议的LDL-C目标水平、非药物治疗[治疗性生活方式改变(TLC)]水平和药物治疗水平是根据10年风险分层确定的,认识这点很重要。表8-1明确了风险类别和相关目标值。

作为所有旨在降低危险项目的内容之一,血脂异常的治疗必须包括治疗性生活方式的改变,其中包含膳食干预、体力活动、减轻体重。新指南将以往美国心脏协会建议的逐渐减少胆固醇与饱和脂肪摄入的第1步和第2步饮食方案精简成一步饮食方案,其大部分为原来的第2步饮食(见"治疗性生活方式改变")。这些饮食指导建议25%～35%的总热量来自脂肪摄入(对糖尿病患者或胰岛素抵抗者尤其有帮助),但是仍建议来自饱和脂肪的热量应低于总热量的7%。如果患者没有达到LDL-C目标,那么应选择包括增加或添加植物类固醇或可溶性纤维的其他方案。

男性10年风险评估（Framingham 评分）

年龄	分数
20~34	−9
35~39	−4
40~44	0
45~49	3
50~54	6
55~59	8
60~64	10
65~69	11
70~74	12
75~79	13

总胆固醇 (mg/dl)	分数				
	年龄 20~39	年龄 40~49	年龄 50~59	年龄 60~69	年龄 70~79
<160	0	0	0	0	0
160~199	4	3	2	1	0
200~239	7	5	3	1	0
240~279	9	6	4	2	1
≤280	11	8	5	3	1

	分数				
	年龄 20~39	年龄 40~49	年龄 50~59	年龄 60~69	年龄 70~79
不吸烟者	0	0	0	0	0
吸烟者	8	5	3	1	1

HDL(mg/dl)	分数
≥60	−1
50~59	0
40~49	1
<40	2

收缩压(mmHg)	如果不治疗	如果治疗
<120	0	0
120~129	0	1
130~139	1	2
140~159	1	2
≥160	2	3

总分	10年风险(%)
0	<1
1	1
2	1
3	1
4	1
5	2
6	2
7	3
8	4
9	5
10	6
11	8
12	10
13	12
14	16
15	20
16	25
≥17	≥30

女性10年风险评估（Framingham 评分）

年龄	分数
20~34	−7
35~39	−3
40~44	0
45~49	3
50~54	6
55~59	8
60~64	10
65~69	12
70~74	14
75~79	16

总胆固醇 (mg/dl)	分数				
	年龄 20~39	年龄 40~49	年龄 50~59	年龄 60~69	年龄 70~79
<160	0	0	0	0	0
160~199	4	3	2	1	1
200~239	8	6	4	2	1
240~279	11	8	5	3	2
≤280	13	10	7	4	2

	分数				
	年龄 20~39	年龄 40~49	年龄 50~59	年龄 60~69	年龄 70~79
不吸烟者	0	0	0	0	0
吸烟者	9	7	4	2	1

HDL(mg/dl)	分数
≥60	−1
50~59	0
40~49	1
<40	2

收缩压(mmHg)	如果不治疗	如果治疗
<120	0	0
120~129	1	3
130~139	2	4
140~159	3	5
≥160	4	6

总分	10年风险(%)
<0	<1
9	1
10	1
11	1
12	1
13	2
14	2
15	3
16	4
17	5
18	6
19	8
20	11
21	14
22	17
23	22
24	27
≥25	≥30

经允许引自：National Institute of Health, 2001, *National Cholesterol Education Program*. 网址：http://www.nhlbi.nih.gov/guidelines/cholesterol/risk-tbl.htm.

图8-1　男性和女性10年风险评估

饮食评估与咨询指导应作为血脂异常患者的基础治疗。注册营养师、其他接受过培训专门从事饮食脂质管理者应该仔细评估患者目前的饮食习惯和饮食构成。这一评估应涉及全天总热量需求评估，以便达到并保持理想体重；总热量摄入；饮食成分，至少要包括来自脂肪和饱和脂肪的热能百分比，以及全天胆固醇摄入量。饮食干预不应影响使用合适的调脂药物治疗，以使血脂水平降到 ATP Ⅲ 建议的理想水平。

表8-1　国家胆固醇教育计划成人治疗组Ⅲ：LDL-C治疗指南（2004版，改编）

危险分层	LDL-C目标	开始TLC的 LDL-C水平	开始药物治疗的 LDL-C水平[**]
高危：CHD[*]或CHD等危症[†]（冠心病10年风险＞20%）	＜100 mg/dl（可选目标：＜70 mg/dl）	≥100 mg/dl	≥100 mg/dl（＜100 mg/dl：最好用药）
中高危：2个以上危险因素（冠心病10年风险10%～20%）	＜130 mg/dl	≥130 mg/dl	≥130 mg/dl（100～129 mg/dl：最好用药）
中危：2个以上危险因素（冠心病10年风险＜10%）	＜130 mg/dl	≥130 mg/dl	≥160 mg/dl
低危：0～1个危险因素[§]	＜160 mg/dl	≥160 mg/dl	≥190 mg/dl（160～189 mg/dl：最好使用药物降低LDL）

注：[*]CHD包括心肌梗死、不稳定型心绞痛、稳定型心绞痛、冠状动脉搭桥术（血管成形术或旁路手术）或临床上明显心肌缺血证据。

[**]使用药物降低LDL治疗时，建议LDL-C值至少降低30%～40%。

[†]CHD等危症包括非冠状动脉粥样硬化性疾病的临床表现形式，如外周血管疾病和腹主动脉瘤、颈动脉疾病（短暂性脑缺血发作或颈动脉起始部阻塞或＞50%的颈动脉阻塞）、糖尿病，2个以上危险因素与严重冠心病10年风险因素＞20%。

[§]几乎所有0或1个危险因素具冠心病10年风险为10%，对有0或1风险因素的患者可以不做评估。

经允许引自：S.M. Grundy et al., 2004, "Implications of recent clinical trials for the National Cholesterol Education Program Adult Treatment Panel Ⅲ guidelines", *Circulation* 110: 227-239.

治疗性生活方式改变

- 饮食。
    - 饱和脂肪＜总热量的7%；每天胆固醇＜200 mg。
    - 考虑每天增加可溶性纤维（10～25 g）和植物类固醇（2 g）作为强化降LDL-C的治疗方案。
- 体重控制。
- 增加体力活动

经允许引自：National Institute of Health, 2001, *National Cholesterol Education Program*.

1. 胰岛素抵抗与代谢综合征

已有足够的证据表明胰岛素抵抗与冠心病有关。尽管降低LDL-C仍是主要治疗目标，但还应包括其他脂质和非脂质目标。胰岛素抵抗者的首选治疗均为减轻体重和增加体力活动，两种措施均能明显减轻胰岛素抵抗，降低冠心病风险；还能降低TG（和VLDL-C），升高HDL-C，并有降低血压功效。为了便于识别患者发生胰岛素抵抗的风险，ATP Ⅲ建议根据表8-2所列的危险因素予以评估。当5个因素中有3个存在时，即可认为患者有代谢综合征。胰岛素抵抗与遗传和环境因素有关。超重和肥胖、缺乏体力活动可促进代谢综合征的发生。根据表8-2诊断出代谢综合征后，即应启动"胰岛素抵抗-代谢综合征的治疗"所列的治疗方案。

2. 高三酰甘油血症

胰岛素抵抗患者往往TG升高，伴或不伴胆固醇水平，并进一步增加冠心病的风险。这样，LDL-C达标后，还必须设定其他目标。TC减去HDL-C可计算出非HDL-C。指南的一个新观点是：当TG水平升高时，将非HDL-C作为治疗目标之一。TG水平升高的具体指导见"ATP Ⅲ血清三酰甘油水平的分类"。

高TG和低HDL-C的治疗目标和治疗建议见表8-3、"高三酰甘油的干预建议"和"低高密度脂蛋白胆固醇（<40 mg/dl）的治疗"。如前所述，应始终将强化控制体重

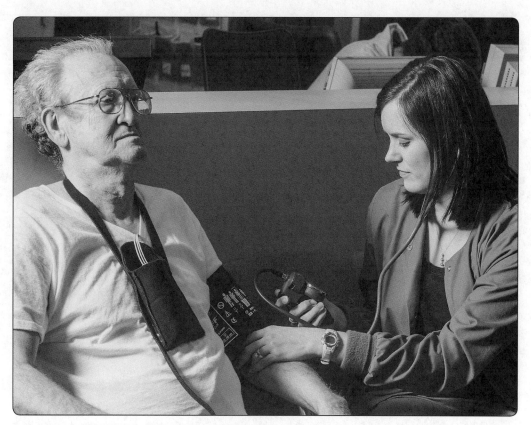

心脏事件10年发生风险评估，其中一项危险因素包括患者的收缩压数值。

表8-2　代谢综合征的临床诊断[a]

危险因素	定义水平
腹型肥胖[b] 男性[c] 女性	腰围[b] ＞102 cm（＞40 in） ＞88 cm（＞35 in）
三酰甘油	≥150 mg/dl
高密度脂蛋白胆固醇 男性 女性	 ＜40 mg/dl ＜50 mg/dl
血压	≥130/85 mmHg
空腹血糖	≥110 mg/dl

注：[a]当有3个或以上危险因素存在时，即可诊断为代谢综合征。

[b]肥胖和超重两者均与胰岛素抵抗和代谢综合征相关。腹型肥胖与代谢风险因素的相关性要高于体重指数（BMI）增高。因此，推荐测量腰围以确定代谢综合征关于体重的内容。

[c]有些男性患者尽管腰围处于边缘，如94～102 cm（37～39 in），但可有多种代谢危险因素。这类患者发生胰岛素抵抗时多与较强的遗传作用有关，但改变生活方式的受益程度与腰围增加的男性患者相似。

经允许引自：National Institute of Health, 2001, *National Cholesterol Education Program.*

胰岛素抵抗-代谢综合征的治疗

一线治疗：

● 增加体力活动。

● 强化减轻体重。

● 在生活方式治疗的基础上，对脂质或非脂质危险因素予以相应治疗。

● 治疗高血压。

● CHD 患者使用阿司匹林以减少血栓形成

经允许引自：National Institute of Health, 2001, *National Cholesterol Education Program.*

和增加体力活动作为治疗方案的一部分。

冠心病患者治疗指南

　　冠心病患者或冠心病等危症患者的最佳LDL-C目标是＜100 mg/dl；对于高危人群，即有3个或以上危险因素或危险因素控制不佳者，包括合并血管并发症、糖尿病或代谢综合征的患者，LDL-C目标是＜70 mg/dl。指南推荐的代谢综合征临床诊断（图8-2）应结合药物治疗（图8-3）。所有CVD患者均应服用他汀类药物，如果耐受性良好，需密切随访以确保达标。此外，均应考虑以下治疗：

　　● 开始或加强生活方式治疗和药物治疗，以降低LDL-C。

　　● 存在胰岛素抵抗者，启动或加强控

表8-3 高三酰甘油和低高密度脂蛋白胆固醇的治疗目标和干预建议[a]

危 险 分 层	LDL-C 目标值 （mg/dl）	非HDL-C 目标值 （mg/dl）
CHD 或 CHD 等危症（CHD 10 年风险＞20%）	＜100	＜130
≥2 个危险因素和 CHD 10 年风险≤20%	＜130	＜160
0～1 个危险因素	＜160	＜190

注：[a] 如果 LDL-C 达标后，TG 水平≥200 mg/dl，将 LDL-C 目标值高出 30 mg/dl 设为非 HDL-C 的二级靶目标。

经允许引自：National Cholesterol Education Program, 2003, "Executive Summary of the third report of the Expert Panel on Detection, Evaluation and Treatment of High Blood Cholesterol in Adults（Adult Treatment Panel Ⅲ）", *JAMA* 289(19): 2560–2572.

ATP Ⅲ血清三酰甘油水平的分类

＜150 mg/dl	正常
150～199 mg/dl	边缘升高
200～499 mg/dl	高
≥500 mg/dl	极高

经允许引自：National Institute of Health, 2001, *National Cholesterol Education Program.*

高三酰甘油的干预建议

如果 LDL-C 达标后，TG 水平在 200～499 mg/dl，考虑加用药物达到非 HDL-C 的靶目标：

- 强化降 LDL-C 治疗。
- 添加烟酸或贝特类药物进一步降低 VLDL-C。

如果 TG 水平≥500 mg/dl，首先降低 TG 以防发生胰腺炎。

- 极低脂肪膳食（脂肪热量百分比＜15%）。
- 控制体重和增加体力活动。
- 服用贝特类或烟酸。

当 TG 水平＜500 mg/dl，转为降 LDL-C 治疗

经允许引自：National Institute of Health, 2001, *National Cholesterol Education Program.*

低高密度脂蛋白胆固醇（<40 mg/dl）的治疗

首先，降LDL-C达标：

● 增加体力活动与加强体重控制。

● 如果TG水平在200～499 mg/dl，达到非HDL-C的治疗目标。

● 如果冠心病或冠心病等危症患者的TG水平<200 mg/dl（单纯性低HDL-C），考虑服用烟酸或贝特类药物

经允许引自：National Institute of Health, 2001, *National Cholesterol Education Program*.

制体重和增加体力活动。

● 开始其他脂质和非脂质危险因素治疗。如TG升高或HDL-C降低，考虑使用烟酸或纤维酸类药物。

● 研究表明，冠心病患者LDL-C基线水平<100 mg/dl，将受益于他汀类药物治疗、控制其他脂质或非脂质危险因素和胰岛素抵抗治疗。

1. 药物治疗

有关药物治疗的细节不在本指南的范围，在NCEP中有全面阐述。药物治疗通过下述一种或多种药物降低LDL-C和TG。

● HMG Co-A还原酶抑制剂（他汀类）：这类药物抑制胆固醇生物合成过程中的限速酶、HMG Co-A还原酶，上调LDL-C受体，能降低LDL-C、VLDL-C并升高HDL-C。除调脂作用外，临床研究还揭示他汀类药物能通过增强内皮细胞功能产生心肌保护和抗炎作用。大多数人对他汀类的耐受性良好，但罕见的可引起肝酶升高、肌炎伴肌酸磷酸激酶（CPK）上升。偶尔还会引起皮疹、胃部不适、头痛等。此外，对有明显并存疾病且服用多种药物治疗的患者应慎用他汀。他汀类药物应作为CAD患者的一线调脂药物。

● 胆汁酸螯合剂：是一种离子交换树脂，能与胆酸结合；促进肝脏胆固醇转化为胆酸；使肝脏LDL受体上调，结果能使血清LDL水平降低约20%。由于树脂类药物不作用于全身，这可能对年轻的冠心病患者或需要终身调脂治疗的极有可能发生CAD的患者非常有用。不良反应包括水肿、便秘、TG升高，干扰地高辛、四环素、右旋甲状腺素、保泰松、香豆素和其他一些药物的吸收。

● 烟酸：烟酸减少VLDL-C和LDL-C合成，升高HDL-C。此外，评价烟酸降低血脂异常患者Lp(a)效力的研究仍在进行中，纤维酸衍生物、运动和乙醇提取大豆蛋白显示可以有效降低Lp(a)。不良反应有颜面潮红、消化道不适，以及尿酸、葡萄糖、肝酶升高。每天服用一片阿司匹林能最大限度地减少颜面潮红，可于开始调脂治疗时使用。烟酸的禁忌证为肝病、消化性溃疡、糖尿病。虽然烟酸是非处方药，但患者应在医生的指导下服用。

● 贝特类药物：这类药物是通过减少TG生成和促进TG分解来有效降低TG和VLDL-C的。适量的贝特类通常可以降低LDL-C，同时升高HDL-C。此药耐受性良好，但可能出现肌肉痉挛和间歇性消化不

良、胆固醇结石形成与肌病。该药可使香豆素的作用加强。肾功能不全的患者应慎用。应根据慢性肾脏疾病的严重程度，减少或停用贝特类药物。当联合使用他汀类药物治疗时，会明显增加肝功能异常和肌病的风险。

• 胆固醇吸收抑制剂：这类药物作用于小肠刷状缘，选择性地抑制食物和胆汁胆固醇的吸收，不影响TG或脂溶性维生素的吸收；可以降低LDL-C水平，在与他汀类药物合用时，效果更好，可以额外降低LDL-C 17%～18%；还有轻度降低TG和升高HDL-C的作用。不良反应包括胃肠道不适、肌肉疼痛，当联合他汀类药物治疗时，可使肝酶轻度增加（～1%）。

• ω-3酸乙酯。服用较高剂量的n-

访视1	6周	访视2	6周	访视3	4～6个月	随访
开始TLC		评估LDL-C，若超过目标，强化TLC		评估LDL-C，若超过目标值，考虑加用降脂药		监测TLC依从性
限制摄入饱和脂肪和胆固醇，是否需开始运动，转诊给营养师		限制摄入饱和脂肪和胆固醇。增加膳食纤维和固醇类，转诊给营养师		开始用药治疗代谢综合征，减轻体重，增加体力活动，转诊给营养师		

经允许引自：National Institute of Health, 2001, *National Cholesterol Education Program*.

图8-2　治疗性生活方式改变的步骤方法（TLC）

访视1	6周	访视2	6周	访视3	4～6个月	随访
评估LDL-C，开始用降LDL-C药物		评估LDL-C，如果超过目标值，强化LDL-C治疗		评估LDL-C，若超过目标值，强化降LDL-C治疗，并转诊接受专科治疗		监测治疗的效果和TLC依从性
开始使用他汀类、胆汁酸螯合剂、烟酸治疗		考虑是否需要增加药物剂量，或加用其他药物		如果LDL-C达标，考虑服用治疗其他血脂异常/危险因素的药物		

经允许引自：National Cholesterol Education Program, 2003, "Executive Summary of the third report of the Expert Panel on Detection, Evaluation and Treatment of High Blood Cholesterol in Adults（Adult Treatment Panel Ⅲ）", *JAMA* 289（19）：2560-2572.

图8-3　一级预防药物治疗进展模式

3脂肪酸可以降低TG,也可以作为治疗高TG血症时贝特类或烟酸的替代药物。当TG > 500 mg/dl时,推荐使用该药。

2. 长期随访

长期控制高胆固醇血症,需要患者和康复人员双方的重视,需采取适用于长期管理的评估和治疗方案。应用一些技巧改善患者的依从性,组织各种技能熟练的卫生专业人员积极参与二级预防,能最大限度地帮助患者将血脂控制到最佳水平。详细策略包括:

● 教育患者如何遵守治疗方案。

● 帮助患者记住药物剂量的方法。

● 预见常见副作用,教导患者如何识别并处理。

● 提供治疗效果的最新信息。

● 使患者与指导其血脂控制的卫生专业人员保持联系。

根据NCEP,随访中血脂的检测应包括:

● 若未达标,4～6周后再测量,3个月后重复测量。

● 调脂达标后,1年内每间隔8～12周随访一次。

● 维持目标血脂水平1年后,每隔4～6个月随访一次(LDL-C应每年测一次;其他时候只测TC即可)。

高 血 压

1/3的美国人患有高血压,65岁以上2/3的人有高血压。在55岁以前,男性高血压较女性常见。高血压在黑人中更常见,高血压普遍存在首次心肌梗死(69%)或卒中(77%)和充血性心力衰竭(74%)的患者中。重要的是,参加心脏康复项目的患者中48%患有高血压(指南8-3)。但心脏康复人员能通过与初级保健医生和医疗服务人员有效合作,评估和管理这一可改变的重要危险因素。表8-4列出全国联合委员会Ⅶ(JNC-Ⅶ)成年人血压分类。

在参加二级预防项目的患者初始评估中,临床相关病史应包括许多项目,尤其要重点评估膳食钠摄入量、有无饮酒过量、能量摄入过多和体力活动过少。评估目的是确定心血管风险状况和是否有靶器官损害(及程度),以及确定是否有需要治疗的引起高血压的继发病因。首次体检的血压监测要求:让患者休息5分钟后测量;取坐位,双腿无交叉;至少测量2次,间隔2分钟。其后测量对侧手臂血压(若双臂血压不同,应选较高血压值)。高血压评估体检还应包括以下方

指南 8-3 高血压的诊断

● 高血压的诊断不应仅根据一次血压测量。

● 首次测量血压升高,应于随后1周或几周内再连续测量至少2次予以证实(首次血压收缩压 > 180 mmHg或舒张压 > 110 mmHg时不用);若平均收缩压 ≥ 140 mmHg或舒张压 ≥ 90 mmHg,则可以确诊为高血压。

表8-4　18岁以上成年人血压水平的分类与治疗

管　理				开始药物治疗	
血压分类	SBP（mmHg）*		DBP（mmHg）*	生活方式调整	无强制性指征	有强制性指征
正常血压	＜120	和	＜80	鼓励	不使用降压药	有强制性指征者用药[+]
高血压前期	120～139	或	80～89	是		
1级高血压	140～159	或	90～99	是	多数使用噻嗪类利尿剂；可考虑使用ACEI、ARB、BB、CCB或联合用药	有强制性指征者用药。必要时用其他降压药（利尿剂、ACEI、ARB、BB、CCB）
2级高血压	≥160	或	≥100	是	大多数需要2种药物联合使用（通常噻嗪类利尿剂联合ACEI或ARB或BB或CCB）[‡]	有强制性指征者用药。必要时用其他降压药（利尿剂、ACEI、ARB、BB、CCB）

注：SBP—收缩压；DBP—舒张压；ACEI—血管紧张素转换酶抑制药；ARB—血管紧张素受体阻滞药；BB—β受体阻滞剂；CCB—钙通道阻滞剂。

[*]治疗以最高的血压分类为准。

[+]慢性肾脏疾病或糖尿病患者的降压目标为＜130/80 mmHg。

[‡]有直立性低血压风险者起始联合治疗应谨慎。

经允许引自：National Cholesterol Education Program, 2003, "Executive Summary of the third report of the Expert Panel on Detection, Evaluation and Treatment of High Blood Cholesterol in Adults（Adult Treatment Panel Ⅲ）", *JAMA* 289(19): 2560–2572.

面，由经适当培训的卫生专业人员操作并记录：

● 眼部检查。眼底检查，是否存在视网膜病变或出血。

● 颈部检查。听诊颈动脉杂音、观察有无静脉扩张或甲状腺肿大。

● 心脏检查。观察心率有无增快、心脏有无扩大和心前区抬举样搏动，听诊是否有喀喇音、心脏杂音、心律失常、第3心音（S_3）和第4心音（S_4）。

● 腹部检查。听诊有无杂音，触诊有无肾脏扩大、肿块，有无腹主动脉异常搏动。

● 四肢检查。观察外周动脉搏动减弱或消失、有无杂音、四肢是否水肿。

● 神经系统检查。

开始降压治疗前需要做一些常规的实验室检查，包括尿液分析，全血细胞计数，空腹血糖，血清钾、钙，血清肌酐，尿酸，血脂。12导联心电图用于发现左心室肥厚。在评估的基础上，可以启动适当治疗。

专家建议将运动和教育作为高血压多因素干预的重要内容，同时还应包括咨询、行为干预、药物治疗等方法（指南8-4）。

指南 8-4　高血压治疗干预

- 心脏康复专业人员应使所有收缩压 ≥140 mmHg 或舒张压 ≥90 mmHg 的患者开始包括控制体重、运动、适度饮酒和适当限盐的项目。

- 如果患者初始血压 ≥180/110 mmHg，或

3个月内血压不能降至140/90 mmHg 以下，则应针对患者的需求和特征（比如，年龄、危险因素、并存疾病、种族、用药的特殊益处等）增加降压药物，提供个体化的降压药物治疗。

心脏康复和二级预防项目可以最大限度地帮助基层医生开展高血压治疗和密切监测。生活方式调整是高血压治疗的基础（表8-5）。虽然生活方式调整对降低发病率和病死率的效力尚未得出结论，但生活方式的调整确实能有效降低实施者的血压，而且能降低早发心血管病的危险因素。如能合理使用，非药物治疗可以在少花费、低风险的情况下获得诸多益处。即使非药物治疗本身并不能有效控制血压，也可减少控制血压所需的降压药物的数目和使用剂量。

JNC-Ⅶ强调生活方式调整的重要性，减轻体重（如果患者超重）、增加体力活动、合理膳食可以作为高血压可靠的辅助治疗。膳食调整应包括几个方面：① 达到并维持健康体重的个体化饮食（见"超重和肥胖"）。② 限制饮酒，每天酒精摄入量 <1 oz（1 oz=28.349 g）。③ 限制钠摄入量。④ 强调摄入水果、蔬菜和低脂乳制品。⑤ 减少饱和脂肪和反式脂肪摄入。AHA推荐所有美国成年人限制钠摄入量为 1 500 mg/d。然而，美国2010膳食指南建议钠摄入量在 1 500 mg/d 或 2 300 mg/d，根据年龄和个人特征的不同而调整。

1 500 mg/d 推荐适用于已知盐敏感的群体，包括非裔美国人，患有高血压、糖尿病、慢性肾脏病者和超过50岁的成年人。对于所有其他人，膳食指南规定限制钠摄入量为 2 300 mg/d。DASH饮食（控制高血压的膳食建议）已被证实可以降低高血压和非高血压人群的血压，降压效果对非裔美国人尤为显著。DASH饮食强调每天5～9份蔬菜水果、2～4份低脂乳制品，还包括全麦食品、鱼、家禽、坚果，少摄入脂肪、红肉、甜品和含糖饮料。DASH饮食同时富含钾、镁和钙。增加摄入这些矿物质，特别是钾，有助于降低血压。除这些建议外，应激会增加肾上腺素和去甲肾上腺素的水平，因此需要控制。如前所述，高血压在老年人中很常见。此外，老年人易发生单纯收缩期高血压（收缩压 ≥140 mmHg，舒张压 <90 mmHg）。老年患者的治疗目标与年轻患者相同（< 140/90 mmHg）。老年人药物治疗起始剂量应小于年轻患者，但经常有老年患者在生活方式调整的同时使用了一个或多个抗高血压药物。遗憾的是，这些药物可能明显增加老年患者直立性低血压的发生而导致其跌倒，所以，建议在站立和坐位

表8-5 防治高血压的非药物措施*

调整措施	目　　　标	SBP下降的大致范围
减重	保持正常体重（BMI=18.5～24.9）	5～20 mmHg/减重10 kg
采用DASH膳食方案	多吃水果蔬菜、饱和脂肪和总脂肪含量低的低脂乳制品	8～14 mmHg
膳食限盐	每人每天平均膳食钠摄入量降至100 mEq/L以下（2.4 g钠或8 g氯化钠盐）	2～8 mmHg
增加体力活动	参加规律的有氧运动（如快走），每天至少30分钟以上，每周大多数日子	4～9 mmHg
适量饮酒	男性每天饮酒量少于2个饮酒单位（1 oz或30 ml酒精，如24 oz啤酒、10 oz葡萄酒，或3 oz 80度的威士忌）；女性和体重轻者每天饮酒量不超过1个单位	2～4 mmHg

注：*为了减少总体心血管危险，应戒烟。非药物措施的效果是剂量和时间依赖性的，在某些个体效果更好。SBP—收缩压；BMI—身体质量指数，计算方法：体重除以身高的平方米；DASH—控制高血压的膳食建议。

经允许引自：National Cholesterol Education Program, 2003, "Executive Summary of the third report of the Expert Panel on Detection, Evaluation and Treatment of High Blood Cholesterol in Adults（Adult Treatment Panel Ⅲ）", *JAMA* 289（19）：2560-2572.

时分别测量血压。

开始药物治疗时应考虑以下因素：

• 血压升高的严重程度。

• 存在的主要危险因素（吸烟、血脂异常、糖尿病、年龄＞60岁、男性、绝经后女性、早发心血管病家族史）。

• 靶器官损害的证据（心脏、肾脏、脑血管系统、外周血管疾病、视网膜病变）和临床确诊的心血管病。

• 并存疾病。

• 药物的副作用及费用，以及药物间相互作用。

表8-5强调根据患者的个体风险制定治疗方案。对于1期高血压患者，起始单药治疗通常很有效。超过达标血压值20/10 mmHg的患者（2期高血压），单药治疗往往无效，推荐联合用药治疗。大多数高血压患者起始治疗可使用噻嗪类利尿剂，单药治疗或与其他一种或多种药物[包括血管紧张素转换酶抑制药（ACEI）、血管紧张素受体阻滞药（ARBs）、β受体阻滞剂、钙通道阻滞剂]联合使用都能有效降低血压。这些药物均能有效降低血压。

高血压是CHD最常见的主要危险因素。高血压合并冠心病患者，使用β受体阻滞剂不仅能降压，还能减少复发性缺血事件。ACEI也常用于高血压合并冠心病患者，帮助心肌梗死患者促进有利的左心室重构。推荐CHD患者应联合应用ACEI和β受体阻滞剂积极治疗。

糖尿病或慢性肾病患者的血压目标

是降至 130/80 mmHg 以下。为了达到此目标，通常需要多种降压药物联合使用。糖尿病肾病患者首选 ACEI，ARBs 适用于不能耐受 ACEI 的患者。

长期治疗（既包括生活方式调整，又包括药物治疗）的依从性差被认为是血压控制不良的主要原因。心脏康复项目尤其能有效开展患者教育，提高患者对特定疗法与治疗目标的理解、纠正错误认识、调整患者治疗性生活方式干预措施并强化家庭及其他社会支持。从而使患者能够长期依从治疗方案，控制血压。

体力活动不足

最近研究均表明，体力活动不足会影响成年人健康。国家统计数据显示，即使通过联邦政府和其他杰出卫生组织的广泛宣传，也只有不到 50% 的成年人（47% 的女性和 49% 的男性）达到最低限度的体力活动的建议。大量的观察研究和共识声明，久坐不动的生活方式显著增加 CVD 风险。心肺功能降低、长时间静坐与心血管疾病风险、全因病死率增加有关。许多证据显示，体力活动、心肺功能水平与 CVD 风险成反比关系，最重要的是，体力活动可

以被矫正。此外，有证据表明，不足的体力活动、心肺功能水平风险与冠心病一级、二级预防有相关性。因此，卫生专业人员应增加患者的体力活动和心肺功能水平，同时减少患者静坐时间，这是降低 CVD 风险最重要的目标。以下各节阐述体力活动与心肺功能相关定义、危险因素、评估和干预建议。

最近的公共卫生声明指出，低于体力活动临界值被定义为日常体力活动不足。共识认为，中等强度体力活动时间 < 150 分钟/周（或高强度体力活动时间 < 60 ～ 75 分钟/周）被认为是体力活动不足的生活方式。然而，至少有两个研究从不同的角度关注不足的体力活动，即每天静坐时间。这两个研究得出一致结论，每天静坐时间可以预测 CVD 病死率。因此，体力活动不足这个实用性定义逐步演变成可以在开展以人群为基础的冠心病危险因素研究中作为一个较好的休闲体力活动的评估标准（见后面的"体力活动评估"）。

体力活动和运动是行为方式，心肺功能是一种能力。心肺功能通常是直接测量，或从运动耐力测试进行推算。心肺功

指南 8-5　体力活动与运动

尽管体力活动与运动通常可以互换使用，但是，在慢性病危险因素文献和公共卫生声明不同范畴内意义不同。明确实用性定义，可以描述缺少运动的生活方式下的风险和收益。

- 体力活动，是由骨骼肌收缩导致能量消耗高于基础代谢率的任何身体活动。
- 运动，即有计划、有组织、可重复的身体活动，旨在促进和维持一种或多种体适能的体力活动。

能定义是机体消耗氧的能力，通常被称为最大摄氧量或VO_2峰值。体力活动、运动、心肺功能是相互关联的，体力活动和运动的逐步增多（或减弱）可引起心肺功能的同样变化。

体力活动不足的相对风险

前瞻性观察研究表明，在同一个研究队列中，运动最少的个体与运动最多者相比较，其冠心病的相对危险大约是2倍。这种相对危险与本章所讲的其他危险因素相类似。此外，分析疾病危险分级和不同强度的体力活动（如低、中、高）关系，得出结论是冠心病风险的逐步降低是通过体力活动的从低、中到高的变化。这又被称为剂量反应关系。公共健康建议采取的措施总结如下：

● 重要的健康收益（减少冠心病风险）可以通过适量体力活动来获得，如果不能每天，也要保持每周多次。

● 额外的健康收益（进一步减少冠心病风险），可以通过更多的体力活动来获得。

鉴于很多人（＞50%）活动不足再加上CVD的双倍风险，针对缺乏运动的生活方式的干预措施，将有可能降低整体心血管疾病风险的社会负担。此外，体力活动是直接和间接影响心血管疾病风险的一个独立危险因素。大量的研究表明，缺乏运动作为一项冠心病危险因素，独立于其他冠心病风险因素如吸烟、高血压和高胆固醇血症，控制良好的运动锻炼的临床试验一致表明，日常体力活动有利于改变其他冠心病风险因素如高血压、高胆固醇血症、肥胖和2型糖尿病。

因此，针对体力活动不足的项目不仅直接降低危险因素，更是以积极的生活方式降低冠心病风险。

如上所述，各研究是以不同的视角集中观察体力活动不足即每天静坐时间。Katzmarzyk等报道，在17 013名18～90岁的加拿大人中，随着静坐时间的增加，CVD死亡风险逐步增高。他们的研究结果独立于另外一份体力活动自我报告。Stamatakis等追踪了4 512名苏格兰人约5年，量化中等强度到高强度的体力活动与每天对着电视或屏幕的时间比较。经传统的CVD危险因素调整后（包括日常的体力活动），每天对着屏幕时间为4小时或更多的男性，发生CVD事件的可能是每天对着电视2小时者的2倍。最近的报告证实了中等强度至高等强度的体力活动相关的CVD风险得到降低，延伸了人们对所花费在静坐时间的量与CVD风险显著相关的理解。换句话说，采用积极的生活方式，即使是减少看电视的时间或者久坐的时间等，均可进一步降低风险。

心肺功能降低的相对风险

数个前瞻性研究表明，心肺功能低下是冠心病独立危险因素，并可预测冠心病全因发病率和病死率。通过不同的试验，在一级和二级预防都得到同样的结果（采用不同心肺功能测量方式的研究，如测量和预测的最大摄氧量比较，活动平板和功率车比较，极量和次极量试验终点比较）。Myers的研究中，每增加1个代谢当量（MET），病死率下降12%。Blair的报道称，适度改善心肺功能可降低死亡风险。因此，尽管心肺功能还没有一个最佳定义，但通过常规耐力训练在内的日常体力活动是旨在改善功能、降低风险的重要内容。

体力活动评估

准确地评估所有心血管危险因子包括体力活动非常重要。如前所述，一般认为体力活动不足者，要符合2008版美国体力活动指南中的推荐标准。对于吸烟者，也需要对患者身体缺乏活动状态的时长（如月和年）进行评估。尽管还没有确定的标准，一般认为缺乏活动≥3个月定义为久坐不动的生活方式。

评估体力活动是多维度的，且具复杂性。为了确定个体是否进行了足够的体力活动，需要对体力活动的内容（持续时间、频率和强度）进行评估。体力活动评估面临的一个挑战是对持久性的测定，因为活动可以以每次至少10分钟的形式在一天内累加。另外一个问题是确定体力活动的强度，可以以相对于某人的形式（也就是指最大负荷的百分比）或者绝对值（中度和高强度分别定义为METs分值在3～5.9和≥6）进行分类。对体力活动不恰当测定或者粗糙测定可能误导结果。因此，康复工作人员需要仔细权衡其用来评估体力活动的方法。

评估体力活动最常用的两个方法是自评量表（主观）和体力活动监测器（客观）。调查问卷的优势是花费少，所需时间短。但是主观方法受到个体是否能够准确回忆其体力活动行为和准确对其体力活动强度进行分类的能力的限制。体力活动监测器可以准确评估（或者测定）包括强度的动态活动。这种客观方法的局限性是不能捕捉非动态体力活动的，而且购买

监测器、替换损坏的或者丢失的监测器会产生费用。

国际体力活动问卷（IPAQ, www.ipaq.ki.se）适合心脏康复时的体力活动标准化评估。该问卷对体力活动持续时间、频率和强度进行量化。此外，可以对活动类型进行改变，以适合群体特征后进行评估。IPAQ也记录静坐时间信息，如前所述，这可能对确定一个总体心血管风险有用。在IPAQ上很容易通过其推荐的标准，即＞150分钟/周（中度）或＞75分钟/周（高强度），对中度和高强度体力活动的时间和频率进行比较。IPAQ也提供三个水平的分类方法（参看"IPAQ分类目录"）和使用2008版美国体力活动指南中的MET/min来帮助对体力活动总量进行定量评估。

尽管有多种不同的体力活动监测器类型，但心脏康复中最常使用的是加速度计，它可以记录体力活动的持续时间、频率和强度，同时还可以定量非活动状态。患者使用体力活动监测器时需要标准化的操作指南。标准的评估周期是7天。体力活动监测器中可接受标准数据，包括佩戴时间每天不低于12小时（注意，需排除无体力活动状态＞1小时的时段）和至少包括4整天的记录时间。加速度计数据可以存储到电脑上，通过特定的软件进行处理。自评活动情况对于评估体力活动监测器上的数据非常有帮助。图8-4和图8-5给出了如何根据加速器上的报告数据来确定体力活动行为的例子。给出每天的体力活动和非活动时间信息，对于帮助患者获悉他们的体力活动习惯非常有帮助。

国际体力活动问卷

我们有志于调查人们在每天日常生活中不同的体力活动。此问卷会问你过去7天内花在体力活动的时间。即使你不是经常进行运动的人，也请如实回答下述问题。请回忆你工作时、在家时、从一个地方到另一个地方、娱乐、锻炼或者运动时所做的活动。

回顾你在过去7天里的高强度体力活动。高强度体力活动是指非常耗费体力以致呼吸非常急促的活动。特指持续时间在10分钟以上的高强度体力活动。
1. 在过去的7天里，有几天做过高强度体力活动，如举重、挖掘、有氧健身或者快速踏车？
____天/周
□没有进行高强度体力活动→**进入问题3**
2. 每天进行多长时间的高强度体力活动？
____小时/天
____分钟/天

回顾你在过去7天里的中度体力活动。中度体力活动是指中度耗费体力和呼吸比较急促的活动。特指持续时间在10分钟以上的中度体力活动。
3. 在过去的7天里，有几天做过中度体力活动，如搬运轻物、以正常速度骑车、双打网球？不包括行走。
____天/周
□没有进行中度体力活动→**进入问题5**
4. 每天进行多长时间的中度体力活动？
____小时/天
____分钟/天

回顾你在过去7天里的步行时间。包括工作和在家时、从一个地方步行到另外一个地方和其他用于娱乐、运动、锻炼或者休闲的单人步行。
5. 在过去的7天里，有多少天至少步行10分钟以上？
____天/周
□没有步行→**进入问题7**
6. 每天花费多长时间步行？
____小时/天
____分钟/天

最后一个问题是关于你在最近的7天里静坐的时间。包括工作和在家时做家务活或者休闲时的静坐时间。休闲内容可包括坐在桌边、访友、阅读，或者坐着或仰躺着看电视。
7. 在过去的7天里，每天静坐多长时间？
____小时/天
____分钟/天

其他信息
可以通过www.ipaq.ki.se和 in ML Booth 了解更多关于IPAQ的内容和用于开发IPAQ的研究方法的详细信息，其他关于如何使用IPAQ的科学出版物和教学指导内容可参看网站内容

经允许引自：U.S. National Institute of Health. 网址：www.ipaq.ki.se.

IPAQ分类目录

低（一级）

● 体力活动不满足二级和三级标准。

中（二级）

符合以下三个标准的任何一项：

● 高强度体力活动≥20分钟/天，≥3天。

● 中度体力活动或者步行≥30分钟/天，≥5天。

● 任意组合如步行和中、高强度体力活动，至少达到600 MET·分钟/周，≥5天。

高（三级）

符合以下两个标准的任何一项：

● 高强度体力活动≥3天/周，至少达到1 500 MET·分钟/周。

● 任意组合如步行和中、高强度体力活动，同时至少达到3 000 MET·分钟/周，≥7天

注：IPAQ—国际体力活动问卷；MET—代谢当量。

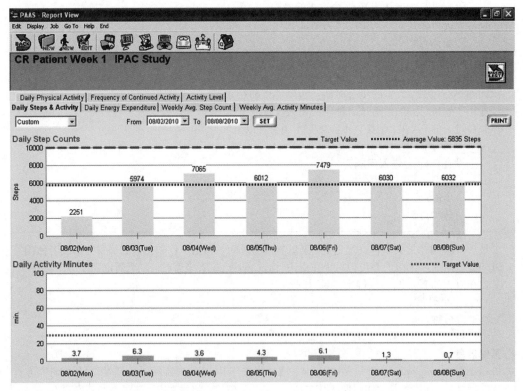

图8-4　心脏康复项目初期一份来自基线体力活动评估的计步报告。结果显示，患者体力活动不足（平均5 835步/天、26分钟/周的中、高强度体力活动）

经允许引自：Courtesy of Ball State University Clinical Exercise Physiology Program.

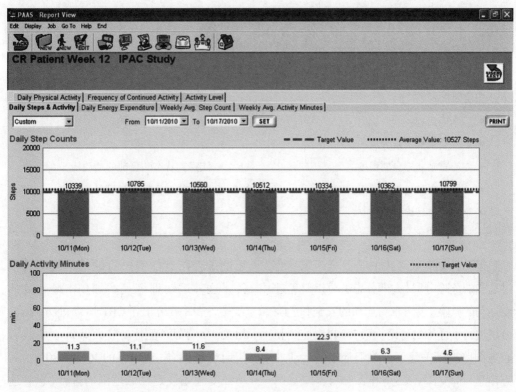

图8-5　心脏康复项目第12周来自体力活动评估的计步报告。结果显示，患者体力活动水平显著提高（平均 10 527步/天、约75分钟/周的中、高强度体力活动）

经允许引自：Courtesy of Ball State University Clinical Exercise Physiology Program.

心肺功能评估

　　如前所述，通常采用运动负荷试验对心肺功能进行评估。运动是心脏康复的基石，为了有效地确定运动量，以及发现禁忌情况或者潜在的运动训练受限因素，有必要对其基线水平进行评估（参看第6章的运动禁忌情况）。此外，运动干预前或者干预后采用症状限制的运动试验对CRF评估，可以获得关于适宜运动量和心肺功能改变的重要客观信息。但是，有时可能没有运动试验数据，可使用先前描述的工具来评估患者的功能状态。运动试验的操作建议已有发表。

体力活动和运动建议

　　心脏康复应该为患者提供恢复最佳体力活动水平的知识和技能。为达到此目的，方案应该给患者提供系统性的运动训练方案和闲暇时的体力活动建议。一般认为总体目标是增加日常体力活动到一个有利于健康和降低慢性疾病风险的水平。运动训练的目标应该是增加心肺功能。指南8-6列出准备开具运动处方时应该考虑的关键变量。

其他非心脏疾病的注意事项

　　本部分讲述系统性运动训练和闲暇时体力活动的建议。

指南 8-6　体力活动和运动处方的注意事项

为了降低运动相关风险,以及使运动处方个性化,心脏康复专业人员应该注意:

安全因素

- 临床病史。
- 心血管疾病危险分层和运动风险 。
- 左心室功能不全的程度。
- 心肌缺血和心绞痛阈值。
- 认知或心理障碍。

相关因素

- 职业或非职业需要。
- 骨关节疾病的限制。
- 疾病前状态和目前的活动情况。
- 个人的健康目标和健身目标。

运动计划首要考虑的是安全问题。经过适当的危险分层,大部分患者可以避免过度运动的风险。第6章对运动的安全和危险分层进行了详细的讨论。第7章提出监测和心电图监护相关建议。关于基本的运动处方信息,可以参看表8-6和表8-7。第7章中的"运动期间出现心脏事件的危险分层"概述了心血管事件危险分层模型。经过危险分层,加之必要的监测和心电图监护,可以实施规定了运动强度和持续时间的运动训练处方(参见第7章中"运动危险相关的观察监测强度推荐")。

一些权威机构都有完善和基于循证的系统性心脏康复运动训练建议,在这里只做简述。一个完善的运动包括心肺、骨骼肌和柔韧性内容。表8-6～表8-9有每部分的详细内容,指南包括运动强度、运动持续性(指时间)、运动频率和运动类型。每个部分互相关联,并能达到运动的最终目标(提高有氧运动或者骨骼肌功能、减轻体重、血糖控制、重返工作岗位)。

心肺耐力训练

心肺耐力(CRE)训练应该是成年人无论是否伴有CVD风险的最常规运动项目。这种运动训练是增加CRF最有效的方式。表8-6给出了CRE运动处方内容。相关训练强度范围在最大储备心率或者代谢当量储备(VO_2R)的40%～80%。运动强度起先设定在低范围内进行,患者适应后慢慢增加强度。有感疲劳等级是心率监测评估运动风险的辅助方法,重要的是主观指导患者体验运动感受和如何运用该量表。因患者总耗能的目标不同,其运动训练时间各不相同。在系统性运动方案中,尽管有些患者进行不连续(间歇性)的运动方式,但建议每次至少连续进行20分钟的运动。此外,有些患者因为共病或者生活方式等因素,可能需要一天内进行短时多次训练(如多次,每次10分钟)。理想情况下,患者应该一周内大部分时间处于积极运动状态,然后系统性方案设计的运动频率一般是一周3～4次。值得注意的是,延长运动时间联合增加运动频率是减轻体重方案中最有效的方法,因为这可以提高机体总耗能(见后文的"能量平衡-减重方程"章节)。CRE运动的常见形式见表8-6。

表8-6　心脏病患者心肺耐力运动处方

内　　容	建　　议
运动强度	• 最大储备HR或者VO₂储备或者VO₂峰值的40%～80%（没有运动试验数据时参看表8-7）。 • 将RPE量表中6～20分级水平中的11～16作为HR监测客观评估的辅助手段。 • HR下降10次/分钟并伴有下述情况之一： 　• 心绞痛发作或者其他心血管功能不全的症状。 　• SBP维持在较高水平或下降；SBP＞240 mmHg；DBP＞110 mmHg。 　• ST段水平或者斜型下降＞2 mm。 　• 心肌核素检查提示有可逆的心肌缺血，或超声心动图提示运动时有中～重度的室壁运动异常。 　• 室性心律失常发生频率增加。 　• 其他显著的ECG异常（如二度或者三度AVB、心房纤颤、SVT、复杂的室性异位节律）。 　• 体力活动不耐受的其他症状或体征
运动时间	• 20～60分钟/次。 • 延长一天内的运动时间或者增加运动次数来提升总耗能进行减重
运动频率	• 一周内的大部分时间为最佳（4～7天/周）
运动类型	• 有节律的、涉及大肌群的活动（如行走、骑车、爬楼梯、椭圆训练机和其他能够进行可控的、恒定强度的上下肢功率车）

注：HR—心率；VO₂R—最大氧摄入储备；RPE—有感疲劳等级；SBP—收缩压；DBP—舒张压；ECG—心电图；AVB—房室传导阻滞；SVT—室上性心动过速。

经允许引自：ACSM 2010.

表8-7　近期未做症状限制性运动负荷试验患者的起始运动处方

内　　容	最　初　建　议
热身	• 拉伸，低强度的徒手操。 • 5～10分钟
心肺功能	• 运动强度（指导）： 　• 2～4 METs。 　• RPE 11～14。 • 运动时间： 　• 20～30分钟。 • 运动频率： 　• 3～5天/周。 • 运动类型： 　• 跑步机、上下肢功率车、爬梯和关节活动训练

（续表）

内　容	最　初　建　议
骨骼肌功能	● 抗阻运动：所有的主要大肌群。 ● 适用于符合指南8-7适应证的患者。 ● 参见表8-9中的运动内容
放松整理活动	● 5～10分钟

注：METs—代谢当量；RPE—有感疲劳等级。

经允许引自：ACSM 2010.

表8-8　心脏病患者肌力和耐力运动处方

内　容	建　议
运动强度	● 阻力设定：没有显著劳累的10～15次重复。 ● Borg 6～20分级水平的RPE 11～13级。 ● 尽量在关节活动度全范围内完成动作，动作的用力期间呼气，恢复期间吸气，避免屏气和拉伤（瓦氏动作）。 ● 适度抓握重力手柄以保证安全，避免过紧，防止血压的过度反应。 ● RPP不能超过确定的CRE运动阈值
运动量	● 每个练习动作最少做1组。 ● 一旦患者适应训练方案后，如想获得更好的效果，可以增加到2～3组，8～10种不同动作，包括全身上下大肌群的运动：推胸、推肩、三头肌后伸、二头肌弯举、高位下拉、背伸、卷腹、股四头肌伸展、腿卷曲（腘绳肌）、小腿三头肌提踵
运动频率	● 非连续的2～3天/周
运动类型	● 形式多样：杠铃、配重式力量设备、阻力器、拉力器、哑铃、腕部或者脚踝小重量沙袋。 ● 选择安全、有效和易取的器械
进展	● 当患者能够轻松地完成运动处方中重复范围的上限时，训练负荷可以增加约5%

注：RPE—有感疲劳等级；BP—血压；RPP—心率和收缩压乘积；CRE—心肺耐力。

经允许引自：ACSM 2010; Williams et al. 2007.

表8-9　骨骼肌柔韧性运动处方

内　容	建　议
运动强度	● 保持某一体位时有轻微不适感觉（无痛）。 ● 以缓慢可控的方式进行训练，逐渐加大活动范围
运动时间	● 正常呼吸下，每次拉伸逐步增加到30秒，如果可以耐受，增加到90秒。 ● 每个动作重复3～5次
运动频率	● 非连续的2～3天/周
运动类型	● 静态拉伸，重点在腰背部和大腿区域

经允许引自：ACSM 2010; Williams et al. 2007.

指南 8-7　抗阻训练患者选择标准[a]

● 心肌梗死或心脏手术后至少5周，包括连续4周参加有监测的康复耐力训练项目。

● 导管介入手术（PCI、其他）后至少3周，包括连续2周参加有监测的康复耐力训练项目。

● 下述情况尚缺乏依据：

　○ 急性充血性心力衰竭。

○ 未控制的心律失常。

○ 严重瓣膜疾病。

○ 未控制的高血压。尽管中度高血压（SBP > 160 mmHg 或 DBP > 100 mmHg）并非参加抗阻训练的绝对禁忌证，但应转诊接受适当治疗。

○ 有不稳定症状。

注：[a]抗阻训练项目设计为患者举起重物为 > 50% 一次最大反复（1 RM）。若没有其他禁忌证，在门诊项目中可以使用弹力带、1～3 lb（0.45～1.3 kg）的手部重物、轻的杠铃开始，逐渐加量。
经允许引自：ACSM 2010; Williams et al. 2007.

一旦制定了初始运动处方，患者应逐步达到事先或者重新确定的目标。因为运动水平、动机、骨关节疾病限制等多种因素会影响进展速度，故没有固定的运动模式可循。一般而言，在进一步调整前，改变一个变量并持续一定的时间（至少一个运动周期），评估患者对新负荷的适应程度是非常明智的。如果时间允许，建议先增加运动时间和频率，后增加运动强度。基于患者的主观感受和医务人员的观察，可以在最新评估的允许范围内，适当增加患者可耐受的运动强度。

指导原则包含了总运动量或运动负荷的计划进展，如患者在3～6个月内预期要达到的能量消耗阈值。最佳运动量取决于个体的CVD风险、训练目标和合并症（如糖尿病、高血压、肥胖、关节炎）。大量证据表明体力活动量和健康存在剂量-反应关系。有研究证明，1 500～2 200 千卡/周的耗能分别与冠状动脉病变稳定或消退有关

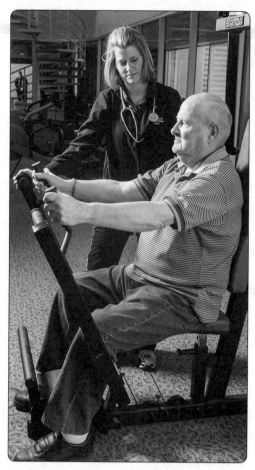

心肺耐力训练应该是大部分CVD高危人群的常规运动形式。

其运动强度大约相当于4 METs（总代谢当量）。下面的公式提供了一种计算运动热量消耗的方法：

每分钟热量 =[METs × 体重（kg）× 3.5]/200

由于4 METs强度的运动值也包括静息部分（1 MET），运动消耗的能量是3 METs。因此，一个100 kg重的患者每周运动3天，每次30分钟，能量消耗约为480千卡/周（5.3 千卡/分钟 ×30分钟 ×3天/周）。虽然患者能通过这个方案明显提高运动耐力，但总运动能量消耗量达不到现行体力活动推荐的值，而且大多对减重或者减脂无效。举个例子：一次运动40分钟，每周5次，会最终消耗1 060千卡/周。故要根据预期结果调整运动频率和持续时间，为减轻体重需要提供更大的运动量。逐渐增加运动量是明智的，但是医护人员也应该考虑到，运动量较高的项目仍有导致患者放弃运动的风险，须认真考虑。超重患者必须充分意识到提高和维持体能是运动项目的核心，在此基础上增加运动量以达到减体重的目标。最后，CRF改善的同时，患者能够在指定强度下（指最大储备心率的百分比）进行代谢率（指千卡/分钟）更高的运动。最终，随着时间的推移，调整运动量后使得患者消耗了更多的能量。

1. 近期未做运动试验者的运动建议

对于项目开始时未进行运动试验的二级预防项目参加者，医护人员应在密切观察下保守地开展运动项目。医疗负责人和咨询医生应建议使用安全训练强度上限。起始运动强度可以根据距心脏事件发生时间的长度、出院时间和患者评估（即日常生活活动）确定。监测至少应该包括心电图、

联。遗憾的是，多个研究已经证明，系统性的心脏康复中能量消耗并未达到这个阈值。因此，患者可能需增加系统性方案以外的体力活动来达到最佳能量消耗水平。

很少有资料证明采取单一运动训练方法可以使心脏病患者达到正常体重和体态。这强调了多重行为策略在超重患者体重控制上的重要性。心脏康复中患者的运动量可能是一个限制性因素。如前所述，多个研究已经证明周运动量不足以减重减脂。例如，体能为7 METs的门诊患者，经典运动处方是根据活动30分钟的心率

症状和体征、血压、RPE和过度疲劳的征象。保守的次极量运动终点评估有助于决定运动期间的参数。表8-7包含最近没有进行运动试验的患者进入运动项目时的初始推荐内容。对表8-7中列出的每周3～6次运动反应正常的患者,可以逐步增加运动强度。进展速度应该是个体化的,而且应基于对运动的正常反应,并在运动中、后没有异常的症状和体征。

初始运动强度通常为2～4 METs,观察心率、血压和其他生理反应,包括这样强度下的感觉疲劳。RPE量表有助于了解患者对运动负荷的耐受程度,建议范围在11～13。但是,应谨慎使用这样的强度水平(例如,METs、HR或者RPE),因为每一种方法内都有可能存在个体差异。表8-7内容的进展需要根据患者的症状和体征、监测的反应和RPE结果来设定。如果患者持续未发生症状,那么运动强度可以逐渐增加到医疗负责人和咨询医生设定的上限。随着时间的推移,情况稳定的患者一般都能逐步完成表8-6列出的内容。一项比较有和没有初始运动试验的患者之间的运动效果显示,两种改善生理的结果相似,都没有出现心血管事件。

2. CR/SP 外的体力活动

许多参加心脏康复的患者没有达到期望的能量消耗水平,特别是当他们每周只进行2～3次运动,典型的每次运动能量消耗 < 300 kcal。此外,大部分心脏病患者在不参加心脏康复日期中的体力活动更少。认识到大多数参与心脏康复的患者在之前运动不足十分重要。他们面临改变生活方式的挑战(伴随可能需要戒烟和改变饮食习惯来减轻体重、控制血脂和血糖、控制血压或者控制凝血状况)来达到正常身体活动。第3章中已阐述了改变体力活动的行为改变原则。

尽管常规建议患者在没有参加心脏康复的时候,每天进行超过30分钟的中等强度体力活动,但大部分患者可能需要更多的支持或者其他替代方法才能更为积极地完成目标。追踪和记录的方法可以增加患者心脏康复外的体力活动量。先前提到的体力活动评估工具可以用来达到这个目的。使用体力活动监测器来客观记录患者在心脏康复外的体力活动习惯就是一种理想的方法。电子计步器价格最低而且已经证明其可以增加个体的体力活动量。电子计步器可以手动设定,测定一天到一周或更长时间的数据后下载到电脑存储。有加速器装置的计步器尽管价格稍贵,但可以监测中到高强度的体力活动和无活动的时间。图8-4和图8-5显示保持一周和随后12周参与心脏康复的患者数据。患者每天以步数来计算的体力活动,以及每天中到高强度的体力活动时间,均显著增加。一些体力活动监测器所包含的电脑软件让患者把数据存储到电脑上并生成各类报告。心脏康复医护人员读取患者信息后进行分析反馈,以便帮助患者达到活动目标。

有一种方法既简单又低成本,即让患者完成体力活动的一周日志或使用如IPAQ类的每周回顾问卷。根据需要,患者在心脏康复医护人员的帮助下进行评估。可以给予患者明确的目标(最少:中等强度活动150分钟/周;最佳:中等强度活动300分钟/周)来评估他们的体力活动状态。另外一种方法,是患者通过网络获取资源和支持来改变其生活方式并保持其规律的体力活动,如需要患者输入体力活动数据的免费网站(如www.supertracker.usda.gov)、购买计步器后可免费使用的网站(如www.thepedometercompany.com/everystepcounts.html),或者购买加速计后可下载数据的免费网站(如www.theactigraph.com),以及收费网站(如www.activeliving.info),可以使用资源或者寻求专业人员帮助。

评估患者的体力活动习惯至关重要。这些评估可以明确患者是否达到了>150分钟/周(中度)或>75分钟/周(高度)体力活动(真正得到健康获益的阈值)。同样,这些评估让患者和医生获得体力活动不足的信息(久坐时间)。尽管没有明确的久坐时间标准,但是人们已经逐渐认识到久坐对身体有害,应该避免这样的生活方式。

抗阻训练

抗阻训练作为运动治疗的一部分,适用于经筛选的心血管疾病患者。长期以来认为抗阻运动对心脏病患者有害,或者至少没有益处的观点并没有得到科学文献的支持。心脏病患者的抗阻运动研究观察到:与活动性运动相比,较低的心肌氧需削减了心肌对缺血的反应,并增加心内膜下血流灌注。此外,尽管抗阻训练的能量消耗低于CRE运动,但随着肌肉质量的增加,基础代谢率也相应增加,是有助于达到和保持健康体重的一个重要运动方法。抗阻训练还能增加力量和耐力,有利于快速重返日常活动和工作状态,以及延长老年患者的功能独立性。

尽管有充足的证据证明抗阻训练的安全性和功效,但仍要认真选择患者。指南8-7列出了医生选择患者的指导原则。应该由医护人员来确定患者是否能够参加训练,但首先要获得医疗负责人和外科医生的同意。一旦确定患者参加项目,就应让其完成一些基线肌力测试。可以利用测试结果制定抗阻训练计划,辅助评价主、客观反应。基线时做肌力评价的全过程中应监测心率、血压和心电图反应。在动作前和动作结束的即刻测量血压。基线肌力评定包括:

● 一次最大反复(1 RM)——在保持正确手法且没有疲劳感的情况下,一个人一次能举起(仅一次重复)的最大重量。

● 多次最大反复(6 RM至15 RM)——在保持正确手法且没有疲劳感的情况下,一个人6~15次重复能举起的最大重量。

健康人常用1 RM来进行评估,多次RM评估压力较小,适合评估大部分心脏病患者的骨骼肌功能基线水平。表8-8中给出了安全和有效的常规抗阻训练的内容。同CRE训练,所述内容需满足患者的个性化需求和目标。

柔韧性训练

骨骼肌的最佳功能需要患者的关节活动维持在应有的范围内。保持腰背部和后大腿部区域的灵活性/柔韧性尤其重要。如果这些区域缺乏柔韧性,则会增加慢性腰痛病的危险。因此,预防性和康复性的运动方案应该包括保持和促进柔韧性的运动。老年人普遍柔韧性差,且日常生活活动能力降低。因此,老年人的运动方案应重视适当的伸展练习,特别是躯干上部和下部、颈部和臀部的练习。表8-9包含骨

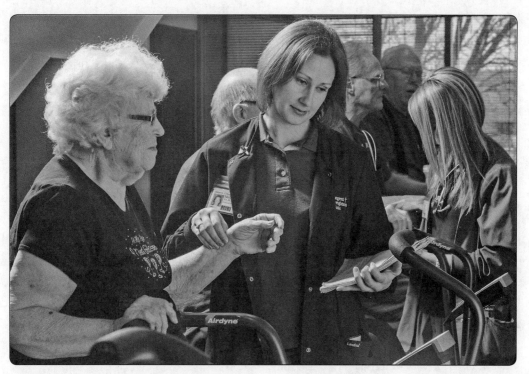

一旦确定患者参加项目，基线时应完成一些肌力测试。可以利用测试结果制定抗阻训练计划，辅助评价主、客观反应。

骼肌柔韧性常规训练的内容。同CRE和骨骼肌抗阻训练，所述内容需满足患者的个性化需求和目标。

糖　尿　病

糖尿病是一种以因胰腺胰岛素合成不足（1型）的代谢紊乱或外周组织胰岛素敏感性降低（2型）导致组织葡萄糖摄取受损为特征的复杂性代谢疾病。与2型糖尿病相比，1型糖尿病通常在非常小的年龄就表现出来，往往和肥胖无关，对于运动疗法的反应性也较差。1型糖尿病是自身免疫性疾病。尽管如此，在有运动的日子里，运动可以增加葡萄糖的降解并减少对胰岛素的需要。2型糖尿病则通常成年起病，往往合并有肥胖、高血压、血脂异常，亚临床水

平炎症状态影响凝血、血管内皮及其他代谢功能。

2010年美国疾病预防控制中心（CDC）报告，确诊或未确诊的糖尿病患者约达2 580万人。据估计，约7 900万美国人（≥20岁者占35%）处于糖尿病前期，有血糖（BG）水平升高，从而增加2型糖尿病的风险。90%～95%的糖尿病患者是2型糖尿病。减重和运动被证实可以改善2型糖尿病患者的胰岛素抵抗，对于冠心病或冠心病高危患者，综合治疗往往还包括口服降糖、降压、调脂药物。

2型糖尿病造成过早死亡，并且和心血管疾病发病、失明、肾脏疾病、神经病变、截肢有关。糖尿病患者中，冠心病、卒中、高血压和外周血管疾病是主要的致病和致死原

因。糖尿病患者面临的最大挑战是如何依从复杂的治疗方案。心脏康复专业人员在协助观察和激励患者对药物治疗及饮食与运动治疗的依从性方面可发挥重要作用。康复项目人员必须与患者的家庭医生或内分泌专科医生紧密协作,优化糖尿病治疗。

2型糖尿病

运动对2型糖尿病患者的益处是肯定的。规律的运动改善糖尿病治疗,降低心血管病及其并发症的风险,并提高2型糖尿病患者整体的健康与舒适水平,预防或延迟易患人群2型糖尿病的发生。大部分有益于糖尿病治疗的运动就是通过心肺耐力和抗阻训练来提高胰岛素敏感性。

最近的一项研究表明,有氧运动能力提高1 MET,2型糖尿病男性患者(白人和非洲裔美国人)的病死率下降了14%～19%。得到一致的结果是,运动可以改善心肺功能和胰岛素敏感性。以下列出运动改善糖尿病治疗的作用:

运动改善糖尿病治疗的作用

● 改善外周组织对胰岛素的敏感性。

● 改善血糖控制。

● 减少胰岛素或口服降糖药的剂量或使用。

● 降低血浆胰岛素水平。

● 改善糖耐量。

● 降低糖化血红蛋白水平。

1型糖尿病

1型糖尿病患者如无并发症,在血糖控制良好的状态下,可进行各种水平的运动。个体化调整治疗方案(胰岛素和医学营养疗法)是安全参与运动的重要策略,包括血

糖的自我监测和相关运动反应。注意低血糖反应可以在开始运动后、运动中或运动几个小时后发生。掌握相关代谢反应和自我管理知识,识别症状和体征,以减少事件发生。调整胰岛素治疗以适合不同水平的运动,而不是仅仅专注于补充碳水化合物。

糖尿病患者运动的风险

大部分糖尿病患者可以安全地进行运动。但对这些患者来说运动并非没有风险。医护人员需要了解以下这些风险:

糖尿病患者运动相关的风险

心血管风险

● 由亚临床或者缺血性心脏病(无症状性心肌缺血)引起的心力衰竭和心律失常。

● 由自主神经病变引起的血压或心率的骤升和骤降。

● 由自主神经病变引起的运动后的直立性低血压。

代谢方面的风险

● 接受胰岛素或者口服降血糖治疗的患者产生低血糖。

● 高血糖的恶化。

肌肉骨骼及创伤方面的风险

● 足部溃疡(特别是神经病变出现后)。

● 与外周神经病变相关的骨外科方面的损伤。

微血管方面的风险

● 视网膜病变:患有增生性视网膜病变的糖尿病患者应当避免无氧运动、剧烈变形、震动或者Valsalva样的运动。

● 肾病变:低到中等强度的运动是安全的,但不鼓励进行高强度的运动。

● 周围神经病变:需要进行全面的足

部护理。

参与运动方案的糖尿病患者的评估和测试

为了使糖尿病患者运动的获益最大化和风险最小化,有必要进行适当的患者筛选,强调遵循方案设计指南,并提供教育和工具来改善血糖监测和改变所有心血管疾病危险因素。还应该调查糖尿病患者的知识水平及目前如何控制糖尿病,包括运动方式,以及药物的使用和饮食注意事项。包括:

● 胰岛素和口服降血糖药物、所有其他药物的副作用及药物间的相互作用。

● 血糖水平的自我监测。

● 目前日常体力运动的水平。

由于糖尿病患者中无症状冠状动脉疾病发病率的增加,因此对于久坐不动而准备启动运动方案的糖尿病患者建议先进行正规的运动试验。如果糖尿病患者计划参加低强度的运动形式,如散步,医护人员应该通过临床判断来决定是否建议进行运动试验检查。若患者打算进行较为激烈的运动项目[例如,比日常活动剧烈的运动(≥ 5 METs)],则在运动开始前进行评估将会使其获益。糖尿病的并发症,包括外周神经病变、严重的自主神经病变和视网膜病变因可能易导致某些运动时受伤而被视作禁忌。运动前评估还包括其他重要内容,如了解目前用药情况、体力限制,以及其他可能与糖尿病并发症有关的症状(见第2章)。

以下列举糖尿病患者运动负荷试验的适应证:

糖尿病患者运动负荷测试的适应证

● 年龄> 40岁。

● 年龄> 30岁,符合以下条件之一:

○ 1型或者2型糖尿病> 10年的病史。

○ 高血压。

○ 吸烟。

○ 血脂异常。

○ 增生性视网膜病变或增生性视网膜病变前期。

○ 微量白蛋白尿肾病变。

● 符合以下条件之一(任何年龄):

○ 已知或者疑似冠心病(CAD)、脑血管疾病、外周血管疾病(PAD)。

○ 自主神经病变。

○ 肾功能衰竭晚期。

经允许引自:Colberg et al. 2010.

上述患者应当进行运动负荷试验以评估运动引起的缺血、心律失常和异常血压反应或者运动中及运动后异常的反应。负荷试验还可以提供有关初始运动能力水平、有必要采取的特殊警示措施及用以制定运动目标心率值的信息。

糖尿病患者的运动处方

糖尿病患者的运动处方必须根据治疗方案、糖尿病并发症的存在及严重程度,以及运动方案的目的和预期获益等来进行个体化。运动中还必须考虑食物的摄入量。患者参与运动康复的初级目标应该包括:

● 控制血糖水平。

● 糖尿病并发症最小化。

● 增加其他心血管疾病危险因素的自我管理能力。

● 提高有氧运动能力、肌肉力量和耐力、柔韧性。

● 增加日常的体力活动和避免久坐。

糖尿病患者运动处方的内容和进展与运动处方的标准方法相似，一些不同要点见下文"糖尿病患者的预防措施"和"糖尿病患者足部护理的指导"部分。

糖尿病患者的教育、监测和治疗

糖尿病患者的预防措施和特殊指导列入了"糖尿病患者的预防措施"中。包括糖尿病患者中最常见的足部并发症，因此，足部护理非常重要。这些问题多数发生在血流减弱或腿部及足部存在神经损害时。这些问题还包括因皮肤异常干燥而引起的脱皮或者龟裂；硬皮增生容易发生破溃；以及足部溃疡，尤其是在足跟部或大足趾的底部。医务人员应该定期检查糖尿病患者的双脚，并强烈建议这些患者应将任何疼痛、感染或炎症情况第一时间通知他们。应该经常告诉患者检查他们的足部，并向他们的医护人员报告任何的溃疡、感染或者炎症。此外，还应该对外周神经病变及脉搏进行评估。心脏康复工作人员还应该按照下列规程指导患者保护他们的双脚。糖尿病患者的预防措施见下文。

糖尿病患者的预防措施

● 在血糖未控制前应避免剧烈运动。

● 了解低血糖和高血糖的症状、体征及治疗：晚上运动得过晚会增加夜间低血糖的发生风险。

● 特定的药物可以掩盖或者加重运动后的低血糖或高血糖反应，如 β 受体阻滞剂、利尿药、钙通道阻滞药和华法林等。

● 进行适当的预防：

○ 运动时携带一些糖。

○ 避免在胰岛素作用处于高峰期时进行运动；运动前30分钟进食一份甜食；运动前减少胰岛素或口服降血糖药的剂量；在餐后1～2小时按计划进行运动。

○ 经常监测血糖；血糖对不同环境的反应是因人而异的。

○ 运动前、运动中及运动后要充分补水。

○ 特别注意在炎热天气下的运动。小心中暑。

○ 随身携带身份证、糖尿病的标示和紧急联系方式。

○ 携带零钱以便打电话，或配备一部手机。

○ 如果运动在注射后30分钟开始，应在腹部注射胰岛素，不要在活动的肌肉部位注射胰岛素。

● 有神经病变的患者：

○ 需要一种探测脉搏的替代方法来控制运动强度（如心率监视器或者使用有感疲劳等级）。

○ 运动过程中可能会产生异常心率和血压反应。

○ 发生直立性低血压的风险增加。

○ 常规进行足部和手部护理。

糖尿病患者足部护理的指导

足部卫生

● 每天检查足部是否存在水泡、切口和划痕；如果这些问题需要治疗，应该向医务人员报告。必要时请家庭成员对患者进行足部检查。

● 每天检查鞋的内部和底部是否存在粗糙或者不一样的磨损情况。

● 运动时准备两双鞋子交替使用。

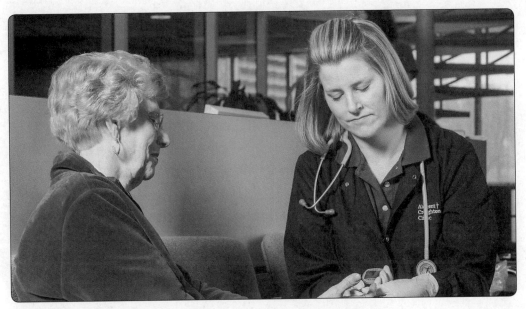

当糖尿病患者开始参与运动项目时,与运动相关的血糖水平需要进行系统的监测。

- 每天仔细清洗和擦干足部,尤其是足趾之间的部位。

- 为了改善足部皮肤的干燥,洗浴及晾干双脚后涂抹婴儿油。

- 不要浸泡双足。

- 避免沐浴时温度过高。

- 横直地修剪趾甲。

- 不要修剪鸡眼和胼胝,不要用化学制剂来治疗。

- 不要在足部使用胶带。

注意:保证每次就诊时医护人员能进行足部检查。

鞋具

- 穿完全合适的袜子,如合成织物袜、羊毛袜、连裤袜等。避免补袜子或者袜子存在可能刺痛双足的接缝。须每天换袜子。

- 冬季要穿羊毛袜与防护鞋。

- 晚上如果感到脚冷要穿袜子。

- 购买舒适的鞋子,由护脚的材料做成且可以保持足部干燥。

- 不要穿夹趾鞋。

- 不要光脚走路,尤其在灼热的地面。

监测 BG(血糖)水平对于长期保持正常的血糖水平至关重要,对服用 β 受体阻滞剂的患者而言尤为重要,因为这些药物可能会掩盖可能发生的低血糖反应。在运动过程中检测 BG 水平也可以提供积极的反馈,这些反馈将决定是否调节或继续实施运动计划,影响到糖尿病患者是否长期坚持运动。因为运动是糖尿病治疗的基石,所以这点非常重要(指南 8-8)。

总结

糖尿病患者的运动处方是根据他们的治疗方案、糖尿病并发症的存在或严重程度,以及运动方案的目的和预期获益等来进行个体化。有规律的运动将带来很多益处,不仅仅是增加胰岛素的敏感性和降低血糖水平。一个持续渐进的全面运动计划将帮助糖尿病患者治疗疾病,并改善生活质量。

指南 8-8　糖尿病患者的血糖监测

当糖尿病患者开始参与运动项目时，与运动相关的血糖水平需要进行系统的监测。基于以下原因，监测并记录患者运动前后的血糖水平非常重要：

- 有助于识别患者低血糖和高血糖的发生风险。
- 有助于确定适当的运动前血糖水平来降低低血糖风险（无须因为高血糖而延缓运动计划，尚要考虑患者感觉是否良好或者血酮浓度阴性等因素）。
- 有助于确定是否需要在患者运动过程中进行血糖水平的监测。
- 为运动处方的改进提供基础。
- 提供有关运动治疗疗效的反馈。

表8-10～表8-16描述了心脏康复中监测血糖水平的步骤。

表8-10　运动前低血糖的护理

运　动　前	护　理　计　划	干　　预
胰岛素或者口服降血糖药能增加低血糖风险，运动中BG水平维持在100 mg/dl或者更高	评估患者发生低血糖的个体风险： ● 药物的使用。 ● 最近进餐或甜食的时间及用量	在运动前通过进食或者补用15 g的碳水化合物（含脂肪和蛋白质；一汤匙的花生酱和六块饼干）来提升或者维持运动中适当的BG水平
运动前检查BG水平	确立BG水平在100 mg/dl或更低时的策略；鼓励患者发现自己BG反应的规律	设定个体BG目标值
曾发生无症状性低血糖或者频繁发生低血糖的患者	评估患者的认知水平，讨论低血糖的症状和体征，必要时需进行治疗	提高患者运动前的BG水平目标值，增加BG检测，或者在运动过程中两者兼而；适当的治疗
使用胰岛素泵的患者	内分泌专科医生或者CDE共同协商，根据运动量调整胰岛素用量	尽可能设定适当的BG目标值，防止因发生低血糖而影响运动的时间和强度

注：BG—血糖；CDE—注册糖尿病健康教育专职人员。

经允许引自：F. Lopez-Jimenez et al., 2012, "Recommendations for managing patients with diabetes mellitus in cardiopulmonary rehabilitation. An American Association of Cardiovascular and Pulmonary Rehabilitation Statement", *Journal of Cardiopulmonary Rehabilitation and Prevention* 32: 101-112.

表8-11　运动后低血糖的护理

运　动　后	护　理　计　划	干　　　预
运动后血糖目标应个体化	运动后15分钟内检测BG	鼓励患者在运动后多次测定BG水平,注意低血糖可能发生在运动周期后的24～48小时
运动后BG≥100 mg/dl,可排除无症状性低血糖患者,直至血糖反应模式形成	如果BG<100 mg/dl,应用临床判断使用口服降血糖的患者和个体低血糖;同样也要注意使用胰岛素的患者	用来防止低血糖的碳水化合物甜食中含蛋白质、脂肪;如是纯碳水化合物,则会被人体迅速消化和吸收;如运动时间延长,则每30～60分钟的运动需补充15～30 g的碳水化合物
使用胰岛素泵的患者	使用胰岛素泵的患者应该咨询内分泌学家或者CDE,根据他们的指导进行胰岛素用量的调整	与患者的医生就运动之前是否需要减少胰岛素或者其他药物进行协商;确定运动时BG的具体目标

注:BG—血糖;CDE—注册糖尿病健康教育专职人员。

经允许引自:F. Lopez-Jimenez et al., 2012, "Recommendations for managing patients with diabetes mellitus in cardiopulmonary rehabilitation. An American Association of Cardiovascular and Pulmonary Rehabilitation Statement", *Journal of Cardiopulmonary Rehabilitation and Prevention* 32: 101-112.

表8-12　治疗低血糖的建议

注意事项	• 摄入葡萄糖或含碳水化合物的食物来治疗低血糖(BG<70 mg/dl);相较于含碳水化合物的食物,含糖的食物可更快地引起升糖反应;在运动放松期后摄入食物,以防运动中胰岛素或胰岛素促泌剂的延续作用而导致低血糖再发;服用 α-葡糖苷酶抑制剂[阿卡波糖(acarbose)或米格列醇(miglitol)]者必须使用葡萄糖(例如,葡萄糖片)治疗低血糖症。 • 根据"快速消化15 g的碳水化合物(如苹果汁)需15分钟"原则,即摄入15～20 g可快速消化的碳水化合物,是治疗有意识的低血糖患者的首选,虽然可以使用任何形式的含葡萄糖的碳水化合物,但是如果BG在治疗后15分钟仍然显示低血糖症,则应予重复治疗;一旦BG恢复正常,患者就应该立即进食或吃甜点,以防再次发生低血糖
15 g葡萄糖的食物举例	• 1/2杯或4 oz(120 ml)果汁。 • 1/2杯或4 oz(120 ml)普通非减肥软饮。 • 1杯或8 oz(240 ml)牛奶。 • 5～6块硬糖。 • 3～4块葡萄糖片(或查看多少葡萄糖片是15 g)
干预	• 指导患者确定含糖量等于15 g的食物、饮料或葡萄糖片的数量。区分不同治疗低血糖发作的碳水化合物摄入量,以预防低血糖发生;添加脂肪可能阻止并延迟急性低血糖发作;告知患者,过度治疗低血糖会导致高血糖和体重增加。 • 患者自测血糖仪与机构血糖仪进行校准。 • 糖尿病患者发生无症状性低血糖事件时,按照机构相关制度进行胰高血糖素注射或静脉注射葡萄糖

经允许引自:F. Lopez-Jimenez et al., 2012, "Recommendations for managing patients with diabetes mellitus in cardiopulmonary rehabilitation. An American Association of Cardiovascular and Pulmonary Rehabilitation Statement", *Journal of Cardiopulmonary Rehabilitation and Prevention* 32: 101-112.

表8-13　1型糖尿病患者运动前高血糖症的护理

运 动 前	护 理 计 划	干 预
● 当空腹血糖≥300 mg/dl或酮症时,避免运动。 ● 1型糖尿病患者缺少胰岛素12～48小时就会发生酮症,运动会使高血糖症和酮症恶化。 ● 发生酮症时不推荐激烈运动,尿酮或(和)血酮正常时无须延迟运动治疗	(1)血糖水平≥300 mg/dl,无论有无酮症,须由医生确定治疗计划,调整用药和血糖目标,予以运动的干预措施。 (2)指导患者识别可能引起血糖增加的原因: 　● 服药依从性。 　● 胰岛素泵故障。 　● 感染或脱水的症状或体征	● 经患者同意后了解个体的血糖波动范围,有助于医生对患者检测酮体指标。 ● 如果空腹血糖或餐后血糖持续升高,考虑调整患者的胰岛素剂量;医生或(和)CDE进一步干预。 ● 评估患者对药物使用的知识和熟练掌握度。 ● 检查药物和试纸条的使用期限。 ● 按照指示检查胰岛素泵的操作。 ● 患者根据医嘱推迟运动

注:BG—血糖;CDE—注册糖尿病健康教育专职人员。

经允许引自:F. Lopez-Jimenez et al., 2012, "Recommendations for managing patients with diabetes mellitus in cardiopulmonary rehabilitation. An American Association of Cardiovascular and Pulmonary Rehabilitation Statement", *Journal of Cardiopulmonary Rehabilitation and Prevention* 32: 101-112.

表8-14　2型糖尿病患者运动前高血糖症的护理

运 动 前	护 理 计 划	干 预
● 2型糖尿病患者血糖≥300 mg/dl时应谨慎运动。 ● 2型糖尿病患者不需要定期测试酮体水平,除非医生指示	(1)血糖水平≥300 mg/dl,须由医生确定治疗计划,调整用药和血糖目标,予以运动的干预措施。 (2)指导患者识别可能引起血糖增加的原因: 　● 服药依从性。 　● 感染的症状或体征。 　● 脱水	● 经患者同意后了解个体的血糖波动范围。 ● 如果空腹血糖或餐后血糖持续升高,考虑调整患者的胰岛素剂量;医生或(和)CDE进一步干预。 ● 评估患者对药物使用的知识和熟练掌握度。 ● 检查药物和试纸条的使用期限。 ● 患者根据医嘱推迟运动。 ● 如果进餐后血糖异常增高且没有症状,建议谨慎运动;当胰岛素严重缺乏时,运动可能会降低血糖水平。 ● 运动时检测血糖以确保无异常升高,如有异常,应停止运动直到血糖水平恢复到正常范围。 ● 如果疑似高血糖高渗状态,立刻联系医生

注:BG—血糖;CDE—注册糖尿病健康教育专职人员。

经允许引自:F. Lopez-Jimenez et al., 2012, "Recommendations for managing patients with diabetes mellitus in cardiopulmonary rehabilitation. An American Association of Cardiovascular and Pulmonary Statement", *Journal of Cardiopulmonary Rehabilitation and Prevention* 32: 101-112.

表8-15　运动后高血糖症的护理

运　动　前	护　理　计　划	干　预
● 糖尿病患者如未经充分治疗或进行剧烈的有氧运动后,评估运动后血糖非常重要。运动后儿茶酚胺的增加以应对运动消耗,导致释放分解大量葡萄糖,故引起长时间运动后高血糖。 ● 某些患者的血糖供应可能会超过需要,这种情况出现于举重等剧烈体育运动之后。这种反应不会影响运动的益处,但是患者可能会觉得沮丧或担心有害处	评估患者和一些例外情况(如在运动前进食)	● 指导患者持续监测血糖并在血糖高时遵循高血糖治疗指南。 ● 如果出现明显的高血糖或者患者有症状,需要联系医生

注：BG—血糖；CDE—注册糖尿病健康教育专职人员。

经允许引自：F. Lopez-Jimenez et al., 2012, "Recommendations for managing patients with diabetes mellitus in cardiopulmonary rehabilitation. An American Association of Cardiovascular and Pulmonary Statement" , *Journal of Cardiopulmonary Rehabilitation and Prevention* 32: 101-112.

表8-16　低血糖与高血糖的症状和体征

低　血　糖	高　血　糖
心率加快	尿频
大汗淋漓	烦渴
焦虑	皮肤极度干燥
震颤	困倦
头晕	恶心
虚弱无力	感染不愈合
头痛	饥饿
烦躁	视力模糊或下降
饥饿	
视力模糊或下降	

社会心理问题

许多恢复期的心脏病患者及家属要面对适应疾病和康复的挑战。严重心理因素包括抑郁、焦虑和与社交孤立等都会阻碍病情的恢复。相比之下,成功的社会心理调整对治疗的依从性和降低发病率与病死率等康复问题具有积极作用方面(指南8-9)。

二级预防项目中的临床医生根据现有力量,通过表达同理心的方式来解决患者的心理需求。这些需求可以通过评估、反馈、简单干预及必要时转诊进行专业干预。住院患者和门诊患者心理服务的方案和重点不同,但两者的评估都应回答以下问题:

● 危机是由疾病所致,还是由于参加二级预防项目引起?

● 疾病是否干扰了患者适应日常生活需要的能力?

● 在适应疾病和二级预防需求方面,患者是否显示出有情感或认知障碍?

● 患者在处理医疗干预或二级预防的应激因素时,是否得到足够的社会心理支持?

● 患者是否表现出需要尽快进行积极社会细腻干预的行为(比如,吸烟、过食、药物滥用等)?

● 关于近期需要重点关注的社会心理调整,患者及其家属可能遇到的重要问题是什么?

上述问题为背景,下列具体指南能帮助医生对门诊及住院患者进行社会心理服务。此外,精神卫生医疗服务人员能帮助患者解决有关的需求。因此,方案鼓励地

指南 8-9 社会心理问题的评估与后果

评估

● 医务人员应在项目开始、结束和定期随访过程中结合临床诊疗和社会心理筛查工具,以及时发现患者具有临床意义的心理社会不适。

结果

● 临床:经评估,如患者不存在以下情况,说明情绪状态良好。

  ○ 明显的抑郁、社交孤独、焦虑、愤怒、敌意等临床上严重的社会心理不适。

  ○ 药物成瘾。

  ○ 长期或过度的心理-生理-社会应激。

● 行为:康复项目应该提高患者的技能。

○ 描述康复过程。

○ 提出现实的健康预期。

○ 承担改变行为的责任。

○ 解决问题的能力。

○ 参加规律的体育运动,并将放松技术(如沉思默想)纳入日常生活。

○ 有效管理应激的认知行为技能。

○ 获得有效的社会支持。

○ 依从精神处方药的治疗方案。

○ 减少或戒除饮酒、吸烟、饮咖啡或其他非处方精神药物。

○ 回归有价值的社会、职业和业余爱好角色。

方行为健康资源的确立并建立合作关系。

评估

心脏康复专家发表最新声明，建议工作人员的核心职能是能够提供综合的评估，包括与心脏疾病相关的社会心理评估，如抑郁、焦虑、社交孤独、愤怒或充满敌意等。不少患者会因失去健康、青春、职业及功能角色中感到悲伤，一定程度的痛苦是相当普遍的。较好地适应心脏康复的患者通常能改善长期预后，因此，早期评估对于确定那些不适应的患者很有帮助，评估某些问题可以帮助确定必要的干预水平（指南8–10）。

1. 调适

调适生活中的重大改变极具挑战，尤其健康问题的发生与恶化会影响到生活中的多个方面。常见的忧郁、愤怒和悲伤的情绪需要适时调整，其重要性不亚于临床问题。然而，这些相同的情绪也可能意味着临床水平的困扰，这将在下一小节中进行讨论。否认可能有助于减缓患者从最初某一事件发生的苦恼，成为一个长期应对措施后会阻碍治疗。但是，值得注意的是，短期的否认也会带来不利。了解患者对大环境的适应情况有助于医生来判断否认是否对患者有意义。

2. 症状与体征

评估患者的症状体征有助于工作人员了解患者是否正常调适或是否需要进一步干预。除了关注特定症状的存在与否，医生还应该关注症状的多少与严重程度，以及对日常生活的影响。

临床抑郁症

患者是否表现出了临床抑郁症的症状与体征？这些症状可能包括：

- 烦躁不安。
- 不断努力控制情绪以保持充足的精力应对日常压力。
- 全神贯注于恐惧、悔恨、不安和对死亡的思考。
- 丧失之前享受愉快活动的能力。

指南 8–10　评估

心脏康复工作人员应当：

- 确定患者应对治疗危机的方式和成效。
- 确定患者及其家属对健康状况的认识水平。
- 评估是否存在明显的负面影响，特别是抑郁症。
- 识别是否存在创伤后应激综合征。
- 评估患者放松和管理压力的能力。
- 评价患者过度的愤怒与敌意，以及所经历过多痛苦的倾向。
- 确定社会支持程度。
- 评估精神需求。
- 确定是否由于抑郁、吸烟、酗酒、严重的焦虑、过度的沮丧或愤怒，以及精神危机，而需转诊进行专科治疗。
- 确定患者关于性调适和不良行为（如A型行为、吸烟、过食、充满敌意）调整的目标。

- 睡眠和饮食习惯的改变。
- 性欲减退。
- 经常感到被日常压力所击垮。
- 激动、易怒和挫败。
- 自责、悲观和绝望。
- 精神运动性抑制。
- 注意力不集中与记忆力减退。
- 为缓解抑郁症状而与他人之间相互支持的失败。

有必要对抑郁症进行评估，证据表明，抑郁既是心脏病的高危因素，又导致预后不良。

焦虑

患者是否表现出了焦虑症的体征与症状？包括：

- 神经质、烦躁、易怒。
- 忧虑。
- 虚弱、麻木和疲劳。
- 头痛、肌肉紧张或疼痛。
- 反胃。
- 呼吸短促。
- 视力模糊。
- 感觉力不从心。
- 头晕。
- 心悸。
- 发抖和震颤。
- 麻痹感觉。
- 出汗。
- 头部或胸部压迫感。
- 出现幻觉。

此外，焦虑症患者通常会报告并发可怕的恐惧感，如死亡恐惧等惊恐发作、晕倒、癫狂、心脏病发作、失去控制、引发吵闹、无法返回到安全的环境（如家庭）。除此之外，具有心理疾病的患者对内脏或躯体反馈过度调节，始终伴随恐惧出现。

创伤后应激障碍

创伤后应激障碍（PTSD）的症状与体征出现在紧张事件之后涉及人身伤害或躯体受到威胁。产生长期恐惧的回忆或想法、情感麻木、易受惊及表现出失眠症状的个体应考虑评估创伤后应激障碍。

愤怒与敌意

长期过度的愤怒（一种情绪状态）与敌意（一种持续的消极态度）与心理疾病患者的预后不良息息相关。与焦虑和抑郁类似，愤怒和敌意也是发生在心脏疾病发生发展之前。然而，与焦虑和抑郁不同，这些问题的躯体症状与心脏病有部分重叠，故愤怒和敌意并不排除心脏病的症状和体征。焦虑或抑郁与心理疾病的关系是双向的，而在此背景下，愤怒与敌意是一种先于心脏病发展的长期的人格模式。当患者极度愤怒并充满敌意时，其自身是感觉愉悦与满足的，直到他们感到不高兴或被挑衅时，因此这些特征的存在很隐蔽，除非其行为模式进行了正式评估。

D 型人格

与愤怒和敌意类似，一种常见忧郁模式（D 型人格模式）表现为消极情感和社交抑制，抑制表达痛苦将导致患者具有抑郁倾向，从而使其心血管疾病发生率和病死率风险进一步增加。这种模式也将降低患者的生活质量。事实上，正确评估这些不愿意表达痛苦的患者可以调整这种痛苦的模式。

性功能障碍

心脏病患者的性功能障碍相当常见。因此，完整病历需包括现在和既往性功能相关问题。就诊时应与患者及其配偶一起访谈,针对这一敏感话题有利于完善和补充病史、促进沟通交流。

造成勃起功能障碍或性欲减退的因素包括对性行为安全性的担忧、抑郁、药物副作用(抗抑郁药、抗组胺药、降压药)、更年期激素变化、血管功能减退、不当的体能锻炼和担忧慢性疾病导致形象受损。可以使用某些针对勃起障碍的药物,如西地那非(万艾可)、伐地那非(艾力达)和他达拉非(西力士)。患者并非完全了解治疗勃起障碍药物与硝酸盐导致的血压骤降之间的关系,提示患者应当采取适当的谨慎态度。除此之外,对患者来说,在缺乏亲密接触与性刺激的情况下,服用这些药物会自然勃起的情况也并不少见。因此,简短的教育与指导将有助于性生活的重新恢复。

社会心理问题的治疗

社会心理问题治疗的范围,可从心脏康复专业人员帮助并指导患者的问题到需转诊至专科的治疗。医生应经常告知这些情况并提供工作人员相关指导。同样,心脏康复工作人员应该认识到他们自身的局限性,必要时给予患者转诊治疗。

1. 抗压力治疗和放松

抗压力和放松的能力对恢复而言是一项重要的技能,这些技能让患者应对恐惧、焦虑和痛苦。心脏康复专业人员应评估压力的症状和体征,并研究患者怎样试图放松。对住院患者来说,他们往往需要应对疾病的紧急情况;而对门诊患者来说,他们需要应对的是心脏疾病出现的中长期效应。因此,对两类患者的评估对于了解现实的需求是相当重要的。

2. 社会支持

每个心脏病患者都处在一个纷乱复杂的社会环境中,尽管能得到来自心脏康复专业人员一定程度的支持,但有时像其他患者一样,评估整体的社会功能支持系统至关重要。社会功能支持不足与病死率的提升相关。如抑郁、敌意、D 型人格类型等列出的一些社会心理问题对社会支持与获得所需资源的能力可能会造成一定的影响。因此,当一个人在进行社会支持系统评价时,低水平的社会支持可能表明其他社会心理因素也在起作用。

3. 精神需求与疏导

许多患者在二级预防的过程中经历了精神上的危机,表现为对上帝质疑或愤怒,亟须得到更有力的帮助,或者因精神支持系统分离而感到焦虑。一些患者认为焦虑就是缺乏精神力量或失去信任,这种想法会加重焦虑紧张。对那些可获得宗教咨询额外支持的患者来说,可能情况要更好一些。在这里,如同所有社会心理干预一样,心脏康复专业人员应当对患者的此类需求予以适度回应,但仍应保持在个人安慰的范围内。至少,应询问患者是否希望得到牧师或宗教负责人的咨询指导。

4. 专业化指导的需求

需要接受精神卫生专家专业化指导的患者包括:长期康复困难的患者、对危机管理进行简单干预失败的患者,以及心理问题影响康复的患者。当患者在临床上出现严重的抑郁症症状和体征时,应该被送回到初级卫生保健所或转诊到精神卫生专家那里接受治疗。正规的心理学评估需要医生和患者及其家属进行深入交流,以及一系列标准化的人格、心理测试和患者的家系资料,结论对非精神科康复专家的工作非常有利。此外,心脏康复专家也可以通过直接观察和记录患者行为参与到评估中,从而有助于心理社会问题的康复。

5. 药物治疗

患者是否需要精神类药物与心理治疗？ 30%～50%的心脏病患者具有焦虑或抑郁临床表现。大多数患者的症状在6～9个月后自行消失。但抑郁患者在症状消失前,心血管病危险处在较高水平。因此,对于有焦虑和抑郁的患者、负面影响评估问卷评分升高者[贝克抑郁量表、症状自评量表(SCL-90)、情绪状态图、流行病研究中心抑郁量表(CES-D)、斯皮尔伯格状态-焦虑特征量表等]或当前功能状况明显受到并发的焦虑抑郁症状和体征损害的患者,康复专业人员应该认真进行医学评估,考虑是否需要抗抑郁或焦虑治疗。尽管目前并不清楚对治疗心理问题的药物治疗是否会降低总病死率,但有证据表明对心理健康有益,如使用选择性5-羟色胺再摄取抑制剂(SSRIs)治疗抑郁症。

6. 烟草与酒精

冠状动脉事件后继续吸烟的患者,其死亡风险是戒烟者的2倍。在住院期间即开始劝阻患者戒烟尤为有效(附录K介绍了一项有助于调查完整吸烟史的问卷)。

住院患者中,约25%的患者酗酒或酒精依赖。由于过量饮酒和其他物质滥用会增加危险性,所以这些行为应作为评估的重要方面。滥用物质的严重程度及其影响会被滥用者习惯性低估,导致医务人员发现它们更加困难。CAGE是一套十分有用的标准化问卷调查,可供诊治门诊和住院患者时使用(见附录L)。

7. 坚持：参与、改变危险因素、药物治疗

遵循各项建议包括参与心脏康复计划、改变危险因素及药物治疗等,对于心血管疾病的治疗是必不可少的,然而,之前所讨论到的一些因素如抑郁,使患者无法坚持。因此,早期对患者严重心理问题的识别与治疗有助于改善患者预后。

8. 干预措施

为帮助患者早期过渡到家庭环境,住院患者的心脏康复服务提供有关这一领域的支持、教育和指导,内容详见指南8-11。

9. 支持、教育和指导

在患者及其家属初次接受支持性专业辅导期间,应制定系统性教育和社会心理支持的项目来满足患者初步评估的需要。早期的互动应强调主动倾听患者及其家属的担忧及关系的发展。应使患者确信他们的关注和恐惧很普遍,应接受具体的建议来治疗住院带来的应激。心脏康复专业人员应提供包含教育和先期辅导的多重而简易的干预措施。应该鼓励患者形成这样一个概念,即将疾病当作一个躯体、心理、精神发展的机会,视疾病为一个导向更乐观的思想、增加成功可能性的挑战。应鼓励患者持适应的态度,通过回忆以往挑战成功的经历来面对目前生活的各种挑战。

作为患者社会支持系统的重要组成部分,患者家属及其朋友应当积极参与到教育与咨询项目。这样的参与有助于进一步对二级预防的建议和社会支持重要性的了解达成共识。应强调区别有效社会支持(即积极倾听、共同参与行为改变、积极强化健康的生活方式)和无效甚至有害的行为(即过度的监管、监测、指责、羞辱或

指南 8-11 干预

心脏康复工作人员应：

- 提供个人咨询和（或）针对以下情况的小组教育：
  - 对疾病的调适。
  - 抗压力治疗。
  - 应对抑郁、愤怒、焦虑或创伤后应激障碍。
  - 暴饮暴食。
  - 药物治疗依从性。
  - 运动。
  - 性健康。
  - 戒烟。
- 一个支持性的康复环境，调高社会支持水平。
- 对于经历明显的创伤后应激、抑郁、药物滥用、焦虑或敌意的患者，应转诊去接受进一步的评价和治疗。

批评）。当整个家庭作为康复过程中的一个组成部分时，长期的行为改变才是最成功的。

10. 放松训练

可以将各种指导患者放松的简单干预纳入心脏病常规治疗，例如：指导患者做腹式呼吸和中等强度的渐进性肌肉放松，可发挥有益作用。在可行情况下，鼓励患者回忆以前学习的放松技巧，如无痛分娩法训练中的呼吸技巧。也可指导患者将注意力集中于安慰性的感官刺激或想象。关于预后和干预计划的准备性教育可能会缓解多数患者的压力水平。但是，当更详细地介绍相关疾病后，一些患者实际上却可能产生更高的水平的焦虑。因此，临床医生需要评估这类教育对患者焦虑水平的影响，并据此进行调整。

11. 转诊接受专业指导

就诊时发现的临床抑郁、焦虑、敌意或药物滥用，或者心理测评分值上升，均提示需要接受专门咨询。这些患者需要神经精神类药物、心理治疗或精神指导。一旦患者需要转诊接受专业咨询，康复专家应尽量与提供咨询者联络。例如：在需要酗酒指导时，在保密允许的限度内，应将观察到的患者耐受性、戒断症状或呼气时的酒味等变化情况告知指导者。

12. 戒烟

最近有吸烟或使用其他烟草的患者都应了解到戒烟的必要性。应告知患者尼古丁对心肺系统功能的影响，还包括继续吸烟或复吸对疾病预后所造成的影响。应讨论之前戒烟经历，并使患者了解现代药理学与行为学的戒烟干预措施。医生和其他医疗服务人员应提供有关尼古丁受体部分激动剂（如伐尼克兰）、尼古丁替代疗法（NRT）及安非他酮等药物的适当使用指导。最新结果表明，伐尼克兰非常有效，尽管其能产生以恶心为主的不良反应从而使得患者并不一定能按指示用药。不管是否使用专门的药物，行为改变是一个重要的药物干预辅助手段。

13. 出院计划

出院计划的制定是为了进一步开展

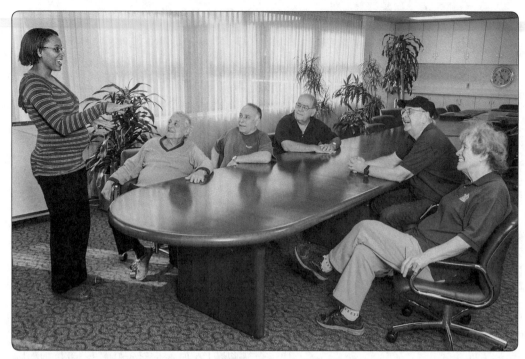

早期的互动应强调主动倾听患者及其家属的担忧及关系的发展。应使患者确信他们的关注和恐惧很普遍，应接受具体的建议来治疗住院带来的应激。

康复奠定基础，无论是否包含持续门诊康复服务。出院计划应同时提供给患者和其他重要家属，应告诫他们，患者返回家中后，在努力适应疾病和二级预防需求的过程中，或疾病复发时，可能会出现抑郁、焦虑，增加家庭紧张感。此外，康复医生还应提前说明疾病和药物对性功能的影响，能提出使患者放心且实用的建议。

二级预防干预中理想的具体计划应涉及运动、饮食和吸烟习惯改变。保证药物治疗依从性的方法（如服用药品的时间表、药丸盒使用说明书及药物分配器）也应进行详细的审查。除以上建议之外，还应向患者提问，以评估患者是否理解上述内容并是否愿意遵守。

如果可能，康复专业人员应在患者出院1个月内安排一个简单的有关心理社会问题的电话随访，特别是对有较严重的心理问题或抑郁症患者及未进入持续心脏康复的患者。如果电话随访不便，应邮寄书面通知提醒出院计划中涉及的重要问题。

门诊患者服务

了解二级预防并乐于成为团队成员的心理专家的积极参与对二级预防项目有益。这类专家能够成为门诊患者的治疗师或小组领导者。他们的作用是可以提高社会心理干预的强度和全面性。应鼓励所有患者及其家属参与这些适合其需要的治疗服务。这些干预应成为有临床意义的情感或人际障碍的患者的主要治疗手段之一。

康复和二级预防的广泛支持性干预措施可采取个体或小组的形式。形式类型基于学习目标、敏感主题和逻辑，包括：15～60分钟的深入研究特定主题的课程；运动前后3～5分钟的小组讨论；指导老师带领并主持的小组会议；一对一的或针对敏感性的家庭咨询或患者特殊性问题，如抑郁、性功能障碍和愤怒治疗。尽管干预措施往往是设计好的整套措施，但也应努力调整内容，以适应不同个体及其家庭的需要。代表性的主题主要包括以下几个方面：

- 把行为改变目标（如加强运动以增强体质）与理想的生活目标（如重新回到工作岗位、参与兴趣爱好、与孙辈一起游戏）联系起来。
- 调整不良行为策略，如吸烟或暴饮暴食。
- 不受控制的愤怒与抑郁的危险性与改变这些经历的方法。
- 生命周期中的性行为调整，心血管疾病和药物对情绪和性反应的影响。
- 抗压力治疗的一般性策略，包括时间管理、放松技巧、积极的"自我对话"和运动。
- 给予与接受有效的社会支持。
- 药物管理。
- 识别什么时候请求帮助。

越来越多的资源可供康复专家用于发展和实施社会心理服务。

最后，二级预防社会心理康复中关键却常被忽略的一个方面是随访。康复人员在面谈、邮寄调查问卷和电话等形式随访中，均应包括心理社会适应问题。与患者的初级保健医生沟通，特别是当心理问题持续存在，且缺乏生活方式和医疗方案的依从性时。

超重和肥胖

肥胖是冠心病的独立危险因素。过度肥胖还容易导致冠心病的其他危险因素如高血压、血脂异常、糖尿病等发生。因此，不难理解进入心脏康复项目的患者中有超过80%的人超重。遗憾的是，2006年与1996年相比，进入心脏康复项目的超重患者比例惊人地增加了33%，这使得体重控制成为康复项目的主要目标之一。

尽管超重与肥胖发生率高，且与其他危险因素高度相关，但并没有成为许多心脏康复干预项目的一级重点内容。相反，医生在对超重的心血管疾病患者进行代谢相关的药物治疗时并没有重点改变其生活方式。不到一半的心脏康复项目自我报告中提到有关体重控制的方案。科研文献中缺乏体重管理方面的数据也证明对肥胖缺乏重点关注。结果表明，参与康复的患者减去的重量很低，只有1～2 kg。

虽然减轻体重远不及显著减少冠心病风险所需，但参与康复项目的患者代谢综合征患病率显著降低这个因素，并已被证明能减少已有冠心病高危因素的健康个体新发冠心病的发病率，且能减少心脏病事件。总之，冠心病患者减轻体重需要全面的减重行为干预，能显著改善腹型肥胖、胰岛素抵抗、血脂、血压、内皮细胞功能、血小板聚集和自我报告的生活质量。因为康复项目的总体目标是积极改变导致冠心病的生活方式，所以应对超重患者进行仔细的评价与治疗，整合方案最终使患者持续地减重并因此获益。

识别超重患者

治疗策略的第一步是识别超重患者（指南8-12）。

所有进入CR/SP项目的患者都必须记录身高与体重并计算体重指数BMI（表8-17），每周测量一次体重，是评估有效性的指标之一。另外，腰围测量也是减重干预的一项评估指标，针对不同性别的腰围高危标准见表8-18。

BMI是常用评估患者体型的替代指标（表8-17）。成年人BMI 25.0～29.9 kg/m^{2}为超重，≥30.0 kg/m^{2}为肥胖，两者均为代谢综合征的危险因素。代谢综合征可致超重相关的内科疾病，可增加个体罹患心血管疾病的风险。下列五种危险因素中出现三种即被定义为代谢综合征：腰围增大、高血压、空腹血糖和三酰甘油水平升高、高密度脂蛋白水平降低（表8-18）。代谢综合征及其相关的胰岛素抵抗在心脏康复患者中比较普遍。心脏康复患者中代谢综合征的发病率超过50%，是普通人群的2倍。代谢综合征伴过度肥胖是高死亡风险和心肌梗死后再发事件预测因子。因此，超重应被视为一种广泛流行的、严重的公共卫生问题。

指南 8–12　体重控制

● 体重管理的干预对象应包括：具有使心脏病危险增加的体重和体型，以及体重可能会对其他危险因素（如冠心病、糖尿病、高血压和血脂异常）造成不利影响的患者。

● 具有危险的患者一般包括体重指数（BMI）≥25 kg/m^{2}与男性腰围＞102 cm（40 in）或女性腰围＞88 cm（35 in）。

表8-17　超重与肥胖的分类

体　重　分　类	BMI（kg/m^2）
正常	18.5～24.9
超重	25.0～29.9
1度肥胖	30.0～34.9
2度肥胖	35.0～39.9
3度肥胖	≥40.0

表8-18 代谢综合征的临床鉴别

危 险 因 素	定 义
腹型肥胖(腰围) 男性 女性	 ＞102 cm(＞42 in) ＞88 cm(＞35 in)
三酰甘油	＞150 mg/dl
高密度脂蛋白 男性 女性	 ＜40 mg/dl ＜50 mg/dl
血压	≥130/85 mmHg
空腹血糖	≥110 mg/dl

经允许引自：National Cholesterol Education Program (NCEP), 2003, "Executive Summary of the third report of the Expert Panel on Detection, Evaluation and Treatment of High Blood Cholesterol in Adults(Adult Treatment Panel Ⅲ)", *JAMA* 289(19)：2560–2572.

能量平衡-减重方程

超重是与遗传、生物和行为因素等有关的多因素疾病,会影响能量摄入(食物中的热量含量)与消耗之间的平衡。总能量消耗包括三个部分：① 静息代谢率(占总数的60%～75%)。② 食物的热效应(约占总数的10%)。③ 体力活动,其中生活方式的改变可主动调整总消耗的一部分(占15%～30%)。为达到减重目标,就应当消耗更多的热量或(和)饮食控制,保持能量负平衡。3 500 kcal的能量负平衡相当于减重0.45 kg(1 lb)。

减重方案的组成

有效的行为改变是任何减重方案不可或缺的条件,必须通过减少能量摄入并增加体力活动能量消耗来实现。护理人员首先应评估患者改变行为方式的动机和意愿,以确保患者至少是想去改变的。行为

干预体重控制的三个标准组成应包括行为疗法、饮食模式、运动和体力活动。

1. 行为疗法

行为疗法的原则是改变控制行为的影响因素,注意识别促成行为的环境因素和导致复发的强化刺激。减重的一般方案组成部分见表8-19。

一般设置为60分钟的小组形式训练课程,由训练有素的指导老师(注册营养师、行为心理学家、护士、运动治疗师或相关医疗专业人员)所提供。有证据表明,小组治疗效果比个别治疗更佳。就诊治疗时使用系统性训练课程,小组会议则回顾患者的病情进展和解决如何矫正行为障碍的问题。

行为干预减重的终极目标是终生的饮食和运动行为的改变,维持长久的减重效果。经过4～6个月的综合行为干预后,患者可减去10 kg体重,或减去初始体重的

表8-19 行为疗法

自我监测	饮食行为的系统观察与记录
刺激控制	改变有关饮食与运动的环境
问题解决	提出策略以控制热量过多摄入的因素
自信心训练	传授社交场合的自信,包括饮食和运动
目标设定	建立短期和长期的减重和运动训练目标
预防复发	发展应对复发及体重增加相关行为的策略
正性强化	强调正性行为,避免负性思想

经允许引自: K.D. Brownell, 2000, *LEARN program for weight control* (Dallas, TX: American Health Publishing Co.).

11%。对患者来说,实施行为干预所面临的最大挑战是,减重项目一般需要16～24周,而早期心脏康复持续时间为12周或更少。个体化的方案应大力创新,使得在有限资源的限制下,在患者中更好地实施这项重点的长期持续方案。合理的可选方案包括:开发或转诊某些患者参与针对普通人群的医疗减重项目,患者适应课程从而使其在短时间内获取所需的知识,允许未参与心脏康复的患者参与课程,应用有关减重方案的网络信息,将患者转诊至社区减重项目。

2. 饮食模式

长期减重应由营养师来指导。一般来说,能量摄入目标定为比其每天能量需求少500～1 000 kcal,每天能量需求可用12乘以基线体重来进行估算。如患者体重200 lb,其日常能量需求大约为2 400 kcal,每天能量摄入目标应在1 400～1 900 kcal。可考虑将减重的初始目标设定为减少基础体重的10%,但是达标时间应因人而异。

制定膳食调整的个体化建议时应考虑目标的合理性和依从性。鼓励患者采取低脂饮食(尤其是低饱和脂肪酸和反式脂肪酸),强调食用全谷物、蔬菜、水果,保持总体目标是能量负平衡。应向患者提供减少能量摄入的指导。正确完成食物日记是了解目前饮食习惯和记录能量摄入的有效方式。含各种充足营养成分的食物被证明可有效减重和降低冠心病风险。为保持减重,食物摄取应遵循长期选择各种食物的原则,以确保获取充足的营养与必要的维生素。小组讨论和个性化咨询应该由营养师来主持。

3. 运动和体力活动

理想的减重方案中主要目标是以运动和体力活动来增加能量消耗。我们必须认识到,采用单一的标准心脏康复运动手段在达到显著减重的3～4个月阶段里,作用是非常有限的。已证明,通过运动结合行为干预减重策略来增加能量消耗,比单一心脏康复标准运动效果更为显著。此外,高能量消耗的运动耐受性好,与标准心脏康复运动一样能被患者欣然接受,适合支持长期的减重计划。

正规的运动应该集中锻炼大肌群，以持续方式进行，最大限度地提高能量消耗。除了正规的运动之外，患者还应增加日常体力活动。

强度　初始运动强度应控制峰值心率在60%～70%，对大部分患者来说属于轻～中度运动强度（有感疲劳等级11～12）。安全的运动强度耐受性好，是提高心肺功能的适宜刺激，通常以连续的方式进行长期持续运动。对于运动的进一步发展，首先应考虑运动时间的增加，其次考虑运动强度的增大。

频率　推荐初始训练计划隔日进行，数周之后，再将运动频率增加至每周5～7次。运动疗法作为一类药物，应该每天给药。每天进行运动，可最大限度地消耗能量，并使运动成为日常生活中的一部分。此外，需强调提高日常活动总量的重要性。

模式　除肌肉骨骼的局限性，尽可能推荐负重运动来最大限度地消耗能量。通过散步、跑步机、椭圆机进行运动所消耗的能量超过上下肢功率车。如果难以完成负重运动，应选择使用大肌群的形式，如使用直立或斜躺式功率车同时训练上下肢。值得注意的是，超重患者应谨慎使用有关生物力学的方式，如椭圆机或其他方式会增加失衡或坠落的风险。

持续时间　对超重患者来说，持续时间推荐从30分钟逐渐增加到45～60分钟。间歇运动适用于运动持续时间和强度有限制的患者。应密切监测患者并防止运动过度。

运动的生活方式　除正规运动处方之外，提高日常体力活动水平也有助于消耗更多的能量。需要减重或保持减重的体力活动总量通常超过普通人群推荐值。因此，超重或肥胖的患者应逐渐将每周推荐的150分钟（1 000千卡/周）活动时间增加到每周250～300分钟（大于2 000千卡/周）。其他有效建议有如减少久坐时间。指导和鼓励避免节能设备，如走楼梯不用电梯，停车时停在较远的停车场，步行或骑自行车作为替代交通工具。许多家务活动，包括草坪修剪、整理花园和家务劳动均能提高总能量消耗。为了减重和保持体重，必须建议并指导患者每天进行更多的日常体力活动和减少久坐时间以消耗更多能量。

总结

心脏康复项目不应忽视对超重及肥胖患者的治疗。方案亟待创新，工作人员需要与其他医疗专业人员合作互助，设计能提供减重与保持体重的有效的行为干预措施。

新发危险因素

尽管许多研究表明，传统的危险因素可解释90%以上的动脉粥样硬化事件，但最近人们新发现了一些其他危险因素。这些危险因素直接或间接与血栓形成和溶解、动脉粥样硬化的发生和发展过程的有关环节（如炎症或内皮功能障碍）相关。这里讨论的三个因素已得到相当的重视，并可能有助于量化心血管疾病或发生的风险。

同型半胱氨酸

同型半胱氨酸代谢改变会导致血浆同型半胱氨酸水平超过正常水平（10 mmol/L）。

一系列大型的横断面与回顾性病例对照研究提示同型半胱氨酸水平＞15 mmol/L，与冠心病、外周血管病、卒中和静脉血栓形成的危险性增加有关。同型半胱氨酸水平升高通过多种病理生理机制导致动脉粥样硬化和血栓形成，这些机制包括内皮细胞损伤、内皮功能障碍、血管平滑肌细胞增殖、低密度脂蛋白颗粒不良修饰、凝集性增加、氧化应激增加等。尽管使用补充剂维生素（叶酸维生素B_6、维生素B_{12}）治疗高同型半胱氨酸血症能有效降低血清同型半胱氨酸水平，但一些随机对照试验结果表明，5年内临床心血管事件并没有减少。因此，不推荐开展人群同型半胱氨酸水平的筛查。有早发心血管病个人或家族史的患者，特别是不存在其他已知危险因素者，可谨慎筛查同型半胱氨酸水平。对于同型半胱氨酸水平＞10 mmol/L的患者，可以建议增加富含维生素食品（蔬菜、水果、豆类、强化谷类食品）的摄入，并推荐服用维生素补充剂（叶酸、维生素B_6、维生素B_{12}）。虽然研究表明血清同型半胱氨酸水平与心血管事件具有一定关联，但证据不支持补充叶酸、维生素B_6或维生素B_{12}治疗高同型半胱氨酸血症。

脂蛋白(a)及其他与血栓形成有关的因素

尽管从结构上讲Lp(a)是一种脂质，但是这个分子在动脉血栓形成中发挥调控作用。与其他参与动脉粥样硬化过程中的脂质分子不同，Lp(a)与血纤维蛋白溶酶原竞争性地和纤维蛋白结合，对内源性纤维蛋白溶解有潜在的抑制作用。临床病例对照和队列研究提示了Lp(a)在动脉粥样硬化发展和进展中的作用。即使

是得出阳性结果的研究，也发现Lp(a)与伴随的危险之间的关联强度不大。虽然烟酸、纤维酸衍生物、运动、乙醇提取的大豆蛋白，以及其他一些治疗药物有可能降低Lp(a)，但能否有效降低冠状动脉粥样硬化风险尚存在疑问。纤维蛋白原和组织型纤溶酶原激活剂(tPA)升高可能与心血管危险增加有关。Tziomalos等认为目前缺乏临床证据支持某种治疗方法可降低脂蛋白(a)水平从而减少心血管事件的依据，积极调控其他传统血管危险因素如LDL-C后，Lp(a)也会相应降低。最后，欧洲动脉粥样硬化学会专家共识提出：应对中～高危患者检测Lp(a)水平，推荐烟酸治疗Lp(a)＞50 mg/dl的患者。鉴于这些致血栓因子的检测手段不断改进，未来研究将提供额外的证据，以证实或否定是否有必要继续将这些因素列为测定和治疗的重要靶标。

C反应蛋白与其他炎症标记物

由于目前认为动脉粥样硬化是一炎症过程，一些炎症的血浆标志物的测定被用来预测冠脉事件的发生。正处于研究阶段的标记物包括超敏C反应蛋白(hs-CRP)、热休克蛋白、白细胞介素-6、1型可溶性细胞间黏附分子(sICAM-1)。其中，hs-CRP的研究最为广泛，只有hs-CRP测定有世界健康组织的标准。此外，国家临床生物化学实验室医学实践指南认为只有hs-CRP符合作为一级预防风险评估规定的标准。这一参数的高敏感的分析法能够提供可靠的结果。最新荟萃分析结果显示，hs-CRP水平升高与支架内再狭窄及心血管相关事件的绝对风险增加相关。JUPITER

后续报告表明,健康男性和女性伴hs-CRP水平升高(正常低密度脂蛋白胆固醇 < 3.4 mmol/L),使用瑞舒伐他汀20 mg/d治疗后,心血管事件减少44%。因此,作为一个易获取的标志物指导预防治疗,hs-CRP有望在未来被应用于临床。

总　结

综上所述,据目前研究报告,动脉粥样硬化的传统危险因素可解释绝大多数的心血管病例,临床医生和从业者在心脏康复方案中应重点关注心血管疾病一级和二级预防中的这些危险因素。至今,新发危险因素中只有hs-CRP和心血管事件发生风险有显著关联。

总　结

本章讨论的各种心血管病危险因素相互作用,决定了冠心病患者的发病和死亡事件的总体可能性。我们开展的识别、评价并随之提供的适当干预对降低心血管病危险极为重要。患者,尤其是存在多重危险因素的患者,降低危险因素势在必行。在这种情况下,康复人员应该向患者宣传每种危险因素的重要性,结合患者的个人信息优化各种危险因素的干预措施。也已明确,戒除吸烟习惯,控制高血压、血脂异常和肥胖,增加体力活动,以及治疗焦虑抑郁等心理问题,是降低心脏病继发心肌梗死和死亡的关键。

第9章

特殊人群

现代心脏康复和二级预防（CR/SP）包括个体化的运动处方制定和危险因素改善，重点在于定义明确、可测定的目标的完成情况。这些特定目标的完成预示着临床结果及生活质量的改善。该项目强调了心脏康复和二级预防中教育和改善行为方式与运动同等重要，并将康复服务个体化。运动和行为改变就是将CR/SP项目个体化，为患者解决在康复项目中出现的特定问题并满足他们的种种需求。在治疗病例中，这种个体化方法操作性好，因此越来越多的心脏病患者都在进行心脏康复和二级预防治疗（见指南9-1）。

本章的目的是为特殊心脏病患者成功实施二级预防措施提供一个患者评估和干预策略的概述，重点是：

- 最大限度地提高患者安全。
- 个体化康复服务。
- 优化患者结果。

内容

本章阐述特殊人群心脏康复和二级预防模式的评估与干预策略的基础知识，提供个体化方案的要点：

- 高龄和年轻患者。
- 女性。
- 不同种族和文化背景的患者。
- 血管重建术后或瓣膜手术后的患者。
- 既往有复杂心律失常病史或者安装心脏起搏器或植入除颤器（ICD）的患者。
- 心力衰竭患者。
- 心脏移植患者。
- 糖尿病、肺疾病或外周动脉疾病（PAD）患者。

指南 9-1 特殊人群心脏康复和二级预防（CR/SP）的实施

CR/SP专家应当：

- 对可能加入康复机构的特殊人群列出表格，例如：老年人、年轻人；女性；来自不同种族的患者；血管重建术后或瓣膜置换术后的患者；既往有复杂心律失常病史、心力衰竭、心脏移植、糖尿病、慢性阻塞性肺疾病、心脏病和外周动脉疾病的患者。

- 识别主要的安全问题并大致制定出使该问题最小化的策略，对每组人群可能出现的安全事件做出反应。

- 制定一项如何进行二级预防服务的管理计划，包括运动和教育两方面内容，可根据每组人群独特的问题和情况做出调整。

- 进行资格认证，以确保工作人员具备必要的知识和技能为特殊人群工作。

- 初始评估中要包括特殊的生理和心理需求评估。

- 找出并保存其他专业人员和支持性服务机构的联系表，工作人员在特殊人群中实施二级预防服务或患者有特别需要时可能会求助他们。

老年人与年轻人

认识到患者年龄层的多样性对项目进展、实施及效果的潜在影响是项目成功的关键。随着美国人口的逐渐老龄化及冠心病急性治疗和二级预防的进步，接受心脏康复和二级预防的老年人数量正在稳步增加。到2006年，参与CR/SP的65岁或以上患者人数已经接近50%，六分之一的是75岁以上的老年人。老年冠心病患者有非常高的致残率、冠心病事件复发率、并发症及健康护理问题。

相反，年轻患者（小于40岁）的问题往往具备普遍性，但还是会有性别差异，包括职业和家庭是差别最大的，肥胖问题是常见的。跟老年患者相比，年轻患者的肌肉重量、力量和躯体功能往往在正常范围内。时间压力和焦虑通常伴随另外意想不到的疾病、潜在的生活方式的调整及参加CR/SP项目所需的时间。年轻冠心病患者往往表现为复杂的危险因素情况，迫切需要改变相关行为方式来降低危险因素。

仅仅根据年龄的大小来区分患者个体化显然过于简单化。尽管如此，也要合理考虑患者一般潜在的特殊需求，特别是对于不同年龄要有不同的考虑。

老年患者的心脏康复和二级预防

大量资料证明CR/SP对老年患者的有益影响，包括改善躯体功能和提高存活率，具有非常良好的效益成本。但进行CR/SP的老年患者比例非常低，在美国医保人口参与率中，心肌梗死后的患者只占了14%，冠状动脉搭桥术后的患者占了31%。在老年人群中，女性、超过75岁的老年人和少数民族人群尤其不太可能参加（表9-1）。CR/SP参与率低的原因包括医生转诊率低、地域分布不均匀和系统方面的障碍，如

表9-1　老年患者心脏康复参与情况

	患者数量	参与率（%）
≥65岁	267 427	18.7
65～74岁	84 089	26.6
75～84岁	54 012	18.6
≥85岁	11 282	4.6
男性	149 383	22.1
女性	118 044	14.3
白种人	245 504	19.6
非白种人	21 923	7.8
冠状动脉旁路手术	74 501	31.0
心肌梗死	192 926	13.9
心肌梗死和经皮冠脉介入术	27 431	20.9

经允许引自：Suaya et al. 2007.

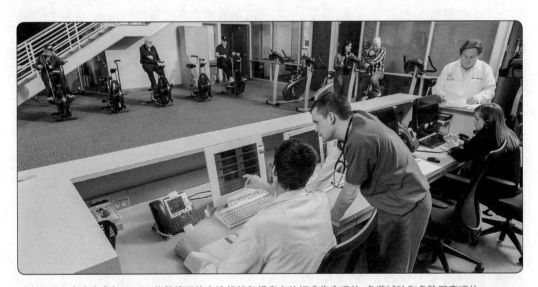

对老年冠心病患者参与CR/SP的基线评估应该超越年轻患者的标准临床评估、负荷试验和危险因素评估。

CR/SP自动转诊系统不能很好地在医院推行进而影响转诊。所筛选到的患者不太主动参与CR/SP，尽管这些患者能够从中获得实实在在的益处。

残疾率在年龄较大的冠状动脉疾病患者中高发是由于若干因素引起的，而非急性冠状动脉事件本身（尤其是冠状动脉搭桥手术）的功能失调。这些因素包括诸如周围血管疾病、慢性阻塞性肺疾病、关节炎、精神抑郁症和2型糖尿病等合并症的存在。另外，老年人日渐增长的年龄与躯体功能机能的降低也是密切相关的。

对老年冠心病患者参与CR/SP的基线评估应该超越年轻患者的标准临床评估、负荷试验和危险因素评估。针对老年患者的基线评估要素应包括认知状态的评估、步态、平衡、灵活性、听觉、视觉及社会心理的评估。

老年心脏病患者基本评估的具体内容

- 精神状态。
- 步态和平衡。
- 视力和听力。
- 躯体功能和家庭活动要求。
- 交通要求。
- 社会心理评估：
  - 社交孤立。
  - 抑郁和焦虑。
- 身体具备操作康复设施的能力。
- 营养评估。

严重虚弱的老年人往往不能进行标准的运动耐量试验，通常需要由物理治疗师或临床运动生理学家进行个体化评估。次极量评估具体活动如6分钟步行试验、限时爬楼梯或模拟日常生活的运动用来评估老年患者的个体功能状态。

老年冠心病患者应进行优化的运动训练项目，包括抗阻训练和步行：抗阻训练能改善躯体功能、提高平衡和协调及行走耐力；行走可以改善有氧负荷和预后，同时也可以满足最基本的家庭体力活动需求。在CR/SP项目中，抗阻训练应该仔细选用优化的一次最大重复值来做评估，也可以通过使用Borg评分感知自身的主观承受力。使用1 RM评估最大举力时，CR/SP工作人员应仔细监察和测定且注意适当的技巧和安全。具体的运动应该包括加强上部和下部主要肌肉群的运动（表9-2）。徒手抗阻运动比使用哑铃更轻松安全，而在较低的体重水平，哑铃可以提供更多的灵活性和个性化。

表9-2 老年冠心病患者抗阻运动处方

强 度	一次最大重复（RM）的50%～80%
重 复	10～15次，适合人体力学，避免屏气或损伤，以防失败
频 次	1～2次
频 率	2～3次/周
类 型	从以下每组中至少选2项： • 下半身：腿部伸展（股四头肌）。 　○ 腿伸展（臀肌、股四头肌）。 　○ 腿屈曲（腘绳肌）。 • 上半身：卧推（胸大肌）。 　○ 肩上推（三角肌、肱三头肌）。 　○ 手臂卷曲（肱二头肌）。 　○ 三头肌屈伸（肱三头肌）。 　○ 横向下拉（背阔肌）

经允许引自：Williams et al. 2007.

在刚进行项目时，严重虚弱的老年患者也许无法进行完整的训练，同时在进行CR/SP时需要对他们密切监测并指导。有几项安全问题是特地为老年患者制定的。

老年患者的优化心脏康复经验

综合

• 注意骨骼肌肉功能障碍、灵活性下降、反射减慢、感觉受损、短时记忆受损、平衡、关节活动度及其他合并症。

• 地板表面要求防滑。

运动

• 固定运动设备；为上下设备增加安全附件（如自行车的脚踏、划船器械的扶手）；有足够的空间进行上下移动；逐步提高活动水平，预防运动过度。

• 反复指导；信件提醒；使用提示卡。

• 以患者日常活动为重点，倡导娱乐活动和功能独立。

教育

• 为感觉受损的患者提供合适的资料，比如为听力受损者提供印刷类指导，为视力障碍者提供大字体的印刷品。

• 尽量提供白天课程，因为老年患者不愿意天黑后出门。

• 一次提供的信息量不宜过大，经常重复，而且因人而异。

• 通过让家人或保姆参与其中来克服社会孤独感。

• 识别学习障碍。

运动区域必须清除障碍物，防止使用轮椅或拐杖者跌倒。像划船器和功率车等运动器材应保持稳定，以免失去平衡侧翻而发生受伤。通常有认知障碍的患者更需要一对一的监管，特别是那些不能独立操作设备，无法控制运动持续时间和强度的

患者。配偶或其他家庭成员中协助患者训练时起到的作用可能是帮助或是阻碍，而后者更应该被考虑到。

在跑步机上间歇性行走或负重运动如功率车和划船器，通常在目标心率或自感疲劳等级基础上能更有效地逐渐增加运动的持续时间和强度。早期门诊和长期维持CR/SP可以使社会效益最大化。社会化可以对抗某些社交孤立和精神抑郁的有害影响。事实上，患者在进行CR/SP时抑郁评分的提高与以家庭为基础的躯体功能的改善密切相关。持续时间和频率的提高应先于运动强度，不过老年人平时不宜进行较大强度的运动。运动强度随着运动负荷的提高而增加。长期CR/SP项目特别适合老年患者，他们可以得到生理和社会的全面获益，应大力鼓励他们积极参与。

老年心脏病患者的二级预防

虽然危险因素相关治疗性生活方式改变应占据主导地位（表9-3），但在CR/SP中适当使用药物治疗也非常重要。

1. 血脂异常

大量数据证明有效的降脂治疗可以改善老年冠心病患者的发病率和病死率。老年患者经过调脂治疗后的获益与年轻患者相似，但老年患者全因死亡和冠心病死亡的绝对风险降低约1倍。几乎所有的患者都必须按照美国国家胆固醇教育计划（NCEP）Ⅲ准则，以低密度脂蛋白胆固醇＜100 mg/dl为目标；＜70 mg/dl为"备选"。努力优化老年患者的膳食结构，包括为所有CR/SP患者提供营养教育，为部分老年2型糖尿病患者提供营养咨询，或为需要减轻体重的患者提供临床指导。CR/

表9-3 老年患者二级预防的生活方式治疗

心脏危险因素	生活方式治疗
血脂异常	● 饮食指导（拒绝反式脂肪、减少饱和脂肪、增加可溶性纤维和单不饱和脂肪）。 ● 减轻体重。 ● 心血管耐力运动
高血压	● 减轻体重。 ● 限制钠盐的摄入。 ● DASH饮食（控制高血压的膳食建议）。 ● 有氧运动
2型糖尿病、胰岛素抵抗、肥胖	● 减轻体重。 ● 有氧和抗阻运动
体力活动不足	● 体力活动
心理社会功能障碍	● 小组运动项目。 ● 心理社会咨询
吸烟	● 尼古丁替代治疗。 ● 集体戒烟计划

经允许引自：Fleg et al. 2002.

SP所起的作用包括在初始阶段获得脂质情况，通过经常咨询主治医生用药物协助降脂治疗。需要注意的是，在短期治疗血脂异常中，某些老年患者[如那些经历长期复杂手术之后的患者、出现体重减轻及少肌症（降低肌肉质量）的患者]，提供高卡路里提高热量摄入，最大限度地提高体重和恢复肌肉，以此种方法取代饮食治疗法来治疗血脂异常，但是要特别注意与肌肉衰减症有关的不良预后。

2. 高血压

超过65%的65岁以上的老年人有高血压（HTN）；据最近的一项调查，71%的患者在进行CR/SP时就已经被诊断出患有高血压。CR/SP在高血压控制治疗中的作用包括：基线评估血压控制情况，如果患者新发高血压则帮助其转诊至主治医生并给予治疗，以及在运动训练期间经常监测血压。治疗性生活方式的改变是最重要的干预措施，可帮助控制血压。干预措施包括适当的减轻体重、有氧运动，以及有效的心脏健康饮食法——DASH饮食治疗法。在CR/SP中，经常对血压进行评估，有助于长期控制血压。

3. 糖尿病、胰岛素抵抗及肥胖

2型糖尿病、胰岛素抵抗和肥胖是老年冠心病患者的常见病症，超过50%的老年患者患有这几种病症。这三个因素是一体的，可以从生活方式上来预防这三个因素的发生。2型糖尿病和胰岛素抵抗与其他肥胖相关的风险因素包括血脂异常、高血压、炎症、凝血异常都是相互关联的。代谢综合征常见于冠状动脉疾病患者中,与年龄成鲜明的反比关系。此外,通过CR/SP和运动训练引起的治疗性生活方式的改变,改善了代谢综合征的多种参数。由于患者同意参加必要的有氧运动,所以CR/SP项目是缺乏运动和肥胖的最佳生活方式治疗方法。最近的研究证明,当为超重冠心病患者制定的运动结合行为改变的减肥方法时,代谢综合征率从59%降低到31%。最佳的运动法是一个低强度、持续时间长、高频率(几乎每天)的步行计划。系统的减肥项目是必要的,可以根据前面提到的模式,在CR/SP里制定这样的项目。对于患有2型糖尿病患者,建议经常评估血糖。运动和减重通常需要调整药物治疗,以避免低血糖。

4. 缺乏体力活动

缺乏体力活动是冠心病发生和发展的一个危险因素。开始进行体力活动的CR/SP老年患者会有更好的整体健康状态和预后。需要注意的是,刚开始进行CR/SP项目的老年冠心病患者普遍缺乏运动,日常记步运动中显示"活跃"的比例少于15%。此外,比起进入CR/SP的中年患者,老年冠心病患者明显不太适合由峰值有氧能力来评估。增加运动不应局限于参加系统的CR/SP,还应该进行设计更广泛的运动项目,包括休闲活动,以及以积极的态度来完成日常活动,如爬楼梯、做家务。长期静坐的不利影响应被重视,应该强调和鼓励患者在静坐20～30分钟后活动一下(即使活动2～3分钟)。

5. 社会心理功能障碍

精神抑郁症、社交孤立和焦虑在老年冠心病患者中占较高比例。这些因素对生活质量、长期预后产生不利影响,社会心理干预和运动可以改善这些不利因素。需要在CR/SP项目使用基线标准评估来筛查这些因素,如使用老年抑郁量表或患者健康问卷-9(PHQ-9),虽然真正的由压力造成的抑郁症诊断通常是通过正规精神诊治进行评估的。此外,社会心理功能障碍患者在CR/SP时需要监控进展情况,向高风险和无疗效的患者积极推荐进一步咨询或药物治疗。CR/SP还应提及有关临终事宜,包括是否实施心肺复苏及预立遗嘱。

6. 吸烟

戒烟可以降低70岁以上老年人的发病率和病死率。已经证实对年轻患者有效的干预措施如尼古丁替代疗法和个体化的辅导对老年人同样有效,也已证明对冠心病患者来说是安全的。

年轻患者的心脏康复

年轻患者(小于40岁)的问题往往具备普遍性,但还是会有性别差异,包括职业和家庭是差别最大的。肥胖很常见;但肌肉质量、力量和躯体功能往往在正常范围内,和老年人表现相比不同。时间、压力和焦虑通常伴随着另外意想不到的疾病、潜在生活方式的调整及参加CR/SP项目所需的时间。年轻冠心病患者往往表现为复杂的危险因素情况,并需要相关行为改变以降低危险因素。

1. 年轻女性

女性参与者在现代CR/SP项目中约占25%,年轻女性(小于40岁)的参与是非常罕见的(占所有参与者的1%～2%)。年轻女性是一个特殊群体,约50%为非梗阻性冠心病,如先天性心脏病、慢性心力衰

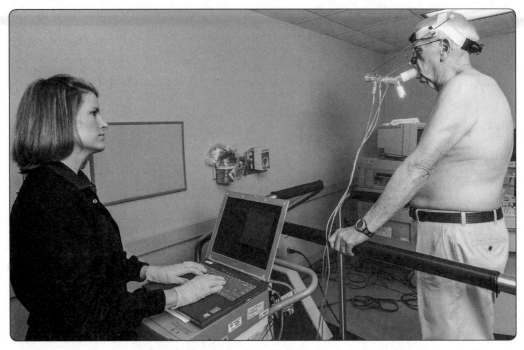

在CR/SP中,给予心血管患者密切监测,可减轻患者重返正常活动和工作的焦虑情绪。

竭、原发性肺动脉高血压和正常冠状动脉的冠状动脉痉挛。患有标准梗阻性冠心病的年轻女性患者大多表现为肥胖、2型糖尿病、吸烟。抑郁和焦虑是常见的,相比不采用或缺乏预防措施,积极的运动计划对于减少危险因素更可取(见第8章关于烟草使用的内容)。

2. 年轻男性

年轻男性参与CR/SP占所有患者的4%～5%。与老年人相比,年轻男性冠心病患者肥胖率及其相关的代谢性危险因素如胰岛素抵抗(或2型糖尿病)、血脂异常及高血压的患病率较高。年轻男性也有更多的焦虑、愤怒和敌意。如果肥胖症状可以减轻,则胰岛素抵抗、高脂血症和高血压症状都能相应地减轻;因此,在CR/SP过程中,这些应该是优先考虑的。对于这些人,需要反复强调长期运动对减少危险因素的重要性。针对从事体力劳动如建筑工作的年轻男性,在CR/SP项目中复制工作需要的运动强度结合密切的心血管监测,可以减轻患者重返工作的焦虑情绪。针对CR/SP的创新方案对于解决年轻患者的工作和家庭问题是很重要的,常常会在CR/SP中心每周进行3次。相比没有任何服务,每周一次去CR/SP中心并结合家庭运动处方、预防性教学和危险因素治疗对患者非常重要。

女　性

心脏病是女性死亡的主要原因;在日益多样化的冠心病患者人群中,表现出庞大的个人和社会负担。100万美国女性中,将近一半因急性冠状动脉综合征(ACS)每年进行住院治疗;冠状动脉旁路移植术(CABG)后女性不良预后是男性的2倍,一年之内死于心肌梗死的人数是男性的 1.5 倍。比起男性，女性特殊群体更常发生心绞痛，有较高病死率和再住院率，心肌梗死患病率增加的原因还不清楚。和男性相比，女性经历第一次心肌梗死要晚 9 年。

与男性冠心病患者相比，各种危险因素在女性患者中更普遍，从而产生更高的死亡风险（表 9-4）。这些因素包括高血压、肥胖、吸烟、糖尿病、糖耐量异常、高胆固醇血症和三酰甘油升高。

表 9-4　年轻和老年女性冠心病患者的生理表现

	年 轻 女 性	老 年 女 性
生　　理		
较少的梗阻性冠心病	✓	✓
无 Q 波心肌梗死	✓	✓
普遍的充血性心力衰竭		✓✓
危 险 因 素		
糖尿病	✓✓	✓
肥胖	✓✓	✓
高血压	✓	✓✓
吸烟	✓✓	✓
肌肉骨骼限制	✓	✓✓
缺乏体力活动	✓✓	✓
血脂异常	✓	✓✓
家族史	✓✓	✓
C 反应蛋白升高	✓✓	✓
缺 血 性 症 状		
异常疲劳	✓✓	✓✓
呼吸困难	✓✓	✓
恶心或呕吐	✓✓	✓
压榨性疼痛	✓✓	✓
睡眠障碍	✓✓	✓✓
焦虑	✓✓	✓
手臂无力	✓✓	✓
手或手臂的刺痛	✓✓	✓
头晕或晕厥	✓✓	✓

注："年轻女性"没有标准定义，但通常指的是绝经前的女性。选项表明，相比男性，表现或症状更常见于女性，两个选项表示发生率较高。

与男性相比,小于50岁的女性有较高危险因素发生率,同时合并糖尿病的发生率也较高。罹患冠脉斑块糜烂后年轻女性更容易引起心源性猝死,而斑块破裂更常见于男性和老年女性。冠状动脉造影在女性中的应用较少,因为她们的冠心病死亡风险一直被低估了;然而,不管年龄多少,女性的病死率显著高于男性。与男性相比,≤45岁的女性心肌梗死患者更可能表现无胸痛症状,但有更高的院内病死率。这种风险的原因尚不清楚,但在年轻女性中,出现胸痛的情况可能表明比其他年龄组的病死率更高。年轻女性冠心病病死率正在明显上升,1997—2002年,35～44岁的女性平均病死率增加了1.3%。在10 000多例住院患者中,年轻女性短期病死率比年轻男性更高。年轻女性具备生物易感因素和遗传因素,使她们更容易患冠心病。肥胖、代谢综合征和糖尿病的急剧增加,有效药物治疗方法不足,表明年轻女性冠心病易患早发性心肌梗死,会加重未来公共健康负担。

美国心脏协会、美国心脏病学会、美国国家心肺和血液研究所的公共教育工作让更多的人意识到冠心病是女性的主要死亡原因,从1997年的30%增加到2009年的54%。与白人女性相比,非洲裔和西班牙裔女性更少意识到这点,这为进行教育活动带来了持续挑战。

女性比男性有更高患心血管疾病的风险,而患心脏病时的典型中央胸痛概率要比男性小。有缺血性症状的女性群体,特别是年轻的非洲裔女性,会出现异常疲劳、呼吸急促、任何胸痛或不适、虚弱或手臂沉重无力、消化不良、心悸、手或手臂的刺痛等表现。相比之下,老年女性,通常白人会有较少的症状,吸烟少,肥胖明显减少。尽管有独特的症状和更多的生理缺陷,在急性冠脉综合征和心肌血运重建术中,比起男性,女性有较少的梗死性冠心病。

CR/SP项目的一个重要方面是评估患者的功能能力和健康意识,当项目进入个性化的治疗计划和方案时会经常用SF-36生活质量量表进行评估,当项目完成时会对参与后的改进情况进行评估。无论进入还是完成CR/SP,女性冠心病患者健康意识调查报告显示均比男性差。提高患者的健康意识,不仅可以改善她们客观临床健康状况,还可以促进长期生活方式的行为改变,提高整体生活质量。

心理社会因素

女性冠心病患者不仅表现出不良社会心理状况和不足的社会支持力,而且还提出了女性在CR/SP项目中的不同偏好和要求(表9-5)。社会经济处于弱势的女性在心理应激源方面有着特别的困扰,影响着冠心病的自我管理。这些压力可以体现在恐惧、愤怒、社交孤立和感受到给家人和朋友带来负担。抑郁症状在女性冠心病患者中普遍存在,特别是在年轻一代。据报道,抑郁症使冠心病病死率的风险增加4倍,女性心血管疾病的不良预后多于男性。有抑郁症的女性可以增加2倍的不执行CR/SP的风险。有证据支持在CR/SP患者中,抑郁和行为改变不良是有关联的,可能因为抑郁阻碍了行为改变的动机。执行CR/SP项目的依从性差,包括药物的使用和CR/SP的完成,加剧了不

表9-5　女性冠心病患者的社会心理因素

心理社会因素	年轻女性	老年女性
抑郁症状	✓✓	✓
焦虑症	✓✓	✓
愤怒或敌意	✓	✓
婚姻或家庭危机	✓✓	✓
社交孤立	✓	✓✓
药物滥用	✓✓	✓
生活质量下降	✓✓	✓
性功能障碍	✓	✓
低自我效能	✓	✓
睡眠中断	✓	✓
恐惧	✓	✓

注:选项表明,相比男性,表现或症状更常见于女性,两个选项表示发生率较高。

良的预后与抑郁症状。从 30 000 例美国老年冠心病者研究中得知,参加规定的 36 次 CR/SP 的患者与参加 1 次者相比,降低死亡风险 47%,降低心肌梗死风险 31%。所有冠心病患者常规筛查推荐使用已出版的指南中患者健康问卷的两项评估(PHQ-2);PHQ-2 评估阳性的患者可以做 PHQ-9 评估,得分高者需转诊治疗。应该对女性患者行心理或社会心理方面的评估,如焦虑、愤怒或敌意、社交孤立、婚姻或家庭危机、性功能障碍、药物滥用,必要时,转诊至精神病或心理专科治疗。

参与 CR/SP 的性别障碍

女性冠心病患者转诊至 CR/SP 是指南的 Ⅰ 级推荐(有用和有效)。尽管 CR/SP 由国际认可,参加 CR/SP 改善了发病率和病死率,且证据充分,但只有 15%～20%的符合条件的女性参与了项目。患者自身原因、系统水平和环境因素都可能是女性 CR/SP 参与率低下的一部分原因(表9-6)。医生对 CR/SP 的认识不足仍将导致低参与率,显然性别就是一个明显的参与障碍。在 CR/SP 中尤其忽略了这些女性,如老年人、肥胖和久坐不动者、吸烟者、社会经济弱势者、未婚者、非白种人、更多并发症的女性、运动能力低者、社会支持少者、接受教育少者、具有家庭责任矛盾者、交通困难者与缺乏医疗保险的覆盖者。抑郁症状也与 CR/SP 低参与率有关。女性常认为 CR/SP 中的运动带来疲劳和疼痛,不喜欢公共或男女混合运动,还有未满足的情感需求,所有这一切都阻止了女性报名、参与和完成 CR/SP。提高医生对于 CR/SP 带给女性获益的认识,为心血管事件后女性患者带来更多得到优化健康服务的机会。

实施 CR/SP 项目对女性的影响

运用创造性的策略解决女性这个 CR/SP 参与率少的群体的相关问题是必要的(表9-7)。特殊的以性别为基础的社会心理问题可能会影响生活质量,这为女性设计有效的 CR/SP 项目提供了建议。虽然有些人感叹,为女性量身定制的减少风险方案在很大程度上是不存在的,但也有人成功灌输了应在 CR/SP 项目中实行专门性别定制的概念。在可行的情况下,个人化的专门为女性设计的项目可能比传统 CR/SP 项目更能满足女性的需要。一个针对性别量身定制的,随阶段变化而变化的,专为女性设计的 CR/SP 项目有效地提高了女性 CR/SP 参与率。这个项目也显著提高了四

表9-6　女性冠心病患者参与CR/SP障碍

障　　碍	可能的解决方法
患 者 因 素	
1. 对CR/SP的获益不感兴趣或不知情,认为CR不是必需的或家庭运动已足够	明确知识的不足,打破神秘,尊重不同的价值观和偏好,明确告知患者及家属
2. 住院时间短、出院之后获取信息难	提供明确的出院指导,促进CR/SP,协调持续性治疗,共同决策
3. 受教育程度低、缺乏健康常识	明确对冠心病的认识、偏好和目标,并提供健康知识,发放合适的书面介绍材料
4. 自我效能感和自信心不足	明确改变行为的准备阶段,使用动机式访谈方式找出矛盾情绪
5. 少数民族	照顾文化敏感性
6. 极端年龄	年轻和老年女性的个体化方案
7. 心理压力、焦虑、社交孤独、离婚或鳏寡、家庭责任	心理困扰的筛查与评估,特别是抑郁症、焦虑、愤怒和婚姻危机,为压力管理和应对技巧提供咨询干预
8. 工作相关的义务	灵活安排时间和就诊次数
9. 不喜欢男女混合的CR/SP,感觉运动疼痛和疲劳	考虑提供女性有氧运动和抗阻运动专场或以家庭为基础的社区项目
医 疗 因 素	
1. 抑郁	临床心理学家进行筛查和咨询
2. 合并症或骨骼肌肉的限制	个体化的有氧运动和抗阻运动项目
卫生保健系统因素	
1. 缺乏转诊,支持力度不足	医院采用自动转诊系统
2. 卫生保健专业人员之间的相互竞争	确定CR/SP领头人和协调人,实行绩效评估
3. 耗时的入院手续	简化转诊和入院手续
4. 距离家60分钟内的CR/SP服务匮乏,有限的停车和交通问题	使用以家庭为基础的项目、远程医疗、网络、手机、执行社区项目
5. 运营时间	增加以中心为基础的项目的覆盖面和资源

表 9-7 女性冠心病患者的 CR/SP

运　　动	教育与咨询
选择运动以适应肌肉骨骼的影响	女性症状群的识别
根据个人喜好选择创新运动	促进早期保健需求
独立生活能力和骨骼健康的力量训练	社会心理问题处理
鼓励每天进行有氧体力活动	疾病自我管理培训
培养自信心和自我效能感的安全运动	同伴支持小组
强调终身运动的必要性	慢性冠心病

个重要的健康指标(活力、社会功能、心理健康和身体健康)。与不分性别的 CR/SP 项目相比,这从理论上鼓励为女性量身定制 CR/SP 项目,也极大地改善了抑郁症状和生活质量。除机制以外,可能观察到的改进还包括运动和教育方面。女性间性别专有的社会支持与专业训练和心理教育课程相结合,可能会通过相互帮助改变行为并满足社会心理需求来促进变化。

冠心病进展的性质取决于持续性的行为危险因素管理。然而,在完成的 6 个月内,CR/SP 影响开始消失。女性需要信息和技能,使她们在完成 CR/SP 自我管理疾病后拥有信心和自我效能感。理论上基于行为改变的策略(见第 3 章的行为改变相关内容)和咨询方式,包括动机性访谈和准备改变阶段策略,帮助女性患者坚持治疗方案。鼓励女性表达积极行为改变的原因,可以帮助她们为达终生目标承担更大的责任。当 CR/SP 专业人员聆听女性患者健康行为改变的喜好及解决障碍后,女性更有可能激励动机去改变。完成 CR/SP 后,减少与专业人员的合作,不利于行为改变和心理干预的继续获益。

当交通或家庭责任限制了以中心为

基础的 CR/SP 项目的参与,那么就有必要考虑参与家庭治疗项目。以家庭为基础的治疗项目对那些有极大困难参加系统化门诊项目的女性来说可能是一个有效和现实的替代方案。也可以使用电话、网络和通信技术为门诊患者在家中实施 CR/SP 服务。量身定制的、以互联网为基础的干预措施可以通过行为的自我管理为女性提供设定目标和改善冠心病风险因素的工具和程序。住得比较远的女性和 CR/SP 项目管理人员之间的互动对于项目效果仍然是至关重要的。通过额外干预来帮助促进行为改变,包括对食物摄入和运动行为的自我监控,以及计算机辅助提醒,还有使用其他电子通信设备来支持行为改变。

种族和文化差异

在过去的 10 年中,医疗和健康保健存在差距和对卫生保健文化能力的要求,已成为健康教育、实践研究、临床治疗、政策法规的中心主题。健康保健差异是指人们在医疗和健康保健方面的差异。一个健康的差距可以被定义为一个特定类型的健康不平等,这种不平等来自种族、文化、环境、性别、年龄或社会经济地位上的差距，并让个体处于健康的不利地位。在普遍的健康评估中都可以发现健康差距，包括：获得健康保险的渠道；预期寿命；特定疾病的患病率，如高血压、糖尿病和心血管疾病。种族和少数民族团体的健康与医疗保健差距一直困扰着卫生保健的实施和服务的应用，这个问题也引起了联邦政府、监管机构、医疗机构、学术机构和社区组织团体的关注。国家对于社会决定因素、社会的不公及它们对医疗保健差异的影响的关注，已经让更多的患者、医疗机构、医疗系统认识到文化在卫生保健上的影响。

对卫生保健系统最具挑战性的问题之

一是，总人口的30%以上是由西班牙裔白人种族构成的。到2050年，这一比例预计将达到50%以上。在这方面，美国人口普查局2010年调查显示，美国各个县中占总人口增长的绝大多数的并非白人，而是西班牙裔或拉美裔种族（图9-1）。2010年，在美国有5 050万拉美裔人口，占总人口的16%。根据美国人口普查，2008—2050年，西班牙裔人口预计将增长近3倍，从4 670万增长到1.328亿，3个美国居民中就有1个是西班牙裔或拉丁美洲人。非洲裔人口预计也会增加，占总人口的22%，亚裔美国人预计将占美国总人口的10%。因此，在设计国家卫生保健行动计划时，更应该确保保

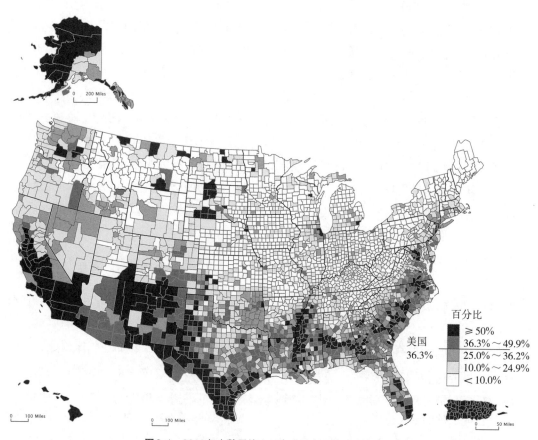

百分比

美国
36.3%

≥50%
36.3%～49.9%
25.0%～36.2%
10.0%～24.9%
<10.0%

图9-1 2010年少数民族人口占全县人口的百分比

健实施系统中对不同文化的认可和考虑。

历史视角

1999年，美国国会要求美国医学研究所（IOM）检查医疗保健系统中的种族和民族现实差异。这项研究结果发表在2002年题为"不平等待遇：面对医疗保健中的种族和民族差异"的文件中。该报告强调了该研究的主体部分，主要是保健数据的重大变化，以及提供给美国少数种族和少数民族的保健质量。这些结论表明，一般的偏见和卫生保健机构的偏见会导致少数民族之间的种族和民族差异。因此，IOM所倡导的跨文化教育与文化素质被包含在了所有卫生保健机构项目中，以解决医疗服务人员的偏见和歧视问题。IOM推荐的举措可以用来提高公众、医疗保健机构、学术机构、保险公司和政策制定者的差距意识，以调整医疗保健服务行业和组织之间的公平。

美国健康国民白皮书（Healthy People）是一份以科学为基础的公共健康倡议书，主要提出国家10年健康目标，旨在促进国家健康和疾病预防工作，以提高美国所有人民的健康情况。在过去的20年里，美国健康国民白皮书的首要目标之一是关注差异性。2000年的健康国民白皮书主要为减少美国人之间的健康差距。2010年的健康国民白皮书不只是为减少，而是要消除健康差距。到了2020年，健康国民白皮书的目标进一步扩大：主要为实现卫生公平，消除贫富差距，提高各群体的健康状况。2010年的健康国民白皮书报告称，尽管美国的健康水平有显著改善，但健康差距持续存在，只有很小的改善力度。在2004年的报告"消失的人群：卫生保健中的少数民族"中，沙利文委员会首先考虑到了将少数民族纳入考虑范围的重要性及在文化能力中设置标准的意义。委员会强调了在缺医少药的社区提供安排少数民族医护人员的重要性，这样可以减少因语言障碍而导致的影响患者安全和医疗质量的情况。美国心肺康复协会（AACPVR）在2010年对其所有成员进行调查，结果显示健康工作人员和患者的种族主要是白人（96%）。转诊、入院并参与CR/SP项目的患者的多样性及对这一人群进行治疗的CR/SP专业人员是AACPVR的研究重点。

心血管疾病、危险因素、获得医疗保健

据美国卫生及公共服务部少数民族卫生部办公室称，心脏病是少数民族和种族中的头号杀手，占2006年美国死亡人数的26%。在因不同种族、民族、社会经济地位和地理（邮政编码）而不同的特定组的个体有着不成比例的心血管风险因素负担和心肌梗死、心力衰竭、脑卒中和其他心血管事件的风险（表9-8）。在这些事件之后，这些个体会出现不良预后：无法识别和未经处理的风险因素会增加他们的心血管风险负担和病死率。其中一个风险因素即肥胖，在少数群体中很普遍（表9-8）；因此，对于所有人群和地区，促进健康饮食和身体活动的有效政策和环境战略是必要的，尤其对受到肥胖极大影响的人群和地区而言。不幸的是，截至2007年，没有一个州达到2010年健康国民白皮书的目标：美国成年人肥胖患病率减低到15%。

文献不断表明女性和多个种族及族群出现药物治疗、诊断、血运重建手术使用不足的情况。例如，非洲裔美国人和女性在心脏

表9-8　心血管风险负担（百分比是指疾病或危险因素的患病率）

	亚洲及太平洋岛民（A/PI）	美国印第安人和美国本土人（AI/AN）	西班牙裔	非西班牙裔白人（NHW）	非西班牙裔黑人（NHB）、非裔美国人（AA）和加勒比黑人
冠状动脉疾病	3.9%	AI/AN冠心病的患病率比NHW高1.2倍；AN所有少数民族中患肺心病的概率很高（36%）	5.8%	6.5%	6.7%
高血压	24%	AI/AN高血压的患病率比NHW高1.3倍	墨西哥裔美国人有21.5%的患病率；女性＞男性	23%	● NHB 32.5%有高血压。 ● NHB的高血压患病率比NHW高1.5倍。 ● NHB比起其他任何少数民族，卒中率增加＞32%。 ● NHB比NHW卒中的概率大1.7倍。 ● NHB中60%的高血压患者发展到终末期肾病
糖尿病	8%	9%；患病率比NHW大一倍	10.6%的患病率；只有36%的成年西班牙裔患者接受过所有三个推荐的常规糖尿病服务（常规血糖监测糖化血红蛋白、眼底检查、糖尿病足检查），这明显低于42%的接受这些服务的非西班牙裔白人	6.2%	10.8%的NHB患糖尿病，死于糖尿病的比NHW高2.4倍，糖尿病相关并发症住院的比NHW高1.7倍
肥胖	9%	AI/AN的患病率比NHW高1.6倍	墨西哥裔美国人28.7%	25.6%	51%

（续表）

	亚洲及太平洋岛民（A/PI）	美国印第安人和美国本土人（AI/AN）	西班牙裔	非西班牙裔白人（NHW）	非西班牙裔黑人（NHB）、非裔美国人（AA）和加勒比黑人
吸烟	11.6%	AI/AN患病率为33.5%	墨西哥裔美国男性18.7% 墨西哥裔美国女性9.7%	22.8%	男性25.5% 女性17.1%
心力衰竭					• NHB被诊断为肥胖、高血压、慢性肾脏疾病的平均年龄为39岁。 • 比起NHW，NHB 50岁心力衰竭的得病率更为普遍
血脂	28.0%		墨西哥裔美国男性17.6% 墨西哥裔美国女性14.4%	男性15.5% 女性18%	男性10.9% 女性13.3%

病发作之后不太可能接受心脏造影或血运重建术。与白种人和男性相比，少数民族和女性也不太可能在心导管检查之后进行血运重建手术。据Hernandez报道，排除其他特征如患者的偏好、年龄、医院特点及并发症，比起白人患者，女性和黑人患者明显不太可能接受植入型心律转复除颤器治疗。

在心血管疾病（CVD）的进展中，社会经济地位（SES）也被证明是一个重要的、独立的病因因素。当社会经济地位（SES）以教育、职业、收益为特征时，这些指标和心血管疾病风险因素之间成反比的关系。即使控制了社会经济地位、健康保险、临床因素，在健康状况和治疗中的种族与民族不平等依旧存在。

医疗和健康保健质量的差异是伴随着意识和获得心血管健康生活方式知识的差异。美国心脏协会（AHA）的一项调查显示，非洲裔和西班牙裔女性在任何种族或族裔群体中有着最低的危险因素意识，却有着最高的危险负担。对156家医院参加AHA "获得指南项目"的72 817例患者（2000—2007年）进行调查，对他们的心脑血管和CR/SP结果进行分析。总体上，出院时有56%的患者被转诊到门诊CR/SP项目。年龄和非ST段抬高心肌梗死与CR/SP转诊下降的可能性有关,尽管事实是在这些患者的许多人中参与项目的受益更大。分别只有7%和5%的非裔和西班牙裔美国人转诊到CR/SP项目。与非白人下降的转诊率相关联的因素包括:语言障碍;交通问题;在营养上缺乏与文化有关的信息,生活方式的改变和其他教育主题;学习风格和价值观及对坚持的信仰;重返工作的需要;以及为需要财政资助的人提供资金。非洲裔和西班牙裔女性的CR/SP放弃率均高于白人。原因包括工作冲突、照顾儿童和家庭问题。

总之,种族和族裔群体的健康状况差异已被广泛记录在案。然而,应该从不同角度来分析这些差距,包括:流行病学、遗传、临床地理问题;生活方式的选择;心理;社会经济不平等;以及社会政治问题。在缺医少药的社区,医疗服务机构可以通过提高知识和文化、社会环境、社会经济状况及健康之间的相互作用,实施教育计划来缩小治疗心血管疾病的差距。

文化多样性与文化能力治疗

文化多样性是指基于人们共享的意识形态和包括信仰、规范、习俗及特殊生活方式的意义这些价值观之间的差异。文化能力被定义为"一组在一个系统、代理或专业中的一致行为、态度和政策,使系统、机构或专业在跨文化的情况下有效地工作"。文化能力是一个连续地、渐进地发展文化意识和知识的过程,为的是以跨文化的方式进行有效的沟通。使用文化能力的沟通模式包括LEARN模式,它提供了以下文化能力框架:

倾听(L):带着同情和理解去倾听患者对问题的看法。

解释(E):解释你对这个问题的看法。

承认(A):承认和讨论差异和相似之处。

推荐(R):推荐治疗方法。

谈判(N):谈判协议。

另一种沟通模式是ETHNIC模式,是实施文化能力的框架:

解释(E):解释(你如何解释你的病情)。

治疗(T):治疗(你曾尝试过什么治疗)。

治疗师(H):(你有向民间医生寻求过什么建议)。

谈判(N):谈判(互相接受的选择)。

干预(I):(同意)干预。

合作(C):合作(与患者、家庭和治疗师)。

接触到这一教育框架并将这些模式纳入正常的治疗性结构的卫生保健服务机构,已经用这些来提高与患者之间的沟通能力,提高医疗保健中的文化意识,并让患者能更好地接受治疗计划。IOM还指出以下五个要素是提供文化能力治疗的关键:

- 评估多元化。
- 发展自我评估能力。
- 提高文化相互作用的内在动力。
- 使用组织过程将文化知识制度化。
- 努力发展个人和组织适应性以达到多元化。

1998年,在21世纪的医生培训教育活动中,Tervalon和Murray-Garcia主张医疗培训应包含"文化谦卑"而不是"文化能力"。文化谦卑是一个过程,需要一个人在衡量、治疗、评估那些与医疗服务机构不同种族和民族的患者时,作为一个终身学习者不断地进行自我反思、自我意识、自我批判。对医疗服务机构的公正性及是否带有个人偏见进行自我反思和检查是非常重要的,这样才能够熟练地帮助患者进行自我保健活动来改善他们的心肺健康。这是一个帮助医疗服务机构与患者建立起尊重、动态伙伴关系的过程。

在连续性冠状动脉治疗下,CR/SP 已形成模式化,可以提供有效的二次预防治疗。有研究证据表明,CR/SP 项目能降低病死率、提高生活能力和生活质量,降低因心脏并发症的再次住院率,以及男性和女性患者的总体医疗费用。Davidson 等指出了增加 CR/SP 服务的多元文化组的关键策略,包括:① 从目标人群中增加健康专业人员和医务人员,并让他们参与其中。② 通过培训那些与当地居民分享种族和民族和谐的社区卫生保健人员,实行该策略可以促进地方社区的参与和互动。③ 提供适当的文化资源和对本地服务的支持。④ 承认历史、社会及经济状况对少数民族人口健康的不良影响。要求政府监管机构和多专业医疗组织提供持续的文化能力培训是这些目标策略成功的关键,使用这些策略通过让少数民族患者转诊、进入、就诊 CR/SP 项目,可以减少少数民族患者群体的心血管治疗负担。

消除医疗保健差异

根据 2000 年美国人口普查,约有 4 700 万人说除英语以外的语言。2001 年,美国卫生与人类服务部少数民族健康办公室公布了文化和语言服务国家标准(CLAS)确保保健文化能力。14 个保健质量标准包含的三个主题分别是:文化能力治疗(标准 1～3);翻译服务中的语言服务能力(授权)(标准 4～7);以及对文化能力的组织支持(标准 8～14)(见"少数民族健康办公室推荐的文化和语言保健服务国家标准")。

美国国家卫生研究院(NIH)正在支持并发展对健康和保健差异有关的研究活动,包括培训不具代表性的个体,这是为了从文化角度上促进各种生物医学研究企业的发展。已经实施的几种方法包括:① 国家少数民族健康与健康差异行动卓越中心,在若干疾病领域和条件下进行了健康差距的研究,如癌症、心血管疾病、脑卒中、糖尿病、营养、肥胖、母婴健康。② 以社区为基础的参与性研究奖,让科学家团体参与健康差异研究。③ 贷款偿还奖,以促进基础、临床和来自贫困社区的年轻科学家的行为研究事业。④ 少数民族健康和健康差异国际研究训练奖,以支持青年科学家进行海外科学研究。⑤ 未来桥梁计划,这有助于学生从大专过渡到本科学位及从硕士过渡到博士学位。

几项为解决少数民族和种族及社会经济地位低的个人的心血管疾病研究已发表。动脉粥样硬化的多种族研究(MESA)以 6 500 个年龄为 45～84 岁的非裔美国人、西班牙裔美国人和亚裔美国人为样本,从 2000 年 7 月至 2008 年调查他们的患病率、相关性和亚临床心血管疾病的进展情况。Jackson 心脏研究评估了心血管疾病有关的生理、环境、社会和遗传因素,以及非裔美国人高血压并发症的高发率,包括卒中、肾脏疾病、充血性心脏病。其他研究评估了种族和少数民族的心血管疾病,包括美国印第安人的强大心脏研究和阿拉斯加本地人的冠心病遗传学研究。

结论

无论性别、种族和民族,CR/SP 已被证明可以减少病死率、改善躯体功能、提高生活质量、降低因心脏并发症再住院率、减少医疗费用。然而,在心血管疾病的治疗上,卫生保健的差异一直都存在于一级和二级预防中,如在转诊及进入CR/SP服务项目的过程中。卫生保健差距是美国医疗保健系统中的一个重要问题。提高对这个问题的认识,建立综合性多层次的政策和策略,以提高卫生保健服务体系的文化能力势在必行。下文中"提高种族和文化意识的有用资源"提供了有助于提高认识的例子。整个卫生保健系统必须准备好,以满足多样并不断变化的人口的文化、语言和教育需求。

少数民族健康办公室推荐的文化和语言保健服务国家标准

文化能力治疗的基本原则

(1)卫生保健机构应确保患者/用户[+]收到来自所有工作人员的治疗是有效、易于理解和受到尊重的,是符合他们的健康理念、实践及首选语言的。

(2)卫生保健机构应实施战略,在各级组织中招募、保留并培养多样化的工作人员和领导力,这也是服务领域的工作人员特征的象征。

(3)医疗保健机构应确保各级人员不断接受文化和语言服务(CLAS)国家标准的教育和培训。

文化能力治疗的语言

(1)在每个患者/用户英语水平有限的情况下,卫生保健机构必须免费、及时地并全程为他们提供语言援助服务,包括双语人员和翻译服务。

(2)卫生保健机构必须向患者/用户提供他们的首选语言服务,包括口头提供和书面通知,告知他们有权利接受语言援助服务。

(3)卫生保健机构必须确保为语言有限的患者/用户提供语言援助服务的口译员和双语人员的语言能力。患者家人和朋友不可以提供口译服务(除非患者/用户要求)。

(4)卫生保健机构必须使用服务地区大众群体和(或)代表性群体的语言来撰写或标注相关材料和标牌,让患者容易理解。

构建文化能力治疗

(1)卫生保健机构应发展、实施并推动书面战略计划,明确目标、政策、实施计划、管理责任制/监督机制,以此来提供CLAS标准。

(2)医疗机构应进行CLAS相关活动的初始和持续组织自我评估,并鼓励将文化和语言能力的相关措施加入内部评估、性能改进方案、患者满意度测评和结果导向的评估中。

(3)医疗机构应确保患者/用户的种族数据、民族、语言信息均被收录于健康档案中,整合到了组织管理信息系统中,并定期更新。

(4)卫生保健机构应保留现有人口统计、文化、社区流行病学资料及需求评估,这是为了制定并实施针对服务区文化和语言特点的准确的计划。

(5)卫生保健机构应与社区发展参与式、合作伙伴式关系,使用各种正式和非正式的机制促进社区和患者/用户参与到 CLAS 相关活动的设计和实施中。

（6）医疗保健机构应确保冲突和投诉解决过程中的文化和语言敏感性，能够通过识别、预防，最终解决患者/用户的投诉及跨文化冲突。

（7）鼓励卫生保健机构定期向公众提供关于其实施 CLAS 标准的进展情况和成功创新的信息，并提供这些信息的社区公告

注：CLAS 标准是非强制性的，因此不具有法律效力。标准不是强制性的，但极大地帮助卫生保健服务机构和组织有效地应对患者的文化和语言需求。1964 年的民事权利法案的第六条规定是强制性的，并且要求得到联邦财政援助的卫生保健服务机构和组织采取合理措施以确保英语水平有限的人可以得到有效的服务。
[+]CLAS 标准中使用的术语"患者/用户"是指"寻求身体或精神卫生保健服务或其他与健康有关的服务的个体，包括随行家属、监护人或同伴"（综合报告，第 5 页；见 http://minorityhealth.hhs.gov/templates/browse.aspx？LVL=2 和 lvlid=15）。

经允许引自：Department of Health and Human Services Office of Minority Health, 2000, *National standards for culturally and linguistically appropriate services in health care.* Available: http://minorityhealthlates/browse.aspx?IvI=2&IvIID=15.

提高种族和文化意识的有用资源

卫生保健资源中合适的文化和语言服务

www.thinkculturalhealth.hhs.gov

跨文化保健计划

1200 12th Ave. S.

Seattle, WA 98144

206–621–4161

www.xculture.org

多样性处方

www.diversityrx.org

消除种族和种族差异的倡议

美国卫生和人类服务部

www.raceandhealth.hhs.gov

国家文化能力中心

3307 M St. NW, Ste.401

Washington, DC 20007–3935

1–800–788–2066

e-mail: cultural@gunet.georgetown.edu

少数民族卫生办公室

Health Resources and Services Administration

5600 Fishers Lane, 10–49

Rockville, MD 20857

301–443–2964

www.hrsa.dhhs.gov/dmh

少数民族女性和女性健康文化能力项目办公室

Bureau of Primary Health Care

Health Resources and Services Administration

4350 East West Hwy., 3rd Floor

Bethesda, MD 20814

301–594–4490

www.bphc.hrsa.gov/omwh/omwh_20. htm

血运重建与瓣膜手术

现代CR/SP项目提供有关运动处方、教育和改善危险因素的个性化项目,专注于具体结果和绩效评估。先前已发表了一个综合项目的具体组成部分。这些项目的核心组成部分应予以应用并让它个体化,以适应患者的血运重建术和心脏瓣膜置换或修补。此外,项目工作人员应具备综合知识和技能,才能在这些类型的患者中安全有效地实施。针对本章中的每组患者,本节将讨论以下主题:

- 转诊至CR/SP的状态。
- 对运动处方和训练的特殊问题。
- 运动试验。
- 二级预防。

接受手术治疗以改善冠脉血流或纠正受损心脏瓣膜的患者数量在持续增加。AHA最近的数据报告指出,每年实施冠状动脉搭桥术、经皮冠脉介入治疗(PCI)和瓣膜手术的患者人数分别为242 000例、596 000例和139 000例。其中男性占58%～72%,大多数(53%～64 %)是对65岁以上老年人进行的。

CR 是医疗保险和医疗补助服务中心提供的一种被用于PCI(带或不带支架的经皮冠脉腔内成形术)、冠状动脉旁路移植术及心脏瓣膜修复和更换的服务。这些法规和立法的变化应能显著增加血运重建术或瓣膜手术后转诊的患者数量。项目包括传统的开胸冠状动脉旁路移植术(CABGS)和瓣膜置换或修复,以及较新的非体外循环微创手术。经皮冠脉介入治疗包括球囊血管成形术、冠状动脉支架置入术、经皮腔内斑块旋切术或一个以上的这些组合。对

那些经历了这些手术的患者进行了总结,提出了在"血运重建术/瓣膜修复患者心脏康复期内需要特别关注的事项"及"血运重建/瓣膜病患者的干预策略"。

血运重建术

血运重建术被用来治疗冠状动脉循环中的动脉粥样硬化严重患者,包括冠状动脉搭桥术和微创直接冠脉旁路手术(MID-CAB),以及PCI。

1. 冠状动脉旁路移植术后患者的实践问题

传统的冠状动脉搭桥术需要一个切口,在外科手术中使用或不使用体外循环机通过循环系统提供含氧血液。冠状动脉搭桥术通常用一段大隐静脉(SVG)或乳内动脉(IMA)作为桥血管将远端血液输送至旁路病变处。也可使用胃网膜动脉或桡动脉。大隐静脉移植可以形成内膜纤维组织增生和静脉移植动脉粥样硬化。SVG分别具有75%～90%和50%～60%的1年和10年通畅率。相比之下,IMA移植有一个大于90%的10年通畅率。

MID-CAB是指通过前侧胸部肋间小切口而不使用体外循环机("体外循环")接触到心脏。在非体外循环过程中,心脏继续跳动,只是手术区域相对固定。相比CABG,MID-CAB过程具有失血少、减少创伤和疼痛、加快恢复、减少感染危险这些临床优势。也可以使用机器人进行MID-CAB,或者外科医生使用机械臂控制外科手术器械。

采取CR/SP措施是2011年美国心脏病基金会(ACCF)/美国心脏协会(AHA)实践指南关于CABG的Ⅰ类推荐,同时转诊

血运重建术/瓣膜修复患者心脏康复期内需要特别关注的事项

各种干预措施后患者需要特别关注的问题

CABG

- 手术操作是否实现完全与不完全再血管化。
- 手术操作是否包括因先前 CABG 移植血管堵塞再行 CABGS。
- 注意上肢运动和胸骨的愈合。
- 患者冠心病的严重性已最小化,患者已被"治愈"。
- 全面的冠心病二级预防治疗的重要性。

PCI

- PCI 后发生再狭窄的可能性。
- 患者冠心病的严重性已最小化,患者已被"治愈"。
- 全面的冠心病二级预防治疗的重要性。

瓣膜性心脏病(VHD)

- 抗凝治疗的重要性,预防运动相关的损伤和出血。
- 注意上肢运动和胸骨的愈合。
- 避免在合并严重瓣膜狭窄或反流时进行抗阻运动

血运重建/瓣膜病患者的干预策略

- 每个患者共同的目标是预防血管再闭塞和动脉粥样硬化,以及优化运动耐量。
- 康复工作人员的常见问题是,帮助患者理解疾病未被手术治愈,需要进一步的二级预防,防止发生相关临床。

胸骨中线切口的 CABG		
安 全 性	运 动	教 育
• 伤口护理,预防感染	• 避免较重的上肢训练直至痊愈;上半身牵拉/弯曲和轻抗阻训练有助于促进灵活性	• "正常"的术后症状/体征。 • 脑缺氧=短暂记忆缺失*
MID-CAB 和 PCI		
安 全 性	运 动	教 育
• 再闭塞及冠状动脉血栓的风险	• 较虚弱者可以接受较高的运动水平	• 抗血小板,抗凝。 • 早期识别再闭塞的症状和体征

（续表）

瓣膜手术		
安　全　性	运　　动	教　　育
● 伤口护理，预防感染。 ● 机械瓣膜的长期抗凝治疗	● 明显虚弱者和老年人要从低水平开始；可以使用保守的运动处方	● 药物治疗、诱导和鼓励应更为积极。 ● 抗凝和预防性抗生素的问题

注：*如果使用体外循环机。

到门诊CR/SP项目是AACVPR/ACC/AHA的绩效考核。然而，术后参与CR/SP的患者却非常少。医疗保险受益人的一项研究发现，31%的使用CR/SP的CABG患者存在国家和地区上的显著差异。

体力活动包括早期下床活动及运动范围，如步行和骑自行车，表明CABG帮助避免在住院期间卧床休息的不利影响，包括防止运动耐量降低和减少血栓栓塞并发症。CABG患者可以在运动试验与运动处方的运动指南中获得具体的运动处方信息。提供系统的住院CR/SP服务是一个挑战，因为无并发症的患者会住院3～4天，但这些患者恢复的关键是每天多次运动。老年患者和那些需要经历复杂术后过程的患者往往被转诊到一个过渡性项目，如在急性康复或亚急性康复机构。在这些项目中他们得到持续的医学治疗；他们还获得作业和物理治疗，以提高耐久强度、平衡、独立自理的认知状况、家庭活动（包括楼梯）及饮食管理活动（见第4章）。

CABG患者的恢复率取决于年龄、性别和手术采用的技术。当出院后进行CR/SP活动咨询或运动训练时，运动试验是一个Ⅱ类建议。

运动处方的方法和治疗心血管病患者的方法基本上是一样的。最初，由于胸骨手术或取静脉的切口，一些患者可能因为肌肉骨骼不适或切口愈合问题而需要采用较低强度的运动处方或修改运动处方。患者在胸骨手术5周之内都不应该进行上肢抗阻训练。此外，在定期参加4周有监督的心血管耐力训练之后才可以进行抗阻训练项目。在未出现胸骨不稳（胸骨活动、开裂或爆裂）的情况下，建议在手术后8周谨慎进行上身运动。心胸外科医生通常对患者上肢运动和抗阻训练的问题进行非常详细的说明。重要的是，让CR/SP的工作人员了解这些指令，并将它们纳入这些患者的运动处方中。

对于CABG或其他心脏手术后新患者，工作人员应评估他们的胸骨和静脉缝合部位的伤口愈合情况。伤口感染的症状包括发红、肿胀和流脓；伤口感染的患者需要无菌敷料，避免过程中与其他患者交叉感染。由于大多数早期大隐静脉移植闭合，故项目工作人员还应警惕新患者的心绞痛或类似心绞痛的症状、运动不耐受的症状/体征和新心电图显示的心肌缺血动态改变。患者也应对这些信息有所了解和警惕。

心脏直视手术几天后出现心律失常包括房颤并不少，也会在门诊 CR/SP 过程中出现。复杂心律失常和新发房颤应及时向项目医学负责人和转诊医生报告（见本章"心律失常"部分）。

胸腔和心包积液通常和术后炎症相关联，一般可能发生在术后前几周，可能在早期门诊 CR 根据运动能力下降、胸部不适及呼吸困难次数的增加判断。这些症状应及时上报给项目医学负责人、外科医生和转诊医生。

重要的是要知道血运重建是否完全，以确保充分评估症状和体征。此信息一般可在手术报告或出院小结中获得。完全性血运重建（所有重要的动脉粥样硬化病变均行旁路移植术）应该可以缓解心肌缺血的所有相关症状和体征。血管腔很小或有弥漫性病变更易导致不完全血运重建。这会增加术后运动时出现残余心肌缺血症状的可能性。

所有 CABG 患者采取适当的二级预防措施是很重要的，这有助于减少动脉粥样硬化的发展。没有积极的生活方式和其他预防措施，动脉粥样硬化病变几乎肯定会在原冠状动脉或静脉桥内发展，需要进一步进行血运重建。值得注意的是，在手术后的几周内，血脂可能出现假性下降；因此，调脂应根据术前血脂水平进行。

2. PCI 后患者的实践问题

其他主要的血运重建术指的是经皮冠脉介入术（PCI）。在 2008 年 596 000 例接受 PCI 治疗的患者中，66% 例为男性患者，53% 例为 65 岁或以上的患者。在 PCI 中植入的支架，绝大多数（76%）为药物洗脱支架（DES）。

和 CABG 患者一样，PCI 后患者转诊到 CR/SP 是 I 类推荐，是被一致认可的绩效评估手段，覆盖在医保服务里。在一项研究中，经皮腔内冠状动脉成形术（PTCA）术后 CR/SP 转诊率达到了 60%，另一项研究报道 40% 的符合条件的患者参与康复。由于 PCI 患者经常在 24 小时内出院，故为他们提供住院 CR/SP 服务的机会是非常有限的。因此，在出院时使用门诊 CR/SP 自动转诊策略特别有帮助，特别是医疗服务机构、CR/SP 工作人员及出院后患者之间有充分的沟通联系。

在 CR/SP 服务项目中，出院后行运动试验是 II 级推荐，用于指导活动咨询或培训（或两者）。此外，PCI 后 1～3 天进行的运动试验有助于预测将来可能出现的再狭窄问题，并促进尽快恢复工作和日常生活。

PCI 后患者出院后几乎立即就可以开始运动训练。如果导管穿刺路径在腹股沟处，则应注意保证患者在开始下肢运动前穿刺部位已基本愈合。PCI 也可能合并不完全的血运重建，这会增加运动诱发残存心肌缺血的症状和体征的可能性。CR/SP 工作人员应向 PCI 患者强调坚持预防用药的重要性，特别是抗血小板药物。运动处方的方法与用在心肌梗死和冠状动脉搭桥术患者上的类似。抗阻运动可以在 PCI 后的 2～3 周进行，并在 CR/SP 项目中完成 2 周有监督的耐力训练。与接受了 CABG 或急诊 PCI 的患者相比，接受选择性 PCI 的患者由于没有持续的心肌损害或胸骨问题，训练进展更快一些。

强调二级预防的重要性对于PCI患者是非常重要的,特别是对那些以前没有心肌梗死或心绞痛的患者而言。没有经历过心肌缺血症状或事件的这些患者可能会觉得好像他们的冠状动脉粥样硬化已被PCI"治愈"了,于是他们就会认为没有必要进行二级预防和行为改变。

瓣膜置换及修补术

据美国心脏协会的最新统计,2008年估计有139 000例患者接受了瓣膜手术。其中,男性占了58%,65岁以上的患者占了64%。瓣膜性心脏病(VHD)患者的年出院数几乎与主动脉瓣和二尖瓣病变是相等的,分别约为48 000例和42 000例。

VHD可以是瓣膜狭窄或反流,可以累及心脏四个瓣膜中的任何一个,虽然左心高压下瓣膜功能不全(二尖瓣、主动脉)需要比右心低压下三尖瓣或肺动脉瓣更频繁的干预。瓣膜狭窄是指瓣膜口的狭窄或堵塞,导致瓣膜不能完全开放。狭窄的原因有退行性钙化、风湿性疾病和先天性瓣膜畸形(如主动脉瓣二瓣畸形)。反流是指瓣膜关闭不全引起血液通过瓣膜逆流,可以由风湿性心脏病、感染或先天性疾病引起(如马方综合征)。主动脉瓣关闭不全也可能由动脉粥样硬化导致的升主动脉瘤引起。二尖瓣反流可能是二尖瓣脱垂或心肌梗死导致腱索断裂或乳头肌损伤引起。心脏瓣膜功能不全外科干预包括瓣环成形术或使用人工瓣膜的瓣膜置换术。瓣环成形术将瓣环缩紧,以恢复瓣膜功能。人工心脏瓣膜主要分为两种:生物人工瓣和机械人工瓣。生物瓣又进一步分为异种生物瓣、同种血生物瓣和无支架异种生物瓣。

机械人工心脏瓣膜包括球笼瓣、倾斜单叶瓣和双叶瓣。在外科手术前,外科医生通常会与患者讨论选择何种瓣膜,事实表明,机械瓣膜更耐用,但是由于凝血和血栓栓塞的危险更高,所以需要终身抗凝。

经皮导管介入的手术已成为高危患者替代外科手术的选择。与手术置换相比,经皮导管介入主动脉瓣置换(TAVR)在PARTNER研究2年后的结果表明,这两种手术方法引起的死亡率相似,缓解临床症状、瓣膜血流动力学。另一种方法涉及导管介入的,包括通过经皮介入瓣夹行二尖瓣瓣叶修复解决二尖瓣关闭不全问题。接受这些手术的患者不用进行胸骨切开术,可以在CR/SP过程中更迅速地恢复。

VHD有时会涉及多个瓣膜需要进行联合手术或介入治疗。VHD的常见组合包括二尖瓣狭窄和二尖瓣反流、二尖瓣狭窄和主动脉瓣狭窄,以及主动脉瓣狭窄和二尖瓣关闭不全。VHD也会与CAD共同存在,尤其是老年人。

实践要点

在瓣膜置换或修复之后将患者转诊到CR/SP是美国心肺康复协会(AACVPR)/美国心脏协会(AHA)/美国心脏病学会(ACC)认可绩效评估和医疗保险患者的覆盖指征。

患者瓣膜置换后的运动处方和VHD训练与CABG患者相类似。然而,由于瓣膜修复或置换前的症状,一些VHD患者的体力活动可能会受到限制。因为体能差,要求患者在运动训练方案的早期阶段缓慢开始逐步升级。CR/SP工作人员应对患者使用标准运动处方,同时应注意避免上肢运动（包括涉及上肢的抗阻训练）直到胸骨稳定且不存在术后胸骨伤口愈合问题。

接受瓣膜置换手术的患者并未治愈VHD，只是把自身瓣膜病换成了人工瓣膜病。预防人工瓣膜处的感染和抗凝药物治疗也是术后患者面临的重要问题。行联合瓣膜置换术和冠状动脉旁路移植术的患者有关减少冠心病危险度的二级预防问题与之前提及的单纯行CABG患者相同。

患有瓣膜性心脏病（VHD）但无瓣膜修复或置换的患者，即使有其他情况并存，如心肌梗死、经皮冠脉介入术（PCI）、心绞痛或冠状动脉旁路移植术（CABG），也可以参加心脏康复。在这些患者中，严重主动脉瓣狭窄是住院和门诊CR/SP的禁忌证。病情稍轻的主动脉狭窄患者可以进行运动，但运动中可能出现以下症状，如呼吸困难、心绞痛或晕厥。运动训练强度应低于可以诱发症状出现的阈值，因为这些症状表明心输出量无法满足运动的需求。运动时出现呼吸困难是二尖瓣狭窄患者运动不耐受的主要症状，常见于严重主动脉狭窄患者中。随着时间的推移，这些症状的恶化可能预示着病情恶化，应予以密切监测。抗阻运动绝对禁忌证包括马方综合征和严重的有症状的主动脉瓣狭窄。

心律失常

虽然心律失常在进行CR/SP治疗的患者中并不少见，并有不同程度的症状，但大部分不危及生命。尽管如此，心律失常也可能导致严重的致死事件。以下是常见的心律失常及相关症状。

CR/SP中的心律失常

通常为良性

- 房性期前收缩（PACs）及室性期前收缩（PVCs）。
- 心室率控制的心房颤动（Afib）或心房扑动。
- 阵发性室上性心动过速（PSVT）。
- 轻度心动过缓（50～60次/分）。
- 一度房室传导阻滞和无症状的二度Ⅰ型房室传导阻滞（文氏）。

可能恶化

- 快速房颤或房扑。
- 有症状或严重心动过缓。
- 有症状或高度房室传导阻滞。
- 室性心动过速。
- 室颤。

伴随症状的心律失常

症状稳定无血流动力学改变

- 心悸。
- 眩晕或头晕。
- 呼吸急促。
- 胸痛或不适。
- 非特异性相关症状。
  - 乏力或疲劳。
  - 出汗。
  - 视力模糊。
  - 恶心。
  - 焦虑。
  - 水肿。

症状不稳定

- 低血压。
- 几乎晕厥或意识丧失。
- 心力衰竭。
- 不稳定型心绞痛或心肌梗死。
- 心搏骤停。

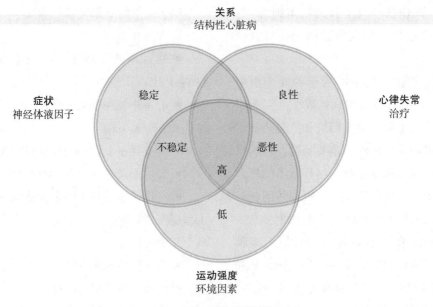

图9-2　与心律失常有关的因素

虽然大多数的心律失常是不起眼的，但应该记住的是，运动可能产生多种代谢、血流动力学和电生理改变，所有这些都会诱导缺血致心律失常。此外，运动强度与出现心律失常可能相关，但不总是；即轻度活动可引发心律失常，随着活动强度的增加而消失，但无论强度变化，结果重复性不定。然而，除了运动强度，还有其他因素可以与心律失常相关，包括自主神经系统的变化、药物导致心律失常的副作用、电解质紊乱、脱水和特定的环境因素（图9-2）。

虽然有与运动相关的危险因素中，其中一个是心律失常，但如果运动处方是针对个人心脏状况的话，则受益普遍大于风险。在CR/SP中，心律失常患者应该有预定的目标，应在特定的一段时间内行监测下运动，并应预先制定终止运动的标准。

心房颤动

轻至中度的体力活动，特别是休闲时间的活动和散步，与老年人房颤发生率显著降低相关。最近的证据表明，长期高强度或大量的耐力训练可能与心房颤动的发生率增加有关。对于那些已被确诊为心房颤动的患者，规律适度的体力活动能够增加房颤患者的运动能力和控制心室率。非结构性心脏病及无预激（WPW）综合征的患者可以安全地进行中等强度的等长和等张运动，部分取决于潜在的心血管疾病的存在和严重程度。

心脏起搏器

近年来，心脏起搏器技术大幅提高。因此，心脏起搏器患者运动生理本质上和其他患者基本相同。在运动过程中，提高心率（HR）是增加心输出量和氧摄取量的最重要的单一因素。如果自身心率不能对运动产生适当的应答，则起搏器可以增加心率，从而使心脏输出能够满足生理需求。

房室（AV）双腔起搏是常见的，属于生

理性起搏,即维持了心腔由高到低正常的收缩顺序和时程。AV同步可以在不明显增加心肌耗氧的情况下实现更多的心脏输出。双腔起搏器可以感知窦房结和不完全性心脏阻滞,并在适当的AV期间后向心室释放冲动。

频率适应起搏的出现(也称为频率应答或频率调制起搏)大大改变了起搏器在运动方面的应用。当自身的窦房结无法通过增加心率来满足代谢需要时,频率适应功能就会启用。频率适应起搏器可以感知机体对更多的能量的需要,并为变时功能障碍的患者提供合适的心率。感受器被用来感知在运动增加时出现的动作及生理和代谢方面的改变。基于计算机的运算,感受器驱动起搏器合理地起搏心脏来满足能量需求。部分监测功能包括躯体活动时的动作、分钟量、体温和心电图波形间期。心脏起搏器技术的发展已经允许使用联合或混合的感受器和先进的运算方法,与单一感受器相比,更有效提高心率。混合感受器通过呼吸和运动评估患者的活动负荷,提供最佳的心率适应活动水平。然而,混合感受器最终充分的临床获益依据尚未完全建立。

植入型心律转复除颤器

有证据表明,患者安装植入型心律转复除颤器(ICD)进行运动是安全的。报告也表明,增加VO$_2$峰值的作用类似于其他患者,无严重并发症,参加以运动为基础的CR/SP项目与未参加的患者相比,减少了运动相关总放电次数。此外,如果近期室颤放电干预已经过去6个月,低强度的竞技体育比赛不会增加重大创伤危险。

安装ICD的工作人员应当了解ICD放电所要达到的心率值,尽管新型的设备现在可以感知QRS宽度,减少随之单纯的心率增加而出现的ICD误放电。基线运动试验可以帮助确定运动是否会导致放电,并帮助判断运动是否会引起室性心律失常。其后可能有必要对抗心律失常药物进行调整。任何情况下,运动处方设定的HR应当至少比ICD放电心率低10～15次/分。如果运动后起搏心率不适当增加,脉搏无法指导体力活动强度,可以采用有感疲劳等级或收缩压客观测量负荷。

心脏再同步化治疗

心脏再同步化治疗(CRT)或双腔起搏是晚期心力衰竭患者的辅助治疗。这些患者普遍存在左束支传导阻滞或心室内传导阻滞,导致左心室收缩不同步性和病死率增高。CRT的作用是基于减少左、右心室之间的延迟传导。CRT的功能是通过控制各个心腔的脉冲放电维持同步性。CRT可以优化射血分数、减少二尖瓣反流、重构左室,从而改善症状,提高生活质量。一些研究表明,CRT对心力衰竭和传导阻滞患者疗效明确。在6分钟步行平均距离、生活质量、纽约心脏功能分级、VO$_2$峰值、总运动时间、减少住院率、左心室(左室)功能、左室舒张末期内径的改善均已被证明。数据表明,CRT可以长期保持体能增长。此外,植入CRT后会出现心室-动脉耦合、机械效率和变时性反应改善。这些发现可以解释CRT治疗的患者改善了功能状态和运动耐量。

在合适的患者中,运动训练可作为

CRT改善心脏和外周肌肉功能的辅助手段。CRT后进行运动训练有助于提高运动耐量、血流动力学指标和生活质量。建议对这些患者群体使用参与运动的典型预防措施。

实践要点

心房颤动、起搏器、ICD和CRT患者的运动目标有很大差异。因此，基线评估和治疗方案必须个体化。例如，在某些情况下，非持续性室性心律失常和心肌正常功能的患者可能只需要数次心电监测和后续的系列评估之后，便开始一个非监控或家庭运动计划。有些情况下，患者因为严重的心肌功能障碍而导致体能有限，对以往发生心脏猝死及可清醒状态下的除颤有心理障碍。这些患者往往需要更多正式和长期的心电图监护下的运动方案。

在启动方案前的基线评估应包括心律失常的清晰描述、心律失常导致的血流动力学后果、可能的刺激因素（如运动、心肌缺血）及心律失常再发时可能的治疗。在进行运动之前，评估基础的已有心脏病的严重程度，包括冠心病的严重程度及左室功能（射血分数）。还应该了解心脏起搏器设定程序、ICD设定心率、感知参数和测算法的详细资料。动态心电图和电生理刺激研究结果、运动试验结果、最新的医疗方案，应与患者进行探讨。在确定心肌缺血和心绞痛存在方面，运动试验已被证明是有用的。对于植入心脏起搏器，运动试验可用于指导起搏器参数的调整，特别适用于具有频率适应性起搏器的患者以确保合适的频率应答。运动试验还有助于ICD患者评估任何重叠内在心率和室性心动过速

（VT）的检出率。

心律失常患者和设备管理的共同目标是于早期识别心律失常相关的症状和体征的变化以预防和治疗这些疾病。CR/SP专业人士经常首先确定休息或者运动相关的心律失常。任何新发心律失常或心律失常恶化应引起项目医生和转诊医生注意，应及时评估与治疗。

CR/SP专业人士可以发挥重要的作用，整体评价植入设备的患者，将运动相关的心率、血压和症状信息提供给医生。此信息能指导设备调试，以更符合患者的需要。在许多情况下，调整后可以提高运动能力和减轻症状。不同的患者心律失常的类型和可能的后果也不同，CR/SP专家面临识别心律失常、相应的血流动力学的后果，以及由此产生运动生理改变的挑战。此外，员工必须具备各种植入设备节律管理的明确知识，并把这些知识有效地授予患者，包括心脏起搏器、ICD和CRT。常规医嘱应为工作人员提供方向，以应对各种心律失常，并对运动相关的心律失常患者和植入ICD患者控制运动水平。表9–9列出了常见的心律失常，包括房颤等相应的运动和教育。

心力衰竭和左心室辅助装置

本节的目的是为慢性心力衰竭（HF）患者或接受了左心室辅助装置（LVAD）的患者成功实施二级预防服务提供评估问题与策略概述。特别强调的是实践：

- 最大限度地提高患者的安全。
- 个体化康复服务。
- 优化患者结果。

最近关于心力衰竭发病率和患病率的

表9-9 心律失常及其相应评估、运动和教育的建议

心 律 失 常	临 床 状 态	心脏康复和二级预防项目建议
房性期前收缩	无症状	没有任何限制
病态窦房结综合征	无症状,停搏<3秒;心率(HR)≥50并随活动增加	没有任何限制
	晕厥	需要医生建议和评估
	心脏起搏器	医生批准后可参加
心房扑动	无症状,运动时持续发作<10秒	医生批准后可参加
	无症状,心室率控制良好	医生批准后可参加
	抗凝治疗	医生批准后可参加
	电复律或消融后	1～4周后,医生批准后可参加
心房颤动	既往存在,无症状,心室率控制良好;应对活动水平的心率变化良好	医生批准后可参加
	抗凝治疗	医生批准后可参加
	电复律或消融后	1～6周后,医生批准后可参加
室上速(SVT)	无症状,运动时持续发作<10秒	医生批准后可参加
	晕厥	需要医生建议和评估
	电复律或消融后	1～6周后,医生批准后可参加
频繁复杂的室性期前收缩(PVCs)	长期,无症状	医生建议相关限制
	首次发现	需要医生建议和评估
室性心动过速	稳定,无症状,持续发作<10次,单形,心率<150次/分,无心脏病	医生批准后可参加
	首次发现	需要医生建议和评估
	消融后	1～6周后,医生批准后可参加
	药物治疗或电复律后	1～3个月后,医生批准后可参加
	ICD植入后	1～3个月后,医生批准后可参加
心室颤动	ICD植入后	1～3个月后,医生批准后可参加
一度房室传导阻滞	无症状,正常QRS波群,PR间期<300毫秒,运动时无恶化	没有任何限制
二度Ⅰ型房室传导阻滞(文氏)	无症状,正常QRS波,没有恶化或运动改善传导	没有任何限制
	无症状,但活动后恶化	需要医生建议和评估
	心脏起搏器	医生批准后可参加
完全性右束支传导阻滞(CRBBB)	无症状,无运动后房室传导阻滞,无室性心律失常	医生批准后可参加
完全性左束支传导阻滞(CLBBB)	无症状,无运动后房室传导阻滞,无室性心律失常	医生批准后可参加

经允许引自：Pescatello et al. 2004; Appel et al. 1997.

统计数据表明,超过 5 700 000 的美国人都受到影响,每年有 670 000 的新发病例。此外,每年超过 990 000 的住院由心力衰竭造成,其病死率仍然很高,5 年病死率达 50%。心力衰竭可能继续是未来一个主要的健康问题,改善临床表现通常需要反复住院和医生的不断随访。估计每年心力衰竭治疗的花费超过 390 亿美元。因此,能够减少心力衰竭引起的临床症状和功能障碍的方法受到了极大的关注。

心力衰竭是指心输出量减少,常常不能满足重要脏器和生理系统需求为特征的一种状态。心力衰竭的病理生理涉及在心室收缩(射血分数降低心力衰竭)或舒张(射血分数正常心力衰竭)功能受损。灌注不足导致特殊部位一系列病理生理后果(表 9-10),作为代偿机制,旨在维持足够的心脏输出。然而,这些机制只能短期内改善或维持心脏功能,之后,心力衰竭通常会继续进展。目前心力衰竭患者的药物治疗,就是针对这些代偿机制,常规与 β 受体阻滞剂联合,如血管紧张素转换酶抑制药(ACE)或血管紧张素受体拮抗药(ARB)和利尿剂。

心力衰竭的临床表现

心力衰竭的临床表现如下:

- 呼吸困难和发力。
- 呼吸急促。
- 夜间阵发性呼吸困难。
- 端坐呼吸。
- 外周水肿。
- 肢端冰冷、苍白并可能出现发绀。
- 体重增加。
- 肝脏增大。

- 颈静脉怒张。
- 啰音(湿啰音)。
- 管状呼吸音和肺实变。
- 出现第三(S_3)、第四(S_4)心音。
- 窦性心动过速。

其中,两个主要特征是:

- 不耐受运动,表现为乏力或呼吸困难。
- 体液潴留,包括肺或外周水、近期体重增加或这些因素的组合。

重要的是,CR/SP 专家在预防心脏病和 CR/SP 临床工作中需要定期评估临床状态变化,以确保患者可以安全地进行运动。虽然临床医生经常使用纽约心脏病协会(NYHA)功能分级描述临床状况或疾病的严重程度,但仍有局限性,不能完全反映心力衰竭患者。表 9-11 显示了 ACC 和 AHA 建议的心力衰竭发展的不同阶段。此阶段系统涵盖所有左心功能不全的患者,无论这些患者存在或不存在症状。值得注意的是,患者出现症状(NYHA 分级 Ⅱ ~ Ⅳ)只落在 C 期和 D 期。

确定由心力衰竭导致的功能障碍包括评估和观察症状与体征的变化(如呼吸困难、乏力)、功能状态(例如,散步、爬楼梯、日常生活活动),以及健康相关的生活质量。可以用 6 分钟步行试验评价参与 CR/SP 之前、期间和之后的体能及运动耐量,用常规运动试验评估运动持续时间,或用心肺运动试验测量 VO_2 峰值。使用其他运动试验的相关参数帮助确定对心脏康复和二级预防的反应,包括在标准化或固定负荷及症状幅度在亚极量和极量之间变化(例如,呼吸困难、心绞痛)下的心率或收缩压的变化情况。

可以使用疾病特异性的调查问卷,如

表9-10　充血性心力衰竭的生理学改变

病　理	影　　　响
心血管	心肌功能下降,继发外周血管收缩以增加静脉回流(以增加每搏量和心输出量)
肺	由于心功能下降,液体负荷过重,导致心脏充盈压升高而引起肺水肿
肾脏	心排血量减少导致液体潴留
神经体液	交感神经兴奋性增高,最终导致心脏对 β₁ 肾上腺素能受体激动的敏感性下降,从而降低心肌收缩力
肌肉骨骼	由于制动或其他伴随疾病导致骨骼肌的失用,并可能出现骨骼肌肌病及骨质疏松
血液	由于携氧下降,伴随肝脏疾病或心脏收缩力下降,导致心腔内血液停滞可引起红细胞增多、贫血和凝血异常
肝	由于心输出量不足或肝静脉淤血引起肝脏低灌注,并可能继而导致心源性肝硬化
胰腺	可能出现胰岛素分泌和糖耐量异常,并产生心肌抑制因子
营养/生化	厌食导致营养不良(蛋白质、热量和维生素缺乏)和恶病质

经允许引自：*Essentials of cardiopulmonary physical therapy,* L. P. Cahalin, "Cardiac muscle dysfunction", pg.132, Copyright 1994, with permission from Elsevier.

表9-11　心力衰竭的发展阶段：ACC/AHA 指南

阶　段	描　述	实　例	纽约心脏病学会功能分级
A（患者为危险人群）	患者为心力衰竭高危人群,无结构或功能异常,无症状或体征	高血压、冠心病、糖尿病、酒精滥用、家族史	
B（患者为危险人群）	心力衰竭伴有结构异常,但无症状	左心室肥厚、既往心肌梗死、无症状性心脏瓣膜病、射血分数下降	
C（心力衰竭患者）	已有结构异常,以前或目前有症状或体征	伴或不伴呼吸困难的左室收缩功能不全患者、运动耐量下降者	Ⅱ 或 Ⅲ
D（心力衰竭患者）	经积极内科治疗仍伴有症状的晚期心力衰竭	反复住院、等待心脏移植、静脉支持	Ⅲ 或 Ⅳ

注：ACC—美国心脏病学会；AHA—美国心脏协会。
经允许引自：Jessup et al. 2009.

明尼苏达心力衰竭生活问卷、慢性心力衰竭问卷,或堪萨斯城心肌病问卷,以及针对一般健康状况的问卷[如医疗结果简表(SF-36)],来评价进行 CR/SP 项目之前、期间和之后的生活质量和健康状况的变化。

对进展情况的客观记录可以:① 提醒康复专家维持或调整目前的方案。② 无论是在一个个体方案中还是基于一个更大(当地的、区域性的或是国家的)范围,作为建立数据库的基础。

心脏康复和二级预防

CR/SP 对 NYHA 分级 II ~ III 级的心力衰竭患者的疗效已在之前部分进行了描述。本节主要对心肺运动训练的生理和临床效果、力量或抗阻训练及呼吸练习做简要介绍。因为美国很少有患者因新发心力衰竭或心力衰竭加重住院期间进行正式的运动康复项目,所以,本节总结了让患者参与到家庭运动或门诊监护下运动的内容。对患者和康复专业人员而言最理想的环境就是首先将运动设置在有监护的场地中,然后结合一些家庭项目,最后发展到一个完全以家庭为基础的运动方案。由于医院与家庭的距离问题,这种方法不可能适用于所有患者,所以患者还是需要一个完全的家庭项目。

心肺训练

由于射血分数降低引起的心力衰竭(HFREF)患者会产生运动能力减弱,这主要是由心脏、外周血管、骨骼和呼吸肌功能异常引起的,这可以通过 VO_2 峰值进行量化测量。在 24 个单中心随机临床试验中,评估了因中度至高强度的心肺耐力训练引起的 VO_2 峰值的变化,大多数表现出升高了 1 ml/(kg·min)或更多的 VO_2 峰值,这相当于 10%～25% 的运动耐量增加。在多中心随机 HF-ACTION 试验中,经过 3 个月的联合监护和以家庭为基础的运动之后,进行手臂锻炼试验的患者的 VO_2 峰值出现中度涨幅,为 0.6 ml/(kg·min)[对普通治疗组患者出现的 0.2 ml/(kg·min)改变]。除了在运动耐量方面的增长,还出现了几个重要的中枢和外周生理适应,包括:峰值心率的增加;营养血流量的增加,以活跃由于内皮功能改善的骨骼肌;改善骨骼肌功能(如氧化能力);以及下调运动训练的神经内分泌活动。

有趣的是,在过去的十年中,几位作者都采用间歇高强度的有氧间歇训练(与连续的中等强度运动对比)来提高运动能力。这种训练方法得到了更高强度的训练水平(即最多至心率峰值的 95% 与心率峰值 75%)和在单个训练阶段的更高的运动量。Wisloff 等表明有氧间歇训练提高了 6 ml/(kg·min)(+46%)的 VO_2 峰值;然而,目前并没有一个有关训练安全性的充分且有力的调查评估。

重要的是让 CR/SP 专业人员注意到由于射血分数降低引起心力衰竭的患者对训练有不同的反应。例如,Tab 等证明了在运动训练中的平均峰值 VO_2(14%)和平均预测 VO_2(13%)都会显著增加;然而,他们 50% 的研究对象被划分为无反应,以实现小于 6% 的预测 VO_2 峰值增长。与其他治疗一样,个人对运动训练的反应不同,可能是由于生物因素、病因和其他临床因素。对疲劳和健康改善不满意的患者,CR/SP

临床医生应准备确定并适当调整患者的锻炼方案。

对于规律运动和临床事件，一些荟萃分析和多中心 HF-ACTION 试验显示了有益的作用，包括死亡风险相对降低了39%，校正后的全因病死率或住院风险减少了11%，校正后的心血管疾病病死率风险或心力衰竭住院率减少了15%，心力衰竭住院率减少了28%。更重要的是，最近的一项超过4年的研究表明，在诊断出心力衰竭的医疗保险覆盖的老年患者之中，病死率和心肌梗死率分别降低了约19%和18%，这些患者都参加了36次 CR/SP 项目（对比参加12次的患者）。

通过明尼苏达心力衰竭生活问卷（-9.7分，$P < 0.001$）测评得出的运动训练及健康状况的数据显示了运动对健康相关的生命质量的积极影响。使用堪萨斯城心肌病问卷，HF-ACTION 试验研究了运动训练对自身健康状况的影响，总成绩在3个月明显提高，并且可以维持2年。

1. 运动处方

有氧运动处方必须考虑强度、持续时间和频率（表9-12）。临床医生负责编写所有患者的运动处方和监测进展时应该调整这些参数，在确保安全的前提下逐渐增加运动量，运动量的增加以180～360 MET-分钟/周为宜。对于大多数的患者，增加到这一水平的运动不超过3～4周的时间。

一般来说，运动的持续时间和频率的目标水平分别应在20～60分钟每次和每周3次及以上（最好是每周的大部分天数）。对于最初运动耐量非常差的患者，可以开始间歇性运动，而不是连续运动，这样

的一个连续30分钟的运动被分成3次或4次间歇运动，其中穿插着短暂的休息时间。在几周内，可以达成休息时间逐步减少，同时运动时间延长至连续的30分钟。不管选择哪一种方法，都要提高运动的持续时间和频率，增加到目标水平，然后才增加强度。

在指导运动强度方面，最常用的方法是在储备心率40%～80%的区域内逐步增加强度。然后调整强度到有感疲劳等级（RPE，范围为6～20）12～14。测量峰值心率时这种方法是必需的，可以安全地从极量症状限制性运动试验中获得。如前所述，高强度的有氧间歇训练可以代表一种提高运动耐力有效的替代方法。对于心房颤动或频发异位搏动无法精确测量运动时 HR 者，RPE 可以指导运动强度。

2. 抗阻训练

虽然抗阻或力量训练并不作为射血分数降低的心力衰竭（HFREF）患者的运动推荐，但可以在特定患者中进行。常规抗阻训练可提高肌肉力量和耐力，且没有对血流动力学或左室功能（即左室射血分数、左心室舒张期末容积）有不利影响。肌肉强度和耐力经常增加20%～30%；然而，抗阻训练是否提高 HFREF 患者的有氧运动能力需要进一步研究。在抗阻运动项目开始之前，重要的是患者首先声明他们可以坚持3～4周的有氧训练。

与有氧运动处方类似，抗阻训练需要以渐进的方式增加。例如，上半身负荷重量的强度应在几个星期中逐渐增加，从1 RM（一次最大重复值）的40%增加至70%。下半身的负重可以从1 RM 的50%

表9-12　心力衰竭患者运动处方总结

训练类型	描　述	强　度	频　率	持续时间
心肺耐力	大肌肉群的活动	心率储备的40%～80%，RPE 11～14（当心率储备不适用时）	每周最少3天，但最好一周的大部分时间进行	20～60分钟/次
抗阻训练	8～10组肌肉的特定运动，包括伸缩绳、力量训练器、手持式重量训练，或组合，重复10～15次为一组	臀部和下半身抬起重量为1 RM的50%～70%；上半身抬起的重量为40%～70%	每周2～3天	20～30分钟/次；收缩要有节奏，以缓慢速度进行

注：心率储备＝（最高心率－静息心率）×运动强度（%）+静息心率；RM——一次重复最大值；RPE—有感疲劳等级。

开始。表9-12还概述了心力衰竭患者的抗阻运动方案。

　　3. 呼吸运动或训练

　　一些研究调查了呼吸运动影响心力衰竭的临床表现；最常用的是吸气肌训练装置。坚持吸气肌训练2～3个月的时间，每次平均为15～30分钟，可以增加15%～60%最大吸气口腔压力。吸气肌阈值训练可以持续改善呼吸肌力量、耐力和呼吸困难。

实践要点

　　心力衰竭患者出院后，30天再入院率仍然很高（～25%）；因为再入院率高和疾病相关并发症，在心力衰竭患者的综合治疗中，CR/SP的参与率越来越高。CR/SP代表进行了特定教育与药物治疗协同的理想治疗方法，以及提供临床监测，旨在通过识别心功能失代偿的症状和体征预防再住院和转诊治疗。为了帮助实现这一作用，CR/SP专业人员必须与医生协作报告患者

的病情进展，有助于监测整体医疗计划，包括遵守饮食、药物和自我监控体重、水肿和症状。为确保CR/SP提供适当服务，工作人员应详细询问病史，研究体格检查和心理测试的结果，并了解特殊疾病和一般健康状况问卷结果。运动试验结果还可以对心力衰竭的严重程度和运动训练的安全性提供重要的信息，有助于指导制定正确的运动处方。患者的VO₂峰值小于10～14 ml/(kg·min)，提示预后较差，往往考虑心脏移植或用左心室辅助装置（LVAD）。

　　表9-13为心力衰竭患者总结了一些常见运动的安全性和教育策略。除了拓展他们的教育和运动策略外，CR/SP专业人士还需要扩展对心力衰竭患者的评估和交流能力。至关重要的是，CR/SP专业人员有必要成为评估HF患者早期心力衰竭症状的专家，包括心肺听诊、评估中枢和外周水肿、监测体重。他们也有必要与主治医生、家庭健康护士、CHF诊所和其他在患者

表9-13 心力衰竭患者的干预策略

安 全 性	运 动	教 育
• 代偿性的HF是启动运动方案的禁忌证;心力衰竭失代偿是终止运动方案的原因。 • 每次康复随访中,患者全身检查应当作为运动前生命体征评估的一部分。 • 作为初步评估的一部分,应当要求患者预立遗嘱;遗嘱的副本应放入患者的记录中	• 运动负荷试验应尽可能包括代谢评估,应用谨慎的升级方案进行(例如,每级增加1 MET)。 • 患者处于发生室性心律失常和心力衰竭失代偿的高危状态。 • 运动方案:热身和放松的时间要长;进行间歇运动(1~6分钟);鼓励ADL负重训练。 • 必要时在运动过程中使用ECG和BP监测,使用主观RPE和呼吸困难量表。 • 常见不良反应:当天运动过后的剩余时间里感到疲乏。 • 由于运动方案升级缓慢而且患者处于高危状态,对运动进行密切监护的时间需要延长	• 优先内容:识别症状和体征并做出反应,包括疲劳、乏力、呼吸困难、端坐呼吸、水肿、体重增加。 • 营养咨询:低钠饮食(如1 500 mg)、心脏健康饮食。 • 药物治疗:用药教育和依从性监测、利尿剂、洋地黄、ACE抑制药、β受体阻滞剂。 • 抑郁综合征的心理咨询;心力衰竭支持团体及个人咨询。 • 关于疾病进展的基本信息

注:ACE—血管紧张素转换酶;ADL—日常生活活动;BP—血压;HF—心力衰竭;ECG—心电图;MET—代谢当量;RPE—有感疲劳等级。

综合治疗管理中发挥作用的医疗保健提供者建立密切联系。详细交流有关二级预防如何实现相应的目标并改善患者预后的内容可以为将来提供参考。

左心室辅助装置

从历史看,心脏移植是治疗终末期心力衰竭患者最好的选择。然而,由于供体和技术有限,机械左心室辅助装置(LVADs)已成为标准的治疗选择,是通往移植的一个有效过渡,也是不符合移植条件的患者的临床替代疗法。与标准药物治疗相比,NYHA Ⅳ级的心力衰竭患者在LVAD植入后,REMATCH实验首先证明了良好的生存率(2年存活率达48%)。

LVADs有多种类型提供循环或血流动力学的支持,以灌注器官和逆转心力衰竭后的病理生理改变。简而言之,就是将LVAD泵植入腹腔内或腹腔脏器外的前腹膜囊袋中。在左室心尖插管作为泵的流入道,推盘装置驱动血液流向升主动脉远端流出道(图9-3)。在过去的20年,LVADs技术发生了翻天覆地的变化。早在20世纪90年代初,第一代LVADs应用在住院数月等待移植手术的患者中。这些都被由电池供电的便携式器械迅速取代,患者得以恢复到日常自由活动。最新一代的LVADs有着较小的内部组件,由于连续非脉动血

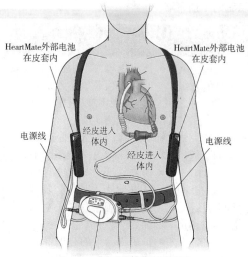

HeartMate外部电池在皮套内　　HeartMate外部电池在皮套内
电源线　　　　经皮进入体内　　　　电源线
经皮进入体内
HeartMate Ⅱ左心室辅助系统控制器

图9-3 HeartMate Ⅱ 左 心 室 辅 助 系 统（LVAS）
LVAD—左心室辅助装置

经允许引自：Peprinted with permission from Thoratec Corporation.

流泵的使用，减少了机械设备故障和延长了设备的使用寿命。

运动的注意事项

参加传统的有氧运动，包括症状限制性运动试验，置入左室辅助装置的患者是安全的，耐受性良好。当代LVAD的连续流动设备能够提高流量达到10 L/min，可以提高患者运动时的心输出量。与心脏移植后的比较，LVAD置入3～6个月后体能有了明显的提高。在一组NYHA心功能Ⅳ级281例患者中，83%的患者接受LVADs 6个月后，心功能分级归类为Ⅰ或Ⅱ级，且6分钟步行距离增加＞70%。此外，功能状态的改善与生活质量的提高和较高的自我报告的运动能力息息相关。总之，植入LVAD的患者感觉良好，他们会更愿意参加系统化的运动项目。

心脏康复和二级预防

参加CR/SP的患者人群获益明显，因为长期的不良外周灌注（即植入前）和长期久坐不动而引起的骨骼肌萎缩发生了逆转。尽管接受LVAD患者可能比重度心力衰竭患者有更多的功能，但那些最近（＜3个月）的植入装置患者肌肉还可能是极度萎缩，特殊的医疗问题需要CR/SP人员注意。此外，CR/SP人员作为一个多学科团队成员发挥重要的作用，通常会向其他临床医生反馈患者相关症状或体征。例如，工作人员可能通过遥测心电监护发现阵发性心律，否则忽视可能导致右心力衰竭。

到目前为止，没有大型前瞻性运动试验评估LVADs患者准确的训练效果；因此，最佳的训练处方还没有建立。此外，还不知道是否可以通过患者自主心率指导运动。虽然自主心率确实随着运动而增加，但还不确定自主心率反应与连续流动装置中的心脏输出之间的不一致是否与脉动流LVADs相关。

与心脏移植患者类似的是，维持一个中等水平的有感疲劳等级（RPE范围：11～13）的同时逐渐增加运动强度是可行、适当的运动处方方法。通过RPE和对运动量的症状反应指导修改运动处方，运动负荷＜2.5 METs对于大多数人是合适的。能够影响患者整体体能及初始负荷选择的因素包括LVAD植入时间、当前活动习惯、疾病和年龄。可以在6分钟步行试验中对患者的训练反应进行安全的评价。

LVAD患者抗阻训练的安全性和效果是另一个研究领域的空白。正如所建议的，对于开胸术后超过12周的患

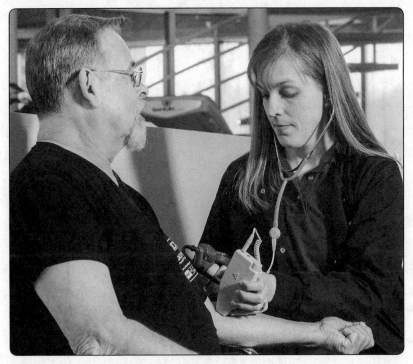

置入 LVADs 的患者参与传统的有氧运动有利于提高生活质量。

者，CR/SP 工作人员可以开始一个轻量的抗阻训练方案。其他应考虑的因素包括避免可能会显著增加腹内压的运动（例如，坐立运动）或可能发生身体创伤的运动（例如，接触性运动）；后者可能导致驱动线断裂或可能引起 LVAD 的损坏。

特殊注意事项

LVAD 患者需要接受更广泛的教育，这包括：不耐受运动的症状和体征的相关知识及如何调整运动项目，如何设置设备控制台报警装置（例如，低电量、低流量时），电力供应的持续时间，以及在紧急医疗情况下与谁联系。CR/SP 工作人员也应熟悉 LVAD 装置，同时应与患者和 LVAD 协调员合作解决有关应急程序和装置中常见的疑难问题：

左心室辅助装置低流量报警的鉴别诊断

- 梗阻。
- 右心力衰竭。
- 肺栓塞。
- 低血容量。
- 泵故障。
- 出血性心包填塞。
- 心律失常。
- 系统性高血压。

与其他 CR/SP 参与者一样，在运动前应进行一个简短的回顾，回顾对任何临床变化和生命体征的评估及患者的主观反应。由于新的 LVAD 模型中有非搏动性血流，听诊血压评估既困难又不可靠。取而代之的是，临床医生可能考虑通过超声测量平均动脉血压。

关于运动的特殊问题与其他CR/SP参与者的那些问题类似，要特别注意他们的运动耐量。此外，平均动脉压低于70 mmHg，或低流量报警装置被激活，或者如果不考虑客观的正常血压结果，患者表现出对运动的不耐受，那么就应该停止运动。如果LVAD患者失去意识，记住不要做胸外按压这点是非常重要的，因为这可能会损坏LVAD，弄乱连接心脏上的导线。致命性心律失常时可以执行紧急除颤；不过，大多数的LVAD患者都配备了植入型心律转复除颤器（ICD）。

接受LVAD患者的数量在过去的几年中呈指数增长，CR/SP专业人员面对患者如何恢复运动耐受性和临床监测具有新机遇和更多的责任。许多患者和他们的家庭需要为批准以LVAD为目标治疗的家庭运动参数进行咨询。然而与受益于CR/SP的其他类型患者比较可以得出，需要更多的研究来帮助定义和描述LVAD患者是如何从运动及建立一个安全的运动处方的相关过程中受益的。

心脏移植

人类第一次成功的心脏移植是在1967年由Christian Barnard在南非开普敦进行的。尽管这个患者的生存期很短暂，但是医学界的热情还是促使许多外科手术中心进行此类手术。20世纪80年代，该技术在斯坦福大学有了一定的发展，包括改进了供体器官保存技术、经静脉右心室心内膜心肌活检技术进行早期检测急性排斥反应、引入强有力的免疫抑制剂环孢素让患者的生存率得到了明显改善。这些重要进展，以及在美国的运营和服务的最终保险资金，使这个手术成为吸引治疗晚期心力衰竭患者的治疗方法。

国际心肺移植协会2010年报告指出，全球有注册的移植中心225家，大多数位于美国北部，每年开展心脏移植手术近3 000例。心脏移植最常见的原因是非缺血性心肌病、缺血性心肌病、再次移植、成人先天性心脏病和瓣膜性心脏病。

免疫抑制通过多种药物获得，包括他克莫司、西罗莫司、联合霉酚酸酯、霉酚酸和泼尼松等组合。免疫抑制的目标是预防急性排异反应，也是最大限度地减少感染和恶性肿瘤的风险。常见的使用免疫抑制剂引起的合并症包括高血压、肥胖、糖尿病和高脂血症。

心脏移植后生存期中位数约为10年。1年和5年生存率分别为70%和90%。术后6个月内发生的病死率最高，相当于3%～4%的年病死率。抗体介导的急性排异反应特点是心肌的T淋巴细胞浸润，这可能会导致细胞损伤和坏死。患者在移植后的最初几个月最容易发生急性排异反应。可对患者进行周期性心内膜心肌活检检测其排异状况。治疗包括增加免疫抑制剂用量，可能还需要住院治疗。同种异体移植血管病变，一种因对病理生理过程知之甚而导致冠状病异常加速的形式，是长期生存的一个主要限制因素。

一般来说，大多数患者在心脏移植后，他们的生活质量都表现良好。虽然他们的运动能力仍低于正常水平，但恢复工作、学习和生活还是比较正常的。

心理因素

对大多数患者紧张的心理反应是可以

理解的。等待移植的患者,在等待接受手术的时间里,情绪思想从解脱和高兴变为焦虑(等待时间不确定、无法绝对保证进行移植),并联想到死亡。术后,仍在继续恢复期时,患者必须适应医疗预约和程序的极其乏味。免疫抑制剂泼尼松会引起情绪的波动和人格改变。首次发生急性排异反应可能引起重度的焦虑并可能出现一过性的抑郁。随着恢复的加速及医疗观察水平的降低,患者通常会将注意力从移植相关的活动,转移到变得更为独立并重新开始家庭活动及职业或非职业的事务中。移植后重新适应生活一般需要数月的时间,术后 1 周年是该过程中的一个重要里程碑。急性期康复之后,大多数患者都能恢复丰富的和有意义的生活。

服药依从性差、不遵守预约复诊时间、吸烟、缺乏规律运动或未能参与心脏康复和二级预防项目、饮食问题都很常见。依从性差的相关预测因子包括移植患者年轻、教育程度较低、抑郁、焦虑、敌对、物质滥用和社会支持不足。

对运动的反应

心脏移植患者对剧烈运动的反应是特有的,并在相当程度上与以下因素相关:

● 心脏移植手术去神经化状态。移植术后数月,一些患者表现出局部交感神经再支配的症状(在后面会有讨论)。

● 供者心脏经历了缺血和再灌注过程。

● 没有完整的心包。

● 舒张功能不全(在静息和运动时充盈压升高)是很常见的。

● 慢性心力衰竭的过程中出现的不正常骨骼肌组织结构和能量代谢,心脏移植

后可能会继续。

● 外周和冠状动脉血管舒张功能可能发生损害,部分原因是内皮功能障碍。

1. 心率和运动

移植后由于失去副交感神经支配,心脏的静息 HR 可升高(95～115 次/分)。在分级运动中,心率通常不增加最初是由于交感神经系统失神经支配,但随后逐渐上升,峰值心率略低于正常水平的最大心率(约 150 次/分)。运动心率峰值通常发生在恢复的前几分钟。在恢复过程中,心率在逐步恢复至静息水平前可在峰值维持数分钟。变时性储备低于正常。运动时,心率通过循环中的儿茶酚胺进行体液调节,特别是在移植后的最初几个月。

2. 血液、心脏和血管的压力

即使大多数患者服用降压药,但其静息血压通常会轻度升高。运动时血压会适当升高,但峰值略低于正常人的预计值。移植患者的心脏和肺血管压力(尤其是右心压力)升高,体循环血管阻力也往往会升高。

3. 左心室功能

大多数心脏移植患者的静息和运动时左室射血分数是正常的。然而,如前所述,舒张功能受损(根据舒张期末容积值),这使得运动时每搏量的增加低于正常。

4. 运动心输出量

运动开始时,去神经化的移植后心脏也可通过 Frank-Starling 机制增加心输出量。随后,增加心率也有助于增加心输出量。

5. 骨骼肌结构与生化

慢性心力衰竭的临床过程中会出现许多骨骼肌结构和生化方面的异常,如有氧代谢酶活性下降、毛细血管密度降低、内皮功

能障碍与血管舒张运动受损、慢转换运动单位转化为更依赖无氧代谢供能的快转换运动单位。这些异常状态通常在移植术后持续存在,数月后一些患者可以部分改善。

6. 肺功能和动脉氧合

心脏移植后的最初几个月,运动过程中的肺通气效率可能会低于正常水平[增加的 CO_2 通气当量(VE/VCO_2)]。运动中应正常增加的潮气量明显减弱。目前约有40%的患者出现肺泡通气弥散功能障碍。然而,大多数患者在休息和运动时的动脉血氧饱和度是正常的。少数移植前弥散功能障碍的患者运动时动脉血氧饱和度轻度下降(约90%)。

7. 骨骼肌氧摄取率

心脏移植后静息氧摄取率是正常的。然而,在运动过程中,动脉-混合静脉血氧差并不能正常地增加。这反映了毛细血管血液向运动中的骨骼肌输送的异常及肌肉氧化能力的受损。

8. 氧摄取动力学、氧摄取(VO_2)峰值

运动时心输出量减少和骨骼肌氧化能力减弱导致 VO_2 (氧摄取动力学)升高的速度较慢。由于这些异常(运动时心输出量减少和降低的动脉-混合静脉血氧差),心脏移植患者的 VO_2 峰值通常低于正常水平。一组95例平均年龄49岁的患者在心脏移植后进行心肺运动试验约1年,平均氧摄取峰值为20 ml/(kg·min)[范围 11～38 ml/(kg·min)]。选择训练有素的心脏移植患者可获得更高的数值。

很少有高度积极和受过良好训练的移植患者表现出优异的运动成绩。心脏移植后耐力运动的最好成绩可能是报道的一个49岁的男子,手术22年后,他用了15.6小时完成了一个铁人三项(3.8 km游泳、180 km骑行、42.2 km跑步),在2 067名运动员中排名第1881名。

9. 心脏神经支配部分恢复

有时心脏移植患者出现移植血管疾病导致心肌缺血时会出现典型心绞痛症状,这提示传入神经对心脏的支配至少部分地恢复了。另外,很多患者在术后最初的数月至数年,似乎部分恢复了交感传出神经对心脏的支配。这一说法的依据是基于神经化学方面的评估和观察到心脏手术后运动对变时性改善而得出的。心率储备(也被称为变时性反应)在许多患者手术后的最初6周,有部分患者持续增加。在心脏移植后的1～2年,一些患者运动后心率会更快地回到基线水平。

为了得到心率对最大分级运动的反应,研究人员对一组95名经历了心脏移植手术术后1年的患者进行评估。结果发现33.7%的患者出现部分正常化心率反应。虽然 VO_2 峰值没有增加,但最大心率($P < 0.008$)与运动试验持续时间($P < 0.05$)都显著增加。其他研究者用比刚才提到的研究较少的研究主体,结果发现局部神经支配对供氧能力要么没有影响,要么出现一个显著的改进。

对运动训练的反应

心脏移植患者是渐进式运动训练的最适宜人选,原因如下:由于中枢和外周循环异常、骨骼肌疾病、功能失调、心脏直视手术(类似冠状动脉或心脏瓣膜手术)的康复过程而导致心脏移植前综合征的心力衰竭患者运动能力差,使用皮质类固醇药物的患者在移植手术后会出现骨骼肌无力

与萎缩。

有氧运动训练

文献中包含多个报告表明有氧运动训练对心脏移植患者有益。总之，心脏移植患者对训练的反应类似于其他心脏病患者的反应。在平均 2～6 个月的运动训练中，VO_2 峰值提高了 24%，训练可以提高线粒体的氧化能力，但显然不会增加骨骼肌毛细血管密度。其他的可能益处包括以下方面：

- 改善次极量运动耐力。
- 增加平板运动负荷峰值或增加功率车功率输出。
- 提高最大心率。
- 在绝对值相同的次极量负荷下，降低运动心率。
- 增加通气（无氧）阈。
- 降低次极量运动时的每分通气量。
- 减少运动时二氧化碳（CO_2）通气当量。
- 减轻乏力和（或）呼吸困难的症状。
- 减少静息时和次极量运动时的收缩压和舒张压。
- 降低次极量运动有感疲劳等级（RPE）。
- 改善社会心理功能。
- 增加瘦体重（无脂肪体重）。
- 降低体脂。
- 增加骨矿物质含量。

两个早期大型研究发表于 1988 年。Niset 等对 62 例患者在心脏移植约 1 个月后和 1 年后进行了研究。Kavanagh 等对 36 例心脏移植患者在接受了 16 个月的训练之后取得的结果做了报道。两项研究都没有使用对照组。Niset 发现直接测量的氧摄取峰值增加了 33%（$P < 0.01$），Kavanagh 的研究发现氧摄取峰值增加了 27%。这些早期研究存在一定的局限性，但在 1999 年，Kobashigawa 等为期 6 个月的研究克服了这些局限。27 个心脏移植患者在手术结束后的早期被随机分到了运动训练组和对照组。对运动训练组实行有监督的运动训练（有氧和力量运动），而对照组实行非系统化的家庭步行方案。在有监督的运动训练组更多地提高了氧摄取峰值[分别是 +4.4 ml/（kg·min）和 +1.9 ml/（kg·min），$P < 0.01$]。在急性排异反应或感染事件上，两组间无显著差异。相比非系统化的训练方法，有监督的运动训练在更大程度上提高了运动效果。

抗阻运动

大多数心脏移植患者至少在手术后的前几个月需用泼尼松来进行免疫抑制治疗。泼尼松常见副作用是骨骼肌萎缩和乏力。抗阻运动可以部分减少糖皮质激素相关性肌病和改善骨骼肌的力量。Horber 等发现了明确的证据表明使用泼尼松会引起肾移植后患者下肢骨骼肌萎缩无力。50 天的等速肌力训练大大提升了这些患者的肌肉质量和力量。此外，力量训练已被证明能帮助心脏移植患者提高骨密度、减少骨质疏松症（也由泼尼松引起）发生的可能性。

运动训练对机体免疫功能和寿命的影响

一个有关免疫抑制心脏移植患者运动训练的重要问题是训练对免疫功能的效果

问题。传统的、中度运动训练不会增加或减少排异反应的次数或严重程度。此外，运动训练不需要改变免疫抑制剂的剂量或治疗方案。运动训练也不会改变感染的风险。没有数据表明在心脏移植后存在运动训练对生存率的影响。

心脏康复项目的干预

康复工作人员为心脏移植患者提供的干预类型，与更为常见的冠心病患者进行心脏康复的干预类型相似，包括：患者和家属的辅导和教育、社会心理评估和咨询、早期活动、门诊运动训练和心血管危险因素的控制。不同的是，由于心脏移植患者住院时间较长，有必要纳入住院运动训练。

针对患者和家属的特别教育主题包括：

● 药物：用药目的、可能的副作用、严格依照推荐剂量使用的重要性。

● 急性排异反应的风险、感染及同种异体移植血管病变的风险。

● 术后管理时间表：测试、预约。

● 营养：低脂、低热量、低钠饮食有助于预防由于应用泼尼松而导致的体重增加，并有助于预防高血压。

出于社会心理干预的需要，包括提供持续的情感支持和鼓励。小组互动或支持部分包括患者、家庭成员、小组组长，有助于帮助患者重建家庭关系，重新确立友谊及业务或专业方面的联系。这种干预的具体目标包括掌握解决问题的方式、控制精神压力的方法及处理术后各种问题的实用技能，都很有帮助。标准的冠心病风险因素如吸烟、血脂异常、高血压、肥胖和久坐不动与导致移植血管病变之间的相关性尚未明确。不过，大多数移植项目寻求最优的方法来控制可改变的风险因素。

心脏移植患者运动试验及训练

运动试验是心脏移植及后续过程评价的一个重要组成部分，可以为患者恢复合适的体力活动提供指导意见。以下内容是运动试验依据、进行运动试验的建议、早期功能活动的注意事项，以及住院、门诊的运动。

1. 移植前的分级运动试验与训练

作为心脏移植评价过程的一部分，许多非卧床患者需进行心肺运动试验。氧摄取峰值是一个有力的预后指标：有氧能力在 $10 \sim 14$ ml/(kg·min)（$3 \sim 4$ METs）或低于以上数值的患者，生存时间会显著减少一年，与左心室射血分数无关。

基于运动试验的结果，运动处方可能会以保持甚至提高心肺功能为目标继续发展。尽管许多患者成功进行了家庭独立运动训练，但理想的情况是，运动项目应在医疗监护下进行。

2. 移植后的分级运动试验

心脏移植的运动试验有助于确定移植后的运动能力，从而有利于开具运动处方和指导患者恢复工作、学习或业余活动的时间。此外，运动试验提供了患者对运动反应的评价机制，包括心电图结果常常表现为静息时的右束支阻滞和非特异性复极异常。然而，在运动时使用心电图监测心肌缺血灵敏度并不高，因移植血管病变存在（< 25%）导致，除非合并心肌显像。

根据手术后的愈合和恢复过程及在手术之前的运动状态，最好在术后等待 $6 \sim 8$ 周再尽最大努力进行分级运动试验。对于术后情况更为复杂的患者,建议在运动试验前进行更长时间的康复。

可采用跑步机或功率车方案持续运动(2 或 3 分钟的阶段或斜坡试验)。在胸骨完全愈合后,起动臂方案也可以作为一个特定的上肢运动评估或起动臂运动处方被使用。在测试过程中的初始阶段,运动强度大约是 2 METs,往后每阶段可增加 1 ～ 2 METs 运动强度。同时建议每个阶段均需要连续多导联心电监测、血压和有感疲劳等级评估。对有氧能力的精确测定、对氧摄取和相关的变量的直接测量是非常可取的。分级运动试验的终点应是付出的最大努力(症状限制情况下的最大值)或达到劳力性不耐受的标准标志。

早期活动和住院运动训练

手术后,患者通常应在 24 小时内尽早拔管。拔管后可以开始对上下肢采用一系列的被动运动,如坐椅子、缓慢行走等运动逐步加量。在可承受的范围内进行最长 20 ～ 30 分钟的步行或功率车运动。使用有感疲劳等级在 11 ～ 13(由"较轻"到"稍重"),同时保持呼吸频率低于 30 次/分和动脉血氧饱和度在 90% 以上这样的运动强度。运动频率保持在每周 2 ～ 3 次。未出现术后并发症的患者通常需住院 7 ～ 10 天。

在住院康复期间及在门诊阶段,如果出现中、重度排异反应,可能需要对运动计划进行调整。如果是中度排异,患者可以继续目前水平的运动,但在排异反应解决前不要再加量。严重的急性排异反应则必须停止除被动运动以外的所有体力活动。

门诊运动训练

美国医疗保险和医疗补助服务中心(CMS)覆盖到了心脏移植后的心脏康复治疗,心脏移植患者出院后即可参加门诊心脏康复训练。移植中心通常会要求患者待在距离移植中心较近的地方,以便进行为期 3 个月的密切随访。理想情况下,患者应该在有监测的环境中进行独立运动。

在最初几次运动中进行持续心电图监测是标准的做法,虽然实际情况下多周心电图监测下的运动训练没有太大作用。在开始门诊运动项目之前没有必要进行分级运动试验;然而,一个 6 分钟步行试验有助于评估患者的体能。正如前文所述,对于没有术后并发症的患者,分级运动试验应在手术后 6 ～ 8 周进行。

心脏移植患者的运动处方的制定与其他心胸外科手术患者的相似。唯一不同的是不使用目标心率,除非患者表现出如前文所述的对运动产生部分标准化的心率反应。在次极量运动期间出现典型的失神经支配心脏速率慢慢增加,在稳定的运动状态心率可以逐渐上升或在数分钟后变平稳。运动强度也可以用有感疲劳等级(RPE)来评定。表 9-14 为运动处方提供了具体的建议。

在上述手术后的 6 ～ 8 周胸骨恢复期,患者可能会参与包括手臂活动的有氧活动。由于胸骨切口问题,所以需要对上肢活动范围加以重点关注。更激烈的上身体力活动或诸如网球和高尔夫这样的运动可以在患者健康状况足够好并具备足够运动水平(≥ 5 METs)时予以考虑。

表9-14　心脏移植术后患者的运动处方

方　式	频　率	强　度	持续时间
1. 热身、放松（拉伸、运动范围、低强度的有氧运动）	每次	RPE＜11	10多分钟
2. 有氧 术后前6周：走（运动平板、室内、室外）、功率车（直立、卧）。 这6周，包括四肢联动仪、椭圆机、划船、手摇车、慢跑（运动平板、过道、户外）、水上运动	每周5～7次（3次有监护，≥2次独立）	RPE 12～16（如果运动HR反应正常，50%～80%的HRR）	每次5～10分钟或更久；每次增加5分钟；增加至每次30～60分钟；可使用间歇、持续或间隔的方法
3. 力量（例如，力量训练器、举重器、弹性带，包括主要肌肉群的运动）	每周不连续的2～3次	手术后的6～8周开始第一次：＜10 lb的上肢，否则RPE 12～16	1～3组，每组8～15次缓慢重复

注：RPE—有感疲劳等级（6～20）；HR—心率；HRR—心率储备。

心脏移植患者出现骨骼肌肉无力较常见，慢性心力衰竭导致骨骼肌萎缩、移植前患者已出现严重功能失调、术后服用皮质醇作为免疫抑制剂相关。抗阻运动训练应纳入运动康复训练之中。术后的最初6周，双侧臂举升应限制在小于10 lb（4.5 kg）的范围内以避免胸骨开裂。在这些患者中，通常8周后的力量运动训练强度增益为25%～50%或更多。建议在有氧运动处方后（放松运动后）立即进行力量运动训练。由于心脏移植患者可能有降压药物治疗，所以建议在有氧和力量运动时定期测量血压。

结论

运动试验和运动训练包括有氧运动和力量训练，是心脏移植患者治疗的关键部分。心脏移植组和初级卫生保健提供者都应该一致鼓励终身持续运动项目。患者应长期不间断地在监护下运动训练、独立运动，或进行监护和无监护相结合的运动训练。

外周动脉疾病

外周动脉疾病（PAD）是全身动脉粥样硬化的结果。冠心病和卒中是常见的影响患者血管病变的疾病。这些动脉粥样硬化的危险因素基本上是相同的；糖尿病是一个非常重要的外周动脉疾病的风险因素。外周动脉疾病患者可无症状或可能发生过有腿部的不适。有些患者出现典型症状，即间歇性跛行（IC），最常见的表现为行进间的腿部疼痛。这种运动受限向心脏康复专家提出了一项独一无二的挑战，因为它往往会严重影响康复治疗的进程。因此以前的方案需要调整，包括运动处方，这通常用于特殊的心脏康复和二级预防。

对跛行的评估

腿部不适是一个常见的主诉,尤其在老年患者中,因此识别跛行的一些特征有助于将其与其他原因引起的腿痛进行鉴别。根据其定义,间歇由劳力性运动引起的肌肉单纯性疼痛或严重的无力,休息数分钟后缓解。一般情况下,PDA患者的典型表现为出现因行走而加剧的小腿、大腿及臀部的疼痛。引起跛行的行走距离与疾病的严重程度有关。经过不同时段的休息可使疼痛缓解,患者可以重新行走,持续的距离同前。上述症状前后一致反复发作,而且动脉的慢性闭塞疾病过程相关联。不能将其与因为下肢动脉急性闭塞或血栓形成而引起的剧痛相混淆。急性动脉闭塞引起的疼痛剧烈而持久(即使休息时依旧存在),并合并有其他的因血流阻断而出现的明显体征,如肢体冰冷、苍白或发绀且无脉。

跛行还要与其他在老年人群中常见的引起腿部疼痛的原因相鉴别,如关节炎、慢性静脉功能不全等。关节炎与跛行的不同之处在于它引起关节部位的疼痛,不同日之间变化明显或者随着季节而发生改变。下肢的深静脉瓣膜功能不全可以导致下肢或踝关节水肿。长期站立或端坐可加重症状。它被描述为腿部的疼痛或胀满感,可能包括坐骨神经痛;通常在日末加重,抬高腿部休息后可以缓解。

体格检查一些特异的发现有助于明确PAD和跛行的诊断。触诊可以发现外围动脉搏动减弱或者消失。颜色的改变包括肢体苍白,尤其是将其抬高至心脏水平;或

者出现依赖性潮红,即当患肢被置于依赖位时出现明亮的红色。动脉血流的减少使患侧下肢较未受累侧下肢的皮温更低。轻度的跛行并非是严重威胁肢体的情况,而且最好通过运动及危险因素干预来进行治疗。如果跛行使运动严重受限且影响到工作能力,那么血运重建术可能是必要的。

当外周动脉疾病进一步加重,患者可以出现严重的静息痛。患者感受到的症状表现为足趾的烧灼痛,最常发生于患者躺在床上或抬高患肢时。将脚悬于床边或者坐在椅子上可以部分改善患者的症状。即使是麻醉性镇痛也只能轻微地改善症状。缺血性疼痛可以进一步发展引起足趾和脚部的感觉异常或麻痹。静息痛是一种严重危及肢体的情况,必须立即行进一步的评估及血运重建术。

外周动脉疾病的诊断

踝臂指数(ABI)可以用来诊断下肢外周动脉疾病,即测量踝动脉与肱动脉的收缩压的比值。具体的外周动脉血流量和结构评估往往是做其他检查如超声检查、计算机断层扫描血管造影(CTA)、磁共振血管造影(MRA)或常规血管造影进行检测的。运动后踝肱指数,即运动平板行走后立刻测量,也可用于确诊PDA。通过踝臂指数明确诊断后,在开始运动项目前,应该接受下肢无创多普勒动脉超声检查。完整的检查应从分段测量动脉收缩压开始。通过将测量血压的袖带置于大腿的四个不同部分(大腿近端、膝上、膝下及足踝部)来获得上述数据。应用多普勒超声学探测器来测量上述四个不同水平的收缩压值。通常这些血压应该等同于或略高于肱动脉收

缩压。大腿血压较腘血压低 20 mmHg 或更多时则提示动脉狭窄。

功能状态的评估

对 PAD 患者进行综合评估必须集中在跛行对日常生活活动（ADL）的影响方面。提高患者的体能成为运动康复的一个中心目标。因此可以用治疗计划开始时记录的基线功能障碍情况来评价治疗的效果。疾病特异性的问卷表，如行走障碍问卷和 PDA 机体运动回顾问卷表，则被发现有助于记录患者在参加康复训练前后的功能状态。

PDA 患者心脏状态的评估

在外周动脉疾病中，超过 95% 有外周动脉疾病的人有一个或多个心血管疾病的危险因素，心血管疾病的风险显著增加。由于跛行限制他们的活动，因此许多患者没有出现任何心脏症状。在开始任何心血管康复运动之前，患者应当接受适当的心脏负荷评估。功率车代替平板可以在外周运动受限出现前增加心脏负荷，从而更准确地评估心脏风险药物。跛行的患者也可考虑药物负荷试验，如多巴酚丁胺负荷心脏超声检查和腺苷负荷的锝-甲氧异丁腈或铊核素显像等，从而限制能力以达到足够的生理压力。然而，在开始运动训练之前进行运动评估是有助于详细描述 PAD 引起的运动限制及相关联的症状反应的，包括在运动停止时的疼痛、疼痛程度、心率、血压及运动量，所有这些有助于开具运动处方。

步行能力

一旦明确了心脏病的风险，就应该评估跛行对行走能力的影响。平板可被用来评价跛行的程度，也可以评价各种治疗的效果。传统上用固定速度与运动分级来计算跛行距离及最大步行距离。对于跛行的患者，建议使用两种分级运动方案。两项方案采用相同的速度，即 2 mile/h（3.2 km/h）。Gardner-Skinner 方案每 2 分钟增加一级（2%）。Hiatt 方案每 3 分钟增加一级（3.5%）。这两种方案均被广泛应用而且被证实能有效而准确地评估跛行的发生及最大步行距离。

在运动前测量踝压，然后要求患者在平板上行走直到跛行导致运动停止。患者停止后，立即再次记录踝部血压。在没有外周动脉疾病的情况下，踝压不随着运动而降低。运动后出现踝部收缩压下降即证实了动脉疾病的诊断。随后的踝压每分钟记录一次直至记满 10 分钟或直到恢复到运动前水平。除了估计疾病的位置和严重程度之外，这一测试为后续进展评估提供了基本信息。随访测试检查应在运动康复完成后执行，包括静息状态踝臂指数计算、与基线评估时参数设置相同的平板试验，以及运动后踝部血压恢复时间。尽管运动后踝臂指数实际变化可能很小，但仍有改善，如跛行延迟出现、最大行走距离增加、踝压恢复时间缩短。

心血管疾病的危险因素

引起心脏病的许多危险因素同样也可以导致外周动脉疾病，因此需要积极地加以干预。有充分的证据显示吸烟是外周动脉疾病最重要的可控制的危险因素。除了可以导致动脉粥样硬化的发生，吸烟还可以加重跛行疼痛的严重程度，减弱外周循环并对运动的心肺反应造成负面影响。这些效应可以进一步降低跛行患者运动耐量。如果患者(特别是那些接受了血运重建手术的患者)继续吸烟，那么即使严格执行运动方案也只能带来有限的益处。请参阅第8章"吸烟"以了解上述干预相关的信息。

皮肤及足的评估

下走动脉血流的减弱会造成皮肤灌注不良，使得皮肤更脆弱而且易于受损害或合并感染。许多PDA患者同时合并糖尿病或者罹患神经系统疾病，这也降低了他们感受足痛或足部刺激的能力直到损坏已经非常严重。当皮肤的保护层发生损害时，动脉系统并不能提供修复所必需的额外的血供。而在此时，血供重建术可能是唯一的选择。在更严重的情况下，如果感染无法控制，则可能需要截肢。足部的护理应该按照第8章"糖尿病"部分的建议进行("糖尿病患者足部护理的指导")。如果肢端出现溃疡，适当使用保护性的鞋具等，应该推迟康复训练直到溃疡愈合。

实践要点

自20世纪80年代中期以来，为血管疾病患者提供更为系统的康复指导的工作大大加强。这些工作主要面向两个方面：① 制定专用的血管疾病康复项目方案。② 对同时有心脏病和PAD的患者将血管康复方案整合到已有的心脏康复项目中去。2001年1月，美国医学协会通用操作术语(CPT)编委会批准了外周动脉疾病康复的代码。该编码93668是朝着为PAD患者提供完整的血管康复指导所迈出的重要

一步。但资金的支持仍旧不能持续。2010年，AACVPR与血管疾病基金会联合出版了《外周动脉疾病运动训练工具包：卫生保健专业人员指南》。开发该工具包是为了允许心脏康复和二级预防及其他运动和康复保健专业人员在他们的社区内工作，以促使间歇性跛行患者参与有监督的运动治疗项目。内容包括帮助运动和康复专业人员实施适当并安全的监督锻炼计划。它还包括一些实用工具，如样本手册和参与者及员工教育材料。该工具包可以在网址上(www.vasculardisease.org/files/pad-exercise-training-toolkit.pdf)找到。

运动处方

外周动脉疾病和间歇性跛行(IC)患者应该选择一个有监督的运动康复项目作为主要治疗手段。ACC/AHA临床实践指南为治疗外周动脉疾病将IC运动疗法评定为A级I类证据水平。与为药物推荐水平或一些血运重建术进行有利比较，运动康复是一种最优推荐治疗方法。因为运动康复的疗效，2010年ACC和AHA针对绩效评估给出建议，卫生保健提供者应将患者转诊到项目，或者与PAD患者讨论将运动康复作为一项治疗选择。

对于外周动脉疾病患者，有监督的运动项目每周进行3次，一般在心脏康复和二级预防或健康项目机构中，通常每次1小时，进行12～24周，包括5分钟热身和5分钟的放松时间。初步的运动训练强度是通过使用分级平板测试或在第一个运动阶段进行的功能评价建立起来的，即运动(坡度)引起跛行疼痛发作作为运动强度(2～5级；见第6章"间歇性跛行评分

量表",初始速度设置在3.2 km/h)。有些患者可能无法忍受3.2 km/h的平板速度,可能需要减慢速度开始运动和一个可以接受的速度继续运动项目。希望患者走到轻～中度的疼痛程度(总级别为5级中的3～4级)后停下来,坐下来休息直到跛行疼痛完全缓解,然后继续走。早期训练的初始目标是让患者累积参与15分钟或更多的总时间,不包括热身和放松的时间,最终目标是一次50分钟的累积性运动,包括5分钟的休息、热身及放松时间。

下面是一个外周动脉疾病患者运动的例子(患者在每一次训练中以恒定的速度行走,不做任何改变。请注意,跛行疼痛量表是一个在运动检测评估症状改善和运动强度增长方面的重要工具)。如果患者在运动中出现中度跛行疼痛(3～4/5)之前能够走8分钟或更多的运动量,在接下来的训练阶段运动强度可以1%或2%的坡度增量增加。一旦可以在10%坡度步行8分钟或更多,那么在下一阶段速度会以0.1～0.2 mile/h(0.16～0.32 km/h)的增量增加,时速可达3 mile(4.8 km)。如果患者能够以3 mile/h、10%坡度走8分钟或更多,等级会在下个阶段再次增加1%或2%直到15%坡度(即最后一次增加了1%的增量)。其次是为后续可耐受的训练阶段以0.1～0.2 mile/h的增量增加速度。

运动的替代模式

对间歇性跛行的人来说,平板行走是康复训练的基石。有一些证据表明,其他方式的有氧训练也有利于改善症状。如果患者不能或不能忍受行走,这些运动模式可能是有用的。此外,由于这些运动在很大程度上避免了腿部疼痛,它们可能有助于让患者在间歇性跛行中被限制的运动能力达到较高的运动强度。这些选择包括大跨步,在可能的情况下的无痛苦平板训练试验、下肢功率车、下肢抗阻训练和上肢功率车。然而,这样的研究相对较少,需要进一步地研究更大的样本研究在外周动脉疾病运动康复指导方针下产生的变化。虽然抗阻训练已被证明在功能能力方面存在益处,但现有的数据太有限,不足以支持抗阻训练作为减少跛行症状的运动康复主要模式的建议。因此,在可耐受的范围内每次进行总计60分钟的抗阻训练,可以作为步行的补充但不能完全取代步行。

血液重建术后的考量

术后到可以开始进行康复的时间长短将由手术过程及患者的整体情况而定。通常接受了微创手术的患者可以相对较快地准备好进行康复训练,时间在1周或2周以内。相反,腹主动脉手术需要有较长的恢复期(通常6～8周)。接受下肢动脉旁路移植手术的患者可能恢复得更快,但会因膝伤和腹股沟切口疼痛而受到限制。任何穿过膝关节的植入物移植都要求膝关节避免拉伤或剧烈的扭曲,这些动作会引起移植体的缠绕。在适当地调整了座位的高度后,功率车通常是被允许的,但这些患者应避免进行划船器械运动。

药物治疗

对PDA患者来说应用药物控制动脉粥样硬化的危险因素(降脂药、降压药及尼古丁替代疗法)也是治疗方案的一部分。有血栓栓塞性疾病患者也可以从抗血栓药物的治疗如抗凝药、抗血小板药物或溶栓治疗中获益。专门针对间歇性跛行症状的药物治疗非常少,其中己酮可可碱已被用于治疗间歇性跛行。据称该药可以增加红细胞的变形、降低血液黏度,从而增加富氧血液向缺血肢体的运输。有些患者应用后可以明显改善步行耐力,但另一些则无效。西洛他唑治疗已被证实可以改善跛行患者无痛行走距离及最大步行距离。确切的作用机制尚不清楚,尽管该药似乎表现出某种外周血管舒张的作用。其他有益的作用是降低三酰甘油和增加高密度脂蛋白胆固醇。还有其他几种药物目前正在研究中。在使用任何药物治疗跛行时,告知患者药物并不能治愈动脉粥样硬化而且不能用其来代替常规的步行训练计划是非常重要的。也许这些药物最重要的作用是作为康复运动的一个辅助,因为它们可以降低跛行症状的严重程度并使患者能够依从所有重要的日常训练方案,这有助于他们实现和保持心血管健康。

慢性肺部疾病

许多患有明确心血管病如冠心病、脑血管病或 PDA 的人也患有明确的慢性肺疾病,恰恰是后者限制了患者的运动能力。鉴于吸烟者人数众多且吸烟相关临床症状发生具有明显的滞后性(通常晚几十年),因此许多患者被确诊同时患有心脏病和肺部疾病就不足为奇了。另外,慢性肺部疾病如慢性阻塞性肺部疾病(COPD)经常是到了中度至严重晚期时才会被发现。因此,对进入心脏康复和二级预防项目的所有患者都要考虑到慢性肺部疾病的可能

性,这是非常重要的,因为有多达 20% 的患者合并肺部综合征,特别是有吸烟史(大于 20 包/年)的患者或出现呼吸困难、咳嗽、产生痰液症状的患者。

合并肺部损害的患者很可能出现严重的气短(无论在休息时或者运动时)、咳嗽或咳痰。患者也可能出现呼吸频率加快、喘息、胸部充气过度或者明显的呼吸肌无力。对于尚未明确的肺病患者,许多简单的试验有助于在临床上解释其症状与体征。肺功能测试(如肺活量)是慢性阻塞性肺病首选的诊断工具。肺功能检查可以帮助明确疾病的类型和严重程度,如阻塞性(如慢性阻塞性肺病或哮喘)与限制性肺部疾病(如肺纤维化间质性肺疾病)。动脉血气分析有助于判断是否存在低氧血症或高碳酸血症,或两者都存在。通过脉搏血氧饱和度测量动脉血氧饱和度有助于判断氧饱和度下降(静止或运动)。在慢性阻塞性肺病的情况下,胸部 X 线可能会提示肺过度充气或膈肌低平的存在及胸壁畸形(如脊柱后凸或侧弯)。胸部扫描(CT)可用于诊断间质性肺部疾病,包括肺纤维化和支气管扩张。无创检查选择超声心动图,右心压力升高提示可能存在肺动脉高压。当然,右心导管是明确诊断的黄金标准。一些问卷可以帮助判断患者是否存在 COPD 危险因素,这有助于 CR 患者进行初始阶段评估。

包含呼气检测的心肺运动试验有助于可能存在慢性肺部疾病的 CR/SP 患者进行评估。对于慢性肺部疾病患者(在标准化运动时段)可能会出现通气储备的减少、通气无效腔的增加、低氧血症及呼吸频率加快。对于有些患者,肺部疾病是实现最

大运动量的重要限制因素,因而其也会影响潜在冠心病的证据(如心绞痛)的出现。虽然不必为每一位参加心脏康复的患者都进行这样的运动试验,但对于有心肺联合疾病的患者,该检查对明确运动受限原因、为训练项目制定有效运动处方特别有用。如果是6分钟步行试验或往返步行试验,常用指末血氧仪进行连续血氧饱和度监测,可以发现饱和度的变化。如果使用手持血氧仪,应该把它放在一个袋子或腰包里避免其影响患者行走步幅。

慢性阻塞性肺疾病(COPD)是心血管疾病患者最常见的肺病类型。COPD包括肺气肿和慢性支气管炎,其特点是不能完全呼出气体或是慢性气道阻塞。呼吸急促、运动不耐受可能加重疾病,造成肺实质损害、过度通气及骨骼肌功能障碍。低氧血症也可能进一步影响和限制运动耐量。哮喘,另一种类型的慢性肺部疾病,其特点是可变气流阻塞,无论是自发的还是治疗的,通常都为可逆。哮喘以气道炎症引起的气道高反应性、气流受限、呼吸困难、慢性病为特征。由于病毒性呼吸道感染,患者常有对过敏原的敏感性和恶化的症状。其他类型的肺部疾病可能存在于心血管疾病患者中,包括肺间质纤维化或肺动脉高压。由于疾病过程对肺、低氧血症机制和骨骼肌功能障碍的影响,从而产生运动限制。

对慢性肺部疾病患者的最佳管理包括药物与非药物疗法。对于继续吸烟的患者,戒烟应作为管理过程的第一步。对于COPD患者,最佳的药物治疗管理是治疗的重点。应解决正确使用吸入支气管扩张剂的问题。患者通常用一个或多个长效药物管理,包括β受体激动剂或长效抗胆碱能药物。短效支气管扩张剂通常在抢救时或在加重期使用。吸入糖皮质激素通常用于治疗严重且频繁发作的慢性阻塞性肺部疾病或有持续性哮喘的患者。在某些情况下,用于治疗慢性阻塞性肺部疾病的药物与对心脏患者的副作用相关联。例如,茶碱(虽然现在在临床实践中很少使用)和β受体激动剂(在一些患者中)可能加重心律失常。

如慢性肺部疾病患者有相关的低氧血症(无论静息或运动时),需要及时纠正。氧气治疗应给予那些有血氧饱和度下降到90%以下(无论静息或运动时)的患者。应纠正低氧以维持氧饱和度在90%以上,可以通过使用脉搏氧饱和仪方便在运动过程中对其进行评估。

对每一个患有慢性肺部疾病的患者进行治疗时,必须考虑到非药物治疗。呼吸训练技术(如缩唇呼吸和腹式呼吸)、节约体能的办法(如节奏、预防和早期治疗的自我管理的技术),这些应与患者个体进行讨论。支气管清洁技术(如体位引流、胸部物理治疗、分泌物清除装置)应对有慢性咳嗽合并大量痰液痰的患者使用。流感和肺炎球菌疫苗接种应作为治疗方案的标准部分。

大部分患者通常可以应用标准运动处方方案(见第8章中的体力活动部分),尽管对这个过程的考证仍在不断进行中。下肢和上肢训练两者都应包括在内。对于有运动限制的患者,可以采用基于症状限制的运动处方疗法。对于接受心肺运动试验的患者,可以根据测试结果制定运动处方。与肺病患者相比,单纯冠心病患者很少以上肢无力作为明确的运动受限指标。特殊的上肢运动,包括轻度抗阻训练,应当包括在这些患者的康复运动方案内。上肢训练已被证明可以在日常生活中提高功能活动能力。

总　结

目前正在接受心脏康复和二级预防的患者很可能合并有肺部疾病,特别是长期习惯性吸烟的患者。对于一个高度怀疑患有合并慢性肺部疾病的患者,管理过程中重要的第一步是通过肺功能检测和循证管理来进行明确诊断。为了发展一个有效的心脏康复和二级预防服务计划的策略,不仅应解决疾病过程中的心血管问题,还应解决肺部疾病问题,以保证最优化的项目效益。

第 10 章

项目管理

为患者提供优质的服务,需要有效领导力发展项目,促进服务和质量的持续改进。遵循标准和指南提高临床疗效及获益/花费比,而这需要一套相对成熟的治疗和管理办法。

有效的管理需要以下知识:

- 绩效评估。
- 核心竞争力。
- 以患者为中心的结果数据收集和分析。
- 临床实践指南和立场声明。
- 财务预算。
- 政策和流程的制定和实施。
- 保险和医疗管理合同。
- 质量和绩效改善问题。

内容

本章陈述项目开展的管理注意事项:

- 项目优先方案。
- 设施和设备。
- 机构政策和流程。
- 保险和赔付。
- 资料管理。
- 人力资源。
- 持续治疗和服务。

项目优先方案

在过去的几年里，美国心肺康复学会（AACVPR）强调了几个重要项目优先方案。随着转诊率的提高，以结果评价为基础的绩效评估是最早的举措之一。核心内容可以解决很多患者的综合性问题。具有核心竞争力的康复专业人员需提高专业知识、技能和执行绩效评估的整合能力，即重点核心内容。AACVPR认证项目中的优先方案满足了项目和人员需求。为了让项目能够成为真正意义上有效的二级预防方案，本章内容涉及了项目中必须处理并与之抗衡的管理问题。

绩效考核的应用

在医疗卫生领域中，新兴的绩效考核措施已被政府部门及医疗保险采纳，以促进和实现最佳成本效益的有效服务。科学研究表明对心脏康复显著的利用不足，导致AACVPR、美国心脏病学会（ACC）和美国心脏协会（AHA）促进绩效考核的发展，使内科医生将患者转诊至早期康复门诊。第2章中讨论的措施里所纳入的，使适宜患者加入康复项目，以减少未充分利用的障碍，就是一个临床作为科学证据的结果。康复项目总负责人目标是将绩效考核作为项目执行的内容之一。

项目利用的最大化

关于转诊的绩效考核策略应用，将提高早期门诊康复患者人数。自动化的转诊过程将明显改善转诊模式。促进转诊，以及在患者出院的1～3周内就开始实行早期门诊方案中发挥积极作用，也是解决服务利用不足的有效策略。由于容量限制导致的应用障碍可能通过各种方式解决，包括扩增运转天数、在方便的时间增加更多的课程、搬迁到一个更大的空间、增加卫星站点，或改变模式，像开放的健身房设计，而不是有限的课堂时段。项目负责人和工作人员必须考虑许多因素不断地评估最优利用和项目进步机会。

项目设计基于效果

由医疗服务人员、患者和资助方对病程和治疗方法得出的临床结果已受到越来越多的关注。虽然这种转变的原因是多方面的，其结果是高度重视科学研究和循证指南，使干预措施更合理。这种转变同样体现在心脏康复领域。一个例子是强化心脏康复（ICR）的医疗保险补充项目，明显增加康复赔付项目。这个医疗保险补充项目是由医疗保险和医疗补助服务中心提供，基于这些ICR项目确定的临床结果。康复项目完成后，评估和获得显著的临床结果应该是所有项目里最优先设计。新发现有意义的循证为基础的患者和项目的效果将在第11章中阐述。

确保项目全面性

康复团队通常由一个多学科医疗专家小组指导。这种模式通过各种学科的综合运用，提供了广泛的专业知识，对整个行业起到积极作用。熟悉核心职能，有助于项目领导全面建设团队（表10-1）。掌握AACVPR核心职能的每个康复工作，能科学地记录全面康复项目的重要核心内容（表2-1和表2-2）。

表 10-1　心脏康复和二级预防专业人员核心职能

职　　能	知　　识	技　　能
患者评估	能够了解： ● 心血管解剖、生理和病理生理学 ● 细小动脉硬化的进程和心血管危险因素发病机制 ● 心律失常（复杂性 PVCs、心房颤动、SVT）和对体力活动的影响和症状 ● 心脏治疗设备（心脏起搏器、除颤器、左心室辅助装置） ● 心血管评估、诊断试验和流程 ● CVD 症状和体征 ● 当症状和体征改变时适当的应急反应 ● CVD 及相关危险因素的有效生活方式管理 ● CVD 和危险因素管理的药理学方法 ● 合并症限制或其他影响功能或治疗策略 ● 药物疗法的副作用 ● CVD 相关的心理社会因素 ● 成人学习原则、行为改变、依从性、应对、疾病管理策略的理论模型 ● 遵守和坚持治疗方案 ● 转诊推荐者和跨学科小组有效沟通促进诊疗协调 ● 预后评估和报告的原则和方法	能够执行： ● 通过访谈、回顾医学记录、问卷调查，获得全面医疗、社会、家庭史 ● 心血管系统体格检查（测量心率 HR、血压 BP；心肺听诊；触诊检查四肢水肿迹象、脉冲、DVT 和 PAD 的体征；检查外科伤口） ● 发展危险因素预测和降低 CVD 风险策略 ● 基本测试和评估：12-ECG、血氧定量、血糖、血脂 ● 获取患者偏好和目标信息 ● 通过与患者及家属进行互动沟通和咨询治疗方案达到共同决策 ● 建议 ITP ● 记录和沟通 ITP，给医生和跨学科的团队进度报告 ● 通过项目前和项目后评估来量化患者的结果评估
营养咨询	能够了解： ● 饮食对 CVD 进展及危险因素管理的作用及影响 ● 饮食成分的分析，强调重点影响危险因素的总热量的摄入量和膳食含量（总脂肪、胆固醇、精制和加工的碳水化合物、钠） ● 非处方营养补充剂和酒精的摄入带来的可能风险和获益 ● 明确的危险因素和合并症（血脂异常、高血压、糖尿病、肥胖、心力衰竭、肾脏疾病）的膳食调控和营养干预的目标 ● 基于共同理论模型和成人学习策略的有效行为改变策略	能够执行： ● 评估膳食摄入量来估算总热量；饱和脂肪、反式脂肪、胆固醇、钠、水果和蔬菜、全谷物、纤维和鱼；膳食和零食的数量；分量；外出饮食的频率；酒精消耗量 ● 膳食调控的教育和咨询以达到所需的目标 ● 行为干预提高饮食习惯的依从性和自我管理能力 ● 在项目结束时，评估和报告营养管理目标成果
体重管理	能够理解： ● 超重、肥胖和低体重对生理、病理的影响	能够执行： ● 测量体重、身高、腰围

（续表）

职　能	知　识	技　能
体重管理	<ul><li>通过热量摄入和消耗的平衡控制体重的原则</li><li>流行饮食可能是CVD患者危险因素</li><li>健康体重现行指南和建议以及二级预防</li><li>渐进持续的减重干预，3～6个月持续减肥（5%～10%）</li><li>减重药物及手术</li><li>快速减重和周期性增重减重的医疗风险和营养</li><li>减重和保持体重是复杂和困难的，需要持续的饮食控制、体力活动和行为方式管理</li><li>规律体力活动、调整膳食结构、改变热量平衡和减重药物治疗在体重管理中的重要性和效果</li><li>基于共同理论模型和成人学习策略的有效行为改变策略</li></ul>	<ul><li>计算体重指数，并进行适当分类：正常、超重或肥胖</li><li>对超重和肥胖患者制定短期和长期减重目标</li><li>评估营养和饮食习惯以及每日能量摄入和消耗，以帮助指导体重管理个性化教育与咨询</li><li>体重管理行为干预，以提高依从性和自我管理能力</li><li>在项目结束时测量和报告体重管理的结论</li></ul>
血压管理	能够了解：<ul><li>高血压是动脉粥样硬化性血管病的一项危险因素和可能造成终末器官损害</li><li>低血压和高血压的症状和体征</li><li>静态和运动过程中，血压正常波动范围内</li><li>当前二级预防的BP目标</li><li>家庭血压监测在血压管理中的作用</li><li>抗高血压药物的种类、作用及常见副作用</li><li>体位性和运动后低血压</li><li>治疗高血压病的DASH膳食的要点</li><li>用于测量血压的不同装置的测量和操作方法</li><li>BP控制是复杂困难的，需要持续的药物调整、膳食调控、体力活动和行为管理</li><li>钠限、体重控制、体力活动和运动、戒烟、适度饮酒、药物治疗的重要性和有效性</li></ul>	能够执行：<ul><li>静态（坐、仰卧、站立）和运动过程中准确的血压测定</li><li>从预期的范围或有针对性的结果中识别出显著的血压偏差</li><li>评估药物治疗和管理计划的依从性</li><li>在康复项目结束时测量和报告血压管理结论</li></ul>
血脂管理	能够了解：<ul><li>LDL–C、HDL–C、VLDL–C、TG、非HDL–C的定义</li></ul>	能够执行：<ul><li>根据二级预防靶目标来解读LDL–C、HDL–C、非HDL–C、VLDL–C和TG值</li></ul>

（续表）

职　能	知　识	技　能
血脂管理	<ul><li>脂质在动脉粥样硬化性疾病过程中的生理作用</li><li>治疗生活方式改变饮食与地中海饮食的要点</li><li>降血脂药物分类、作用和副作用,包括非处方类</li><li>膳食脂肪和简单碳水化合物的种类及其对血脂水平的影响</li><li>二级预防的现行血脂指标</li><li>体重管理、体力活动和运动、戒烟、适度饮酒、药物治疗在控制血脂中的重要性和有效性</li></ul>	<ul><li>评估降血脂药物和管理计划的依从性</li><li>评估生活方式干预对血脂管理的依从性</li><li>为患者提供有关血清脂质的教育信息</li><li>制定降低异常血脂风险计划,并将计划与患者及家属沟通</li><li>康复治疗结束时测定和报告血脂结论</li></ul>
糖尿病管理	能够了解:<ul><li>1 型和 2 型糖尿病</li><li>定义低血糖和高血糖的空腹和随机血糖值</li><li>推荐糖化血红蛋白目标值的重要性</li><li>糖尿病相关并发症:微血管和大血管;自主神经和周围神经病变;肾病和视网膜病变</li><li>低血糖和高血糖的症状和体征</li><li>低血糖时碳水化合物的使用</li><li>降糖药物和胰岛素的作用</li><li>监测血糖值的重要性,特别是在运动前后</li><li>运动禁忌证基于血糖值</li><li>遵守糖尿病药物、饮食、体重和运动推荐的重要性</li><li>识别和管理代谢综合征及相关心血管疾病危险因素的重要性</li><li>体重管理、体力活动和运动、适度饮酒、药物治疗对血糖控制的重要性和有效性</li></ul>	能够执行:<ul><li>糖尿病并发症史,包括高血糖和低血糖的频率和诱因</li><li>校准和正确使用血糖仪</li><li>评估高血糖和低血糖的症状和体征,并采取适当措施</li><li>提供患者关于生活方式和药物对血糖控制影响的教育信息</li><li>如需要,转诊至糖尿病教育者或临床营养师</li><li>项目结束后测定和报告血糖控制结果,包括运动后的高血糖和低血糖发作</li></ul>
吸　烟	能够了解:<ul><li>当前吸烟者的治疗指南和二级预防目标</li><li>吸烟对 CVD 的生理生化影响</li><li>接触二手烟是一项心血管病危险因素</li><li>基于共同理论模型的有效行为改变策略</li><li>支持戒烟的服务(例如社区戒烟计划、辅导员、心理学家)</li></ul>	能够执行:<ul><li>烟草的使用和分类评估:从不、以前有、最近有或当前有</li><li>促进戒烟和长期戒烟的行为干预</li><li>在项目结束时评估和报告戒烟结论</li></ul>

（续表）

职　能	知　识	技　能
吸　烟	● 烟草成瘾的生理和心理问题 ● 药物干预的疗效,包括风险和获益	
社会心理管理	能够了解: ● 社会心理因素对CVD病理生理的影响以及治疗的依从性 ● 抑郁症与冠脉事件再发、预后较差的主要关联,以及治疗的依从性 ● 影响治疗效果的其他心理指标,如焦虑、愤怒、敌意和社交孤立 ● 药物和生活方式干预对心理压力的作用 ● 社会经济因素可能是治疗依从性的障碍,如教育或收入水平,缺乏资源或支持 ● 提供支持服务,以增加心理干预(例如心理学家、辅导员、社会工作者和神职人员) ● 基于共同理论模型和成人学习策略的有效行为改变策略	能够执行: ● 心理筛查与评估,包括心理压力、特别抑郁症、焦虑、愤怒、敌意、社交孤独、婚姻或家庭困扰、性功能障碍和药物滥用 ● 超出常规治疗范围时,应适当转诊至精神专科、心理专科治疗 ● 解决压力管理和应对策略的个人和小组教育咨询干预 ● 项目结束时评估和报告社会心理管理的结论
体力活动建议	能够了解: ● 缺乏规律体力活动和久坐的生活方式是CAD一项危险因素 ● 长时间的久坐习惯导致不良预后 ● CAD患者规律体力活动的强度、频率、持续时间的最新建议 ● 既存肌肉骨骼和神经肌肉条件影响体力活动 ● 体力活动和环境条件可能增加不良心血管事件风险 ● 增加体力活动的障碍 ● 娱乐活动、职业、性生活的代谢需求 ● 避免体力活动导致骨骼肌肉受伤的建议 ● 基于共同理论模型和成人学习策略的有效行为改变策略	能够执行: ● 评估目前的体力活动水平,采用问卷调查和可用的活动监测设备 ● 协助患者设定未来体力活动的可行性增长目标 ● 提高安全适当的日常体力活动和系统运动水平的建议 ● 评估日常生活、职业和娱乐活动的生理和代谢需求 ● 沟通和行为策略可增加规律体力活动依从性的建议 ● 在康复项目结束时评估和报告体力活动的结论
运动训练评价	能够了解: ● 运动的正常和异常反应,包括运动不耐受的症状和体征、心肌缺血、急性冠脉综合征、室性心律失常 ● 急性运动与慢性运动的生理反应 ● 根据患者评估和运动试验结果的危险分层	能够执行: ● 识别危及生命的心律失常、心肌缺血或心肌梗死、低氧血症、低血压、低血糖和其他运动不耐受的症状 ● 根据AHA和AACVPR的标准患者进行危险分层

（续表）

职　　能	知　　识	技　　能
运动训练评价	• 心脏病患者的心血管耐力运动和抗阻训练的运动处方方法 • 运动的绝对和相对禁忌证 • 结束一个运动周期的绝对和相对适应证	• 制定个体化、安全、有效的心血管耐力运动处方，包括方式、强度、持续时间、频率和进展 • 制定个体化、安全、有效的抗阻运动处方，包括适当肌肉群的运动负荷、重复次数、频率和进展情况 • 运动处方应包括热身、放松、柔韧性和平衡运动 • 如需要，运动处方需适应现有合并症 • 运动ECG遥测监护的皮肤准备及电极放置 • 康复训练结束时评估和报告运动训练的结论

缩写：AACVPR，美国心血管和肺康复协会；AHA，美国心脏协会；BP，血压；CAD，冠状动脉疾病；CVD，心血管疾病；DASH，预防高血压的饮食方法；DVT，深静脉血栓形成；ECG，心电图；HbA1c，糖化血红蛋白；HDL-C，高密度脂蛋白胆固醇；HR，心率；ITP，个性化的治疗方案；LDL-C，低密度脂蛋白胆固醇；PAD，外周动脉疾病；PVCs，室性期前收缩；SVT，室上性心动过速；TG，三酰甘油；VLDL-C，高密度脂蛋白胆固醇。

未经许可，不得转载，从L.F. Hamm et al.，2011，"心脏康复/二级预防专业核心能力：2010年更新，美国心血管与肺康复协会声明"，心肺康复与预防杂志，31：2-10.

备选模式

近年，患者临床特点的不同对心脏康复项目内容有显著的影响。康复患者年龄更大、更多超重、更易患糖尿病和高血压，比起前辈，更不适康复。对于现代大多数的康复患者，重点可能需要转向为减肥咨询和更有效的训练策略，如高强度的运动，或长时间的训练，以达到理想的临床效果。要注意运用运动生理学原理在早期门诊和维持好这些设置。战略可能需要超越在20世纪70年代形成的早期门诊康复这一模式，使当今心血管患者获益。在第3章中所讨论的当前对成人学习和行为改变理论的知识，暗示了个性化获得教育，比所有的康复参与者采用的传统预选主题进行一系列教育课程的方法更有效。如果这些概念被理解、支持并且被整个项目工作人员付诸实践，康复项目可以在培养自我效能感和行为改变上提供重要的工具和支持。

早期长期门诊康复的运动模式是1小时周期，主要是每周两次或三次的心血管运动。同时与家庭运动处方相组合，才是成功的综合科学实践。有证据表明，大于250分钟/周的体力活动对临床上减重最有效，是发展与进步的运动处方。大部分患者的早期门诊和长期康复阶段，在非康复运动的生活中缺乏足够的体力活动。这些发现有助康复团队重视提供运动、体力活动和教育综合的康复方案,让每位患者得到最佳获益。此外,患者抗阻训练的重要性,以及对心血管疾病患者的安全性和有效性得到证实,作为基本干预措施之一,包含在康复项目的运动训练的核心部分里。根据循证医学建议,运动处方应提供个性化的运动内容,包括运动频率、强度、持续时间和促进增加体力活动的方式,这是以证据为基础的建议。

自心脏康复创立,运动训练改善心血管功能一直是主要目标。这是基于强大的科学证据表明,最大有氧能力是伴或不伴心血管病患者死亡风险的强预测因子。在持续发展的基础上,项目负责人应严格评估项目实施方案,以提供来自运动生理和行为改变科学的临床成果作为心脏康复项目的基石。

最后,有益的康复质量提高不是为了敷衍监管、认证和内部制度的要求。AACVPR项目的认证过程是评估项目质量的有效手段。通过持续的监督,以努力提高项目质量,并最终有利患者康复,保持持续的质量改进(指南10-1)是项目负责人的职责。

财政问责

运行合理财政的心脏康复项目,需要分析使用障碍和机会以提高使用率,创新规划,战略招聘,谨慎控制成本,并最大限度地利用空间。在过去,医疗保险条例限制了各种项目范例,但今天早期门诊的康复项目是能够被灵活应用,因为监管机构和资助方都强调患者参与项目的重要性。转诊和登记率的连续分析,以跟踪项目应用和消除障碍,提高利用率。对决策者,保持与办公室和上层管理的良好沟通,以确保准确评估方案绩效,并确保充分认识到管理要求。医院和设施管理人员应定期提供总结,包括以循证为基础的有关项目成果康复价值,以及病死率、发病率和成本效益分析。

设施和设备

就设施管理的策略和程序而言,应当着眼于提供一个安全、功能齐全、有效力的环境。美国联邦政府、州和当地的机构对开展康复服务有诸多要求,并严格掌控。这些政策包括以下内容:

- 空间利用计划。

指南 10-1　持续的质量改进

项目工作人员应该制定一个进展流程:

- 复习策略和操作手册,确保当前、完整、准确。
- 评价执行情况,如时限、效果、连续性、安全、有效性。
- 评估顾客满意度。
- 继续推敲相关研究,就结果与国家、地区和当地的其他项目进行比较。

- 设备维护。
- 减少并控制环境危害和风险。
- 保证安全条件。
- 活动场所空气状况的控制。

AACVPR进一步描述了保证设施和设备有效性和安全性的一些问题,指南包含以下四个方面:

- 一般情况——这些指南应用于所有康复设施和设备。
- 住院患者——这些指南特别针对住院患者的服务需求。
- 门诊患者——这些指南特别针对门诊康复患者早期和长期服务需要。
- 负荷试验——这些指南专门针对负荷试验服务项目。

住院患者的设施和设备

由于当前住院时间短、时间有限,包括患者心血管疾病(CVD)的风险评估、初期预防性治疗并转诊至门诊康复,特定的住院设施和设备无必要纳入住院患者服务。尽管如此,环境应有利于患者安全而方便地活动。可以引导患者在病房内、医院走廊、楼梯内进行康复运动。无论在哪里活动,走廊内不应有障碍物,应有便于患者扶靠的栏杆,并能测量行走距离。根据服务提供相应的设备,包括 $1 \sim 3$ lb 哑铃、低阻力弹力带、功率自行车、低速功能跑步机。住院和门诊康复运动区均应遵守指南 10-2 和指南 10-3。

门诊设施和设备

门诊应该有独立的空间来接待患者,供患者等候、咨询、运动、健康教育,有储存有个人信息的表格,保存贵重物品,并可做休息室,还包括户外活动区、淋浴设施。根据美国残疾人法案(ADA)的要求,残疾人均有权使用心脏康复设施。门诊应配有以下设施:

- 张贴项目信息及安全信息。
- 开放式流通场地,避免死角,减少不必要的门和无意义的分区,防止其他危害给用户带来安全风险。
- 项目操作的空间、存储和维护独立于体力活动的空间;体力活动区域地面硬度合适、防滑,以减少碰撞跌倒受伤风险。
- 地面运动空间每人 $25 \sim 50$ ft^2 ($2.3 \sim 4.6$ m^2),供有氧运动、阻力训练和伸展运动使用。
- 在体力活动空间,保持室内空气流通和室外空气质量,注意活动期间安全舒适的室内温度和湿度。
- 咨询室应有足够的空间,能保护隐私、愉快交谈、讨论、指导、做体格检查。
- 独立的卫生间,包括淋浴设施,淋浴间应配备有定期清洁和消毒的防滑表面。
- 在更衣室和淋浴间均配有定期测试的紧急呼叫系统。

根据个人爱好、可利用的空间和预算选择相应的设备。为提供安全有效的有氧运动,运动设备应多样化。这类设备有能控制速度和级别的电动跑步、直立或斜躺式功率自行车、校准引体向上测力计、划桨式训练机、能显示运动量的椭圆机。其他备用的运动设备包括可调整座椅的阻力训练器,便于拿取、安全保存的成对哑铃以及弹力带。个性化的运动踏板、地垫和健身球等提供多样的运动,无障碍且宽度足够易于通过的户外和室内步行道(或其他活动区),可使患者有趣且有效地

指南 10-2 常规设施的要求

- 空间必须符合活动和所需提供服务的要求，而且能满足患者的特殊要求。须有通往患者活动区域的紧急通道，地面空间的设计要方便工作人员和急救设备进入。每个患者的地面空间应该接近40～45 ft²。

- 所有活动区域均应提供温度和湿度控制设施，保持环境舒适。湿度应该接近60%，温度在68～72℉（36.1～40℃）。

- 声音的音量应保持在所有参与者感到舒适的水平。

- 要求活动区天花板的高度能够允许患者充分、不受限制地活动，至少是10 ft。

- 所有的运动场所均能方便及时地获得水源，食物和饮料不应放在运动和监护设备上或其附近。

- 所有设施能够对患者的记录和私人信息保密。

- 所有康复运动场所均应配有常规的测试电话和紧急呼叫系统，所有电话旁均应配有紧急电话号码表。突发事件传送系统指南见第12章。所有康复运动区均可以实施基础急救。

指南 10-3 常规设备

- 设备的要求因患者的人数及工作人员所受培训情况不同而变化。

- 所有设备均应有商业等级，应非常严格地遵守指南，确保患者安全。

- 所有康复运动设备的维护和清理计划的时间表均记录在案。

- 所有功能不佳或已损坏，而且可能伤害患者的设备应该标明其工作状态不佳，直到完全修好为止。

- 设备应该定期按照制造商的建议校准

- 维修，如跑步机或功率自行车。

- 在使用所有设备之前，工作人员应该接受培训，而且备有正确的使用、校准、维修故障的资料。

- 在运动区内应配有椅子和检查所用的桌子或适合仰卧和侧卧的平车。

- 配有评估患者所用的听诊器、便携式血压计、心电图（ECG）监测、脉搏血氧饱和度仪、便携式氧气和可供张贴的字迹清晰的RPE量表。

完成运动计划。其他推荐项目使用的设施和设备如下：

- 突发事件应急设备（见第12章）。

- 对心绞痛、呼吸困难或其他不适的

等级量表。

- 有心率监测，或是有秒针的钟表，且易于在所有运动区内看到。

- 在有糖尿病患者的活动区，应提供

血糖监测仪和含糖食物(如果汁和饼干)。

- 确定体型(如BMI)的体重表和方案或其他设备(如自动体脂测试仪、皮褶测定钳或测量尺)。

- 健康教育区有舒适椅,可以使用互联网、视听设备、资料丰富的图书馆、解剖模型或图表。

负荷测试设施和设备

运动测试区的使用应该遵守指南10-2和指南10-3。可测定和校准功率的跑步机和下肢或四肢功率自行车是最常见的测试设备。

患者的选择、安全性和资金等因素会影响到项目设施和设备的确定,应考虑患者最需要的维护和功能设置上。鉴于长期坚持是早期门诊康复的主要目标,对这种运动设备的熟练度有利于更平稳过渡到一个新的设置。

组织策略和程序

所有的卫生保健提供者都接受监管机构的管理,包括美国联邦和州监管委员会。在医保术语里,供应商是指医疗机构如医院、急重症医院、临终关怀医院、养老院和家庭保健机构。社会保障法(SSA)规定这些机构的最低健康和安全标准,必须参与医疗保险和医疗补助计划。这些标准发表在标题42联邦法规(CFR)482。美国健康和人类服务部(HHS)已指定医疗保险和医疗补助服务中心(CMS)来管理符合标准流程。国家调查机构按合约开展医疗保险认证过程。社会保障法(SSA)第18章1861节,所有符合参与条件(CoP)和覆盖条件(CfC)的医疗机构必须涵盖医疗保险和医疗补助项目。CMS确保被其认可的认证机构标准达到或超过CoP和CfC的医保标准。所有的认证机构必须首先完成CMS申请过程以获认可。例如,经联合委员会(TJC)认可的医院应当满足所有的医疗保险对医院的要求(除精神病医院和其他特殊服务)。大多数认证机构是独立的和非营利性的。其他如康复机构认证委员会(CARF)和国家质量保证委员会(NCQA)。附属医院项目必须符合职业安全与健康署(OSHA)对人员安全的规定。国家患者安全目标(NPSG)是TJC重要组成部分,定期审查和修订。详见有关网页"网站监管和认证机构信息"。

策略和程序

机构的策略和程序必须符合这些监管标准,如感染控制、有害废弃物、人力资源管理、护理实践、行为改善、紧急情况和灾难的应对、管理策略和程序以及安全。

各部门的策略和程序要和上级机构保持一致,包括康复服务理念、流程和行动计划等方面。这些动态文件应每年进行审查和频繁修订以保持合理正确。策略和程序也是新员工培训资源,提供一致的康复服务。所有康复工作人员应该了解和熟悉相关策略和程序、专业指南的引用。

资料管理

资料管理包括对患者信息的储存、传送、应用和追踪的监管。1996年的健康保险流通与责任法案(HIPAA)引起2000年的隐私权法规的发展(www.hhs.gov/ocr/hipaa)。建立资料保护、使用、某些健康信息的披露和个人隐私权的国家标准。与

监管和认证机构信息的网站

- 美国心肺康复协会（AACVPR） www.aacvpr.org
- 美国物理治疗专家委员会（ABPTS） www.abpts.org/home.aspx
- 美国物理治疗协会（APTA） www.apta.org
- 医疗保险和医疗补助服务中心（CMS） www.cms.gov
- 康复机构鉴定委员会 www.carf.org
- 1996-HIPPA医疗保险携带与责任法案 www.hhs.gov/ocr/hipaa
- 国家质量保证委员会 www.ncqa.org
- 职业安全与健康管理局 www.osha.gov
- 医疗保险覆盖的心脏康复项目和强化的心脏康复项目 http://edocket.access.gpo.gov
- 医疗保险参保条件 www.cms.gov
- 医疗保险中心 www.cms.gov
- 国家患者安全目标（NPGS） www.jointcommission.org
- 联合委员会（TJC） www.jointcommission.org
- 社会保障法 www.ssa.gov

资料管理有关的政策和程序应包括储存和应用：

- 患者的资料记录，患者的隐私、机密、储存和结果数据。
- 财务记录，分析、预算分配、资金和运作的费用。
- 保险单、预证明、赔付。
- 提供慈善服务和成比例的有偿服务。
- 患者注册登记和操作步骤的计划表。

资料管理的政策通常由中央区或部门的管理团队规划并实施。

保险和赔付

在美国，几乎所有市场，心脏康复的医疗保健管理和赔付方式都在不断变化。技术的发展将继续影响医疗各领域，通过：

- 电子医疗记录（EMR）的扩散和医疗机构之间加强信息沟通。
- 远程医疗在治疗慢性病和目标患者中的应用。
- 一致认可的绩效评估、适当的标准和指南整合，使循证治疗决策不断增多。

美国医疗保健费用不断升级是推动进步的主要驱动力。政府和私人保险公司出资实施这些康复项目，使患者得到有效治疗且节约资金。资助方和医疗机构都已认识到，患者治疗预后的改善得益于医疗技术变化。

健康保险公司

健康保险公司可被划分为两个明确部分，个人部分和公共部分。个人部分与个体和群体签约，可提供从无责任到最小责任（根据自付部分和预付部分的额度）直到100%的责任（没有自付部分或只付部分）

等多种方案。入保者可以直接或通过雇主签订合同。管理医疗计划由运送系统、医院系统、保险公司和私人盈利公司共同发布。公共部分保险由政府发起的项目经营。公共部分保险公司有医疗保险、医疗补助、用于公共卫生服务人员和军队TRICARE（军队医疗系统）和职业康复局（BVR）。

医疗保险

医疗保险和医疗补助服务中心（CMS）是卫生和人类服务部（HHS）负责美国国会的法律的管理机构，监督政府的公共医疗保险计划的制定。CMS保险责任范围和赔付指南：

- 年龄≥65岁。
- 残疾人，且年龄＜65岁。
- 终末期肾功能衰竭患者（需要血液透析或肾移植）。

医疗保险比较全面的负责医院住院部、门诊和医生服务。门诊康复医疗保障总结如下：

- A部分，住院保险。很多患者无须支付A部分保险费用，因为他们或配偶已在工资税支付。医疗保险A部分（住院保险）负责住院治疗包括急重症医院、住院康复机构、专业护理机构（非监护或长期护理）。受益人必须符合一定条件才获得这部分保障。
- B部分，医疗保险。大部分患者每个月支付B部分的保险费用。支付的医疗保险B部分（医疗保险）负责进一步门诊和医生治疗费用。

CMS已建立地方司法管辖区，目前通过竞争程序约定保险公司。医保管理合约公司（MACs）负责辖区A和B部分医疗保险索赔。虽然MAC一般不会否认CMS责任范围，但允许适当的范围内做解释说明。所以，不同地区保险合约公司对心脏康复保险责任范围会有所不同。MAC给医疗机构的操作指南通常会通过发行公告、文章来说明，其他一些服务则会通过当地承保范围（LCD）决定，尽管LCD是不需要的。因此，当务之急是每个项目都需要了解美国联邦和当地的心脏康复管理政策。

心脏康复和强化康复服务的医疗保险条款

2008年美国国会通过了公共法律部分110275，其中SSA第18章1861节（eee），包含对心脏康复和强化心脏康复服务的责任范围。此项授权中，CMS发布了提供早期门诊CR服务的规定，标题是"心脏康复项目和强化心脏康复项目：责任范围的条件"。

CMS对早期门诊康复的定义是"提供运动处方、改善心脏危险因素、心理评估和疗效评估的医生监督下的项目"。CMS负责医疗保险条款的修正和解释。因此，保持监管目前康复项目显得尤为重要。当地、州和国家的专业组织的积极参与使得他们成功地完成目标。网络应用能够确保收到准确及时的信息。错误的信息可能会导致有害的后果。CMS提供心脏康复和强化心脏康复服务通过以下设置：

1. 医生办公室。

2. 医院门诊。

"心脏康复的早期门诊对医疗保险的需求"列出康复项目所需的组成部分。符合条件的诊断稍有调整，可从目前的CMS条款获知。第12章讨论医疗紧急情况和

早期门诊心脏康复的医疗保险要求

医疗保险对心脏康复的规定,要求如下:

- 医生转诊明确诊断的患者且符合医疗保险。
  - 病历资料支持诊断——可根据要求提供给心脏康复项目。
- 医疗保险接受以下诊断(医疗保险条例可能改变,必须定期检查法规):
  - 急性心肌梗死后12个月内。
  - 冠状动脉搭桥术。
  - 稳定型心绞痛。
  - 心脏瓣膜修复或置换。
  - 经皮腔内冠状动脉成形术(PTCA)和冠状动脉内支架置入术。
  - 心肺移植。
  - 其他心脏病,需要通过相关国家责任范围规定。
- 个体化治疗方案:
  - 提供给每位患者康复项目的详细信息。
  - 诊断描述。
  - 根据计划提供服务的类型、数量、频率和持续时间。
  - 意见一致的目标和疗效。
  - 在项目开始,每隔30天,并在项目完成时由医生确立、审查并签署项目。
- 疗效评估,即康复项目从开始到完成的进展评估:
  - 包括运动能力的客观临床评估。
  - 包括努力和行为的自我评估。
- 以医生规定的运动处方(有氧、力量、拉伸)为宜,提供患者每天接受康复。
- 改善心脏危险因素,根据个人需求,包括教育、咨询和行为干预。
- 社会心理评估。
- 一个或多个负责该项目的主任医师参与并与工作人员协商指导个人在项目中的进展。
- 在提供康复服务的任何时间,医疗咨询和医疗紧急情况都随时可以联系到医生。
  - 符合此标准详见医疗保险政策的解释说明。

设备所需要的适当准备。

文 件

项目服务的文件要求为评估、干预、结果测定指定统一标准。正确的项目记录应该是清晰、简明、有逻辑、有条理的评价和干预计划。这对项目所提供的全面治疗都非常必要。相关文件包括主观和客观资料,而且包括描述结果的可测量的指标(见第11章)。对于医疗保险受益人,结果评定评估康复治疗相关的进展,包括以下内容:

- 以患者为中心的疗效评估,从康复开始到完成。
- 运动能力的客观临床评估,努力和

行为的自我评估。

在设计和选择文件格式和术语方面，考虑下列因素：

- 信息清晰——所有员工均能够获得资料并可以理解。

- 信息一致性——从患者到患者、员工到员工，资料类型和难易程度应该是一致的。

- 信息的效率——必要的资料应该准确记录，避免冗余，使用通用的缩略语和术语。

- 无论电子病历或电脑文档方法，两者都应达到一个目标。

针对每个患者的个体化治疗方案（ITP）应该在康复初期制定。ITP 包含的资料见指南 10-4。ITP 是由一个医生与跨学科的团队共同制定。在早期门诊康复项目中，这个团队的所有成员要熟悉并输入重要的 ITP 资料。ITP 是 CMS 要求的资料，必须在项目初期完成或修改，可以间隔 30 天，一直到项目完成。方案需明确在项目初期和完成时，应进行哪些有效的疗效评估，收集评估资料是何频率，例如每周或每月的日程安排。

依照指南的要求，所有可能影响患者结果的交流记录均应记录在案，包括与医生、其他健康卫生专业人员和家庭成员。这些记录包括就运动治疗的副反应、改善危险因素的进展与医生进行电话访谈，以及医生对治疗计划和结果描述的日常信件。任何与临床情况有关的事件，包括那些项目以外的情况，也应该记录（如药物治疗的改变、新的症状和体征、医生的访问或其他可能影响患者结果的资料）。

项目主管应注意确定有关赔付的规章制度。登记前，确保服务的保险责任范围尤为重要，包括清单代码、赔付金额、部分负担金额、具体方案的限制和要求。责任范围的变化很常见，当条款与患者或与临床之间有些矛盾，可能会要求康复员工或医生的干预。在登记和申请之前，记录姓名和电话项目方案中介、项目经理和预认证工作人员的姓名和电话，以确认医疗保险责任范围是非常重要的。最好在当地申请高级私人保险方案，并提供康复项目内容、目标以及患者疗效结果。最终，保险验证过程中需要项目主管的密切监督，如果这个过程属于部门职责范围内的，还应对康复员工进行全面培训。

人力资源

包括项目的医学负责人在内的合格医

指南 10-4　个体化治疗方案（ITP）

最初的、周期的完成 ITP 应包括以下内容：

- 诊断的描述。
- 根据计划提供的项目和服务的类型、数量、频率和持续时间。

- 患者的个人目标。
- 全体康复员工的指导、主任医师的复审和签名有助于 ITP 的发展与进步。

指南 10-5　医学负责人

- 每一个早期门诊康复项目都有一个负责人或负责人团队分担责任。
- 康复项目负责人标准。
  - 掌握心脏病理生理学的专业知识。
  - 基本生命支持或高级心脏生命支持的心肺功能培训。
  - 具有项目实施所在地要求的医学执照。

疗保健人员,为一个成功的项目提供服务。专业人员集知识、技能和临床经验于一体,体现综合学科能力,这是取得理想治疗结果所必需的(指南10-5)。通过对医生临床技能和医学法律授权书的要求,保证患者的安全。

理想的治疗所要求的知识和技能来源于几个学科和卫生保健专业。即使最简单的关于项目工作能力的指南也没有对员工构成特殊限定。如果一个项目涉及多学科,为了满足该项目对能力的要求,即使是比较小的临床机构也应有足够的灵活性去聘用相关学科的员工。每一个项目和机构选择包括专家在内的人员时要适合机构和人力资源部的模式和政策。另外,不同的头衔和职位将在项目和机构中行使不同职责。项目组成员的综合知识应该能够理解如下相关领域:心血管病、心血管急症处理、营养、运动生理学、药理学、改善生活行为策略、健康心理学以及冠心病危险因素管理的医疗和教育策略。有执照或无执照的卫生保健专业人员都可参加康复团队。在项目必要的组成成员中,最常需要的专业包括培训过的注册护士、运动生理学专家、营养学专家、健康教育者、健康心理学家、职业康复咨询师、理疗师、职业治疗师、药师和医生。员工不断地参加多学科的患者治疗继续教育活动非常重要。正在进行的继续教育和已取得的资格证书可以确保工作人员能够胜任工作。

这里说明的项目组成员能力指南与发表于AACVPR核心能力一文中的标准一致(表10-1)。此外,专业教育指南和运动专家基本能力认证(CES)和临床运动生理学家注册(RCEP)已由美国运动医学会(ACSM)完成。美国物理治疗专家委员会(ABPTS)提供心血管专家认证。

核心功能

二级预防项目的核心功能包括提供和协调广泛的服务和适当的急救反应能力。此外,无论哪种学科,每一个项目专业人员都应该拥有一个共同的专业和临床核心。以下描绘所有康复治疗人员的基础核心能力:

- 医疗卫生专业的学士学位,或由国家认可的许可证,例如注册护士和物理治疗师。

- 具有心血管康复和二级预防的经验和专业培训经历。

- 基本生命支持(BLS)课程合格,有高级心脏生命支持(ACLS)培训经历者优先考虑。

心脏康复急诊处理的员工建议和具体职能将在第 12 章中讨论。

项目人员

这里介绍的是在所有康复项目中与核心能力相关的特定人员的要求。

医疗负责人

指南 10-5 介绍 CMS 对医疗负责人的要求。主要职责如下：

- 确保康复项目的安全性、全面性、符合成本效益、合适的个体化治疗。
- 确保策略和流程与循证指南相一致。
- 确保项目符合规范标准。

在医疗负责人的积极领导下，增强多学科医生和团队成员参与患者治疗的互动作用。

项目负责人

1. 医疗卫生专业硕士学位，如运动生理学，或在医疗相关学科有医生执照，如注册护士或物理治疗师（或兼有硕士学位和执照）。

2. 掌握心血管康复和二级预防核心能力，包括先进的专业知识如运动生理学、营养、改善危险因素的策略、辅导技术和行为改变方案技术的应用。

3. 有协调员工和执行康复项目的经验。

4. AHA 基本生命支持（BLS）课程合格，必要情况下，高级心脏生命支持（ACL）课程合格。

5. 必要情况下，运动专家基本能力认证（CES）或美国运动医学院（ACSM）完成的临床运动生理学家注册（RCEP）或美国物理治疗协会（APTA）完成的心血管肺专家认证。

注册护士

1. 有国家认可的注册护士执照。

2. ACLS 课程合格。

3. 先进的专业知识如运动生理学、营养、改善危险因素的策略、辅导技术和行为改变方案技术的应用，符合 AACVPR 核心能力要求。

运动专家

1. 运动专业或相关专业的学士学位。

2. 必要情况下，ACLS 课程合格。

3. 证书、经验、培训等同于 ACSM 运动专家 CES。先进的专业知识如运动生理学、营养、改善危险因素的策略、辅导技术和行为改变方案技术的应用，符合 AACVPR 核心能力要求。

运动生理学家

1. 运动专业或相关专业的学士学位。

2. 必要情况下，ACLS 课程合格。

3. 证书、经验、培训等同于 ACSM 认证的运动生理专家 RCEP。先进的专业知识如运动生理学、营养、改善危险因素策略、辅导技术和行为改变方案技术的应用，符合 AACVPR 核心能力要求。

物理治疗师

1. 国家认可的理疗执照。

2. ACLS 课程合格。

3. 能识别和物理矫正心血管康复患者可能有的各种肌肉骨骼缺陷者。

4. 先进的专业知识如运动生理学、营养、改善危险因素策略、辅导技术和行为改变方案技术的应用，符合 AACVPR 核心能力要求。

5. 美国物理治疗专家委员会（ABPTS）完成的心血管肺专家认证，或相当于 APTA 高级专家认证的培训。

呼吸治疗师

1. 有国家认可的呼吸治疗师执照或注册证明(根据州法律)。

2. ACLS课程合格。

3. 先进的专业知识如运动生理学、营养、改善危险因素策略、辅导技术和行为改变方案技术的应用,符合AACVPR核心能力要求。

注册营养师

1. 营养学硕士学位。

2. 美国饮食协会的注册营养师资格。

3. 在临床或社会环境中,特别是对血脂异常、肥胖、糖尿病和高血压的饮食治疗中有实践经验者。

精神健康专业人员

1. 作为临床社会工作者、咨询师、心理学家或精神科学家,有国家认可的资格证。

2. 在心理学评估、行为健康干预管理和与心血管康复或慢性病咨询方面有经验者。

健康教育者

1. 健康教育专家的资格证。

2. 健康教育的硕士学位。

3. 在减少患者和家庭成员冠心病危险因素和促进健康自我保健的个人和群体教育项目中有经验者。

4. 在提供个人健康自我监测和促进等有广泛技术经验者。

职业治疗师

1. 职业治疗硕士学位。

2. 必要情况下,国家认可的职业治疗师执照。

3. 在美国职业治疗协会有注册证明。

4. 在冠心病或相关领域中有职业治疗经验者。

职业康复咨询师

1. 职业康复咨询硕士学位。

2. 有心血管康复的职业咨询中有经验者。

员工教育和能力审查

AACVPR项目认证和TJC都要求员工接受继续教育。所有的专业人员应该争取在AACVPR核心能力范围起到完全和独立的作用。众所周知掌握所有知识和技能标准是一个持续进行过程。应有服务和教育经验方面的继续教育,并规定一定的时间。TJC和其他调查机构要求记录每月的急救教育、在职技能培训、部门会议、议程、教育计划及完成的认证和证书。策略和操作手册应该描述这个过程。

连续治疗和服务

应该重视整合所有活动的策略措施,这些活动从进入到退出直接或间接地与连续治疗有关。患者的需求应该与适当的评估、项目和服务相匹配。在这部分中,应该通过策略建立一种流程,通过这一流程患者能够参与整个二级预防项目,而且难度和时间花费最少,能够清楚地理解这一过程,并强调:

● 约见时间表。

● 停车。

● 登记。

● 保险预授权和登记。

● 知情同意。

● 不间断的项目评估。

● 在整个康复过程中,项目和主要照顾者之间的沟通。

● 出院计划和随访。

建立一个项目并不要求大的机构、一流的设备、庞大的工作队伍和昂贵的监测设备。创新项目可以包括：

- 电话健康指导。
- 对路途不便和不能每周多次进行康复的患者，建议每周一次构建良好的家庭运动方案。
- 一个高频的项目计划，如针对希望快速进步和短期参加康复项目的患者，进行每星期5天康复。
- 对不同患者采取灵活的出勤选项，避免严格的时间表。

可以利用现有设备，开展早期门诊康复项目以及长期合作，如中小学校体育馆、基督教青年会、犹太人社区中心和其他健身机构。

总　结

虽然参加预防项目被认为是慢性病患者的责任，但有学识和训练有素的多学科小组成员可以提供持续的指导和支持，有助于成功长期管理心血管疾病。医学界和健康保险业一致认为，心血管康复和二级预防能降低病死率、发病率和危险因素，改善生活质量，具有显著、积极的治疗意义。

第11章

结果评估与应用

结果反映项目效果、质量和责任情况。因此,测量、收集和分析患者治疗效果的过程是成功提供医疗保健服务的重要组成部分。理想情况下,结果应该反映治疗目标,并为疾病管理提供合适的方法。注重结果的患者护理方法有两个级别:① 在项目初始阶段和随后治疗间隙,测定每位患者的临床变量来评估治疗效果。② 定期评估患者的综合治疗效果以此评估项目的有效性。在心脏康复和二级预防(CR/SP)项目的初始阶段评估健康状况,以此确定优先事项以及目标,最终制定个体化治疗计划(ITP)。同时应在项目适当时候和结束时重复进行正式评估,所测量的结果可用于评估患者的治疗进展情况、指导他们出院并为其制定长远目标规划(指南11-1)。

内容

- 使用心脏康复结果矩阵(表11-1)来定义结果范围(类别),提供可用于测量CR/SP结果并可使用的工具实例。
- 为在常规临床实践中收集、跟踪、分析和报告结果数据的全面系统的方法提供建议。
- 介绍在CR/SP中结果是如何用于计划和实施质量改进(QI)项目。

结果矩阵

心脏康复结果矩阵（表11-1）是美国心肺康复协会（AACVPR）提出的一种模型，主要用于在CR/SP项目中，分类和组织可评估的患者治疗效果（指南11-2）。

心脏康复结果矩阵由AACVPR结果委员会开发，旨在连接结果评估和循证CR/SP项目核心内容，并为结果数据分类（临床、行为、健康和服务四类）提供分类标准。临床、行为和健康领域是基于格林的卫生教育诊断评价模式（precede model）。服务领域是由AACVPR建立的，用以衡量患者满意度和服务利用率情况。每个领域都有与CR/SP核心部分相关的效果评估。经科学研究证明，治疗项目的核心内容可以有效降低心血管疾病风险、降低致残率、促进健康行为。每个领域的结果评估实例在以下"临床领域结果测试和相关工具""行为领域结果测试和相关工

具"和"健康领域结果测试和相关工具"部分进行详细说明。

不同领域结果测试的基础是评估治疗有效性以及实现个人目标这两项内容的内在价值体现。多种结果全部被用来诠释个人和项目的成功。例如，如果一个运动能力相关的临床结果评估（如在CR/SP过程中或随后出现的代谢当量水平变化）表明患者或项目没有达到预期目标，那么医务人员可以通过评估体能活动或特定运动项目的过程取得更有效的临床结果。当一个项目始终达到高质量治疗标准，就可以测试另一个结果或增加测量结果来评估项目效果。根据可用的项目资源，项目负责人应该从心脏康复结果矩阵中选择合适的测量方案使得患者和项目资源相匹配。

临床结果领域

该领域包括生理和心理结果测量，在初步评估期间结合既往史、病例回顾、后续

指南 11-1 结果评估

项目专业医务人员应该在核心治疗项目的不同领域统一评估结果，并使用分析的结论来发展、监督和提高项目质量，从而促进治疗和预后的有效性。结果数据也可以为以后改进质量、资质认可、费用补偿提供有价值的信息。

指南 11-2 心脏康复结果矩阵

美国心肺康复协会建议使用心脏康复结果矩阵作为指导系统评估患者的预后情况。结果应该在项目开始阶段、实施过程中、患者出院后以及随访阶段，如3个月、6个月或1年的时间里进行评估。

表 11-1 AACVPR心脏康复结果矩阵

核心治疗项目	临 床	行 为	健 康	服 务
全面管理	风险因素情况 症状评估 血流动力学反应 日常生活能力评估	自我效能 1. 改善知识和自我保健行为的应用 2. 恢复所需体力活动水平 3. 返回工作的需求 　心脏疾病相关知识得分 　对症状和并发症的适当反应 　坚持服药达标 　无障碍获得所需资源 　治疗项目的参与率	发病率和病死率 医疗利用： a. 住院治疗，再入院 b. 入急诊室 c. 医生问诊 　在督导环节出现的突发事件 　健康相关的生活质量 　重返工作，减少工作日	患者满意度 1. 对所接受的治疗的满意度 2. 目标的进展情况 效果评估 1. 每位患者的花费 2. 项目花费 3. 注册率 4. 中途放弃率 5. 完成率 6. 入院率
运动试验和训练	运动试验 1. 极量运动试验 2. 次极量运动试验或功能评估（例如6分钟步行试验） 休息、运动及恢复反应 1. 心率和心律 2. 血压 3. 有感疲劳等级 4. 代谢当量峰值 5. 有感呼吸困难等级 6. 血氧饱和度水平	运动达标 1. 督导项目 2. 家庭内外的治疗项目 3. 运动处方依从性 能量消耗 1. 每周体力活动的时长 2. 每天、每周的热量消耗体力活动阶段的变化		
力量和柔韧性训练	力量评估（例如RM、5RM、握力） 柔韧性评估（例如坐位体前屈测试、测角仪）			
血脂管理	血脂水平 开始或调整用药剂量	坚持饮食、运动和药物治疗 饮食和运动阶段的变化		

（续表）

核心治疗项目	临 床	行 为	健 康	服 务
高血压管理	静息血压 运动和恢复期血压 开始或调整降压药剂量	坚持饮食、运动和药物治疗 饮食和运动阶段的变化 自我监测行为		
糖尿病管理	血糖水平 糖化血红蛋白 开始或调整降糖药剂量	坚持饮食、运动和药物治疗 饮食和运动阶段的变化 自我监测行为		
营养和体重管理	人体测量 1. 身高、体重、BMI 2. 体脂、去脂体重评估 3. 腹围 4. 皮褶厚度和腰围 营养生化标志物、骨密度测试	坚持饮食和运动 饮食和运动阶段的变化 饮食记录日志 体力活动记录日志 饮食习惯打分		
社会心理管理	情绪评估 抑郁、焦虑、敌对、情感抑郁 认知功能评估 记忆、定向、判断	应对机制 抗压疗法和放松技巧 社会支持网络 性功能障碍		
戒烟	血清尼古丁水平 呼出一氧化碳 每天所吸香烟或雪茄的数量 吸烟习惯的持续时间（包/年）	吸烟阶段的变化		

缩写：RM—重复最大值；BMI—体重指数。
经允许引自 Sanderson, Southard and Oldridge 2004.

运动进行客观测试。这些结果涉及疾病的检查、患病状态的评估以及治疗效果。临床结果包括可用于风险评估的测试、疾病的诊断和预后评估和其他，如生理测量和实验室值；体格检查或生物变量，如测量或估计的运动能力、血压、心率和心律、空腹血脂、糖化血红蛋白（HbA1c）和人体测量，这些都是临床常见的测量数据；问卷调查的结果，或其他用于评估心理、情感或认知功能的手段都包括在这一领域。心理测量包括对抑郁症、焦虑和愤怒的客观评估。使用科学有效并可靠的调查问卷和其

临床领域结果测试和相关工具

- 人体测量数据:
  - 腰围。
  - 体重指数。
  - 体脂百分比。
- 身体功能:
  - CR/SP 中功能性代谢当量(METs)水平。
  - 分级运动试验(GXT)METs 水平。
  - 重复一次最大强度(1 RM)或同等强度(例如 5 RM)。
  - 特定关节活动度。
  - 6 分钟步行试验距离。
  - 步态和平衡功能测试。
- 功能状态:
  - 杜克活动状态指数(DASI)。
  - 达特茅斯初级保健合作(CO-OP)表(www.dartmouthcoopproject.org/coopcharts.html)[1]。
- 吸烟:
  - 血液尼古丁水平。
  - 一氧化碳水平。
- 血压——静息时血压或运动期间峰值血压。
- 心率——静息时心率或运动期间峰值心率。
- 血脂——总胆固醇、低密度脂蛋白胆固醇、高密度脂蛋白胆固醇、三酰甘油。
- 糖尿病:
  - 血糖水平。
  - 糖化血红蛋白。
- 心理评估:
  - 贝克抑郁自评量表(www.pearsonassessments.com/HAIWEB/Cultures/en-us/Productdetail.htm？Pid=015—8018—370)[1]。
  - 流行病学研究中心——抑郁。
  - 医院焦虑抑郁量表。
  - 患者健康问卷-9(www.depression-primarycare.org/clinicians/toolkits/materials/forms/phq9)。
  - 社会心理危险因素调查问卷(www.deltapsychologycenter.com)。

注:① 要求许可或使用费。

他方法时,会增加这些研究结果的可靠性。当单独测量心理测量时,它们被认为是一种临床结果测量;然而,当与临床和社交评估如睡眠、精力、活动、痛苦相结合时,心理测量被认为是健康领域内的结果。临床结果受患者个体的选择和行为方式所影响。临床结果的实例可参考"临床领域结果测试和相关工具"部分。

行为领域

这一领域内的结果是个体化的并且体现自我报告行为、自我效能、知识以及坚持医疗和行为疗法和生活方式的改变。这包括重要组成部分,如运动的个体行为管理、脂质、高血压、糖尿病、营养和戒烟。这些评估结果表明患者具备改变生活方式的能力,这些改变促进在临床和健康领域的目标的实现。提供给患者的行为干预导致患者异常或不满意的临床结果,例如患者出现高脂血症并且BMI达到31.7 kg/m²,例如饮食咨询和减肥计划等行为干预将会被推荐给患者。

行为测试通常是通过使用标准化问卷、调查、日志或日记来表现坚持系统性治疗方案(如体力活动、饮食或药物)这一特征。检查每位患者个体化治疗计划(ITP)情况对于确定是否实施并坚持治疗具有重要意义。随访ITP可以重新评估个人行为目标、确定患者的病情。最终,当患者坚持建立ITP,会对健康和临床结果产生积极影响。坚持健康生活行为和药物治疗是实现可持续获益的必要条件。其他行为结果的实例见"行为领域结果测试和相关工具"部分。

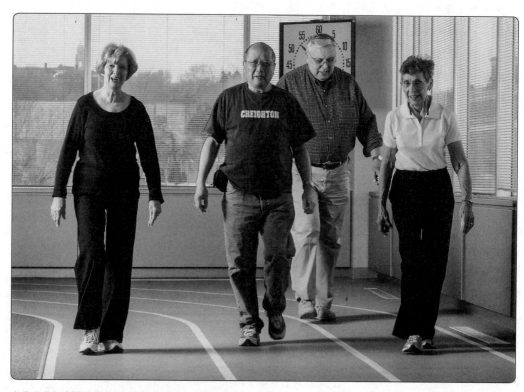

当患者参与CR/SP项目时,他们应承担自身健康责任。

行为领域结果测试和相关工具

- 每天步数（日志）。

- 抗压治疗或应对策略（日志或日记）。

- 吸烟情况（即每天吸烟数量，包/天）、接触二手烟频率。

- 服药依从性（日志、药片数量、配药）。

- 家庭运动日志。

- 特定工具评估依从性和自我效能。

  - 饮食习惯调查[①]。

  - 膳食评估工具 MEDFICTS（www.nhlbi.nih.gov/guidelines/cholesterol/dietappx.pdf）。

  - 块状混合食物摄取问卷（www.nutritionquest.com/assessment/）。

  - 运动量表的自我效能感。

  - 国际体力活动问卷（IPAQ）（https://sites.google.com/site/theipaq）。

注：① 要求许可或使用费。

健康领域

患者的整体健康结果和致死或非致死性原发疾病的发生、复发、病情加重或合并症相关，同时包括对功能或生活质量的影响相关，以及应用健康领域资源针对事件后治疗相关。健康领域体现在一般或主要健康结果指标，其中包括发病率、病死率和生活质量。然而，在大型试验中所描述的或通过荟萃分析得出的与参与 CR/SP 有关的发病率和病死率的变化情况却很难在大多数 CR/SP 项目中完全覆盖，特别是一旦患者已经不再参与项目。

健康状况和健康相关的生活质量（HRQL）对患者很重要，与发病率和病死率不同，它们可以很容易地被测量以确定个人的健康情况和对生活的总体满意程度；因此，AACVPR 建议使用 CR/SP 方案来测量 HRQL。HRQL 可以从不同方面测试受疾病影响的健康状况，还可以提供全球健康状况。HRQL 的三个主要方面是：① 生理功能。② 心理健康。③ 社会功能。用来衡量 HRQL 的工具可能是特定或普遍性疾病的治疗手段。特定疾病测试工具提供患者疾病相关部分如症状的健康指标。在比较患者与健康人群的健康状况时通常使用通用的测试工具。如果医疗资源允许，可以同时使用这两种类型的测试工具。其他常见的健康结果实例可参考"健康领域结果测试和相关工具"部分。

服务领域

该领域主要涵盖患者满意度、服务使用率、成本以及实现目标的项目效果测试。在服务领域中最常用的测试结果是患者满意度测试，这项测试是主观的并取决于个人经验。值得注意的是，大多数项目评估的是患者在参与这个项目时对所接受的治疗或服务的满意程度。然而，显著差异表现在"我对在项目中获得的照顾很满意"和"我很满意我在项目中获得的照顾，但我不满意我目前的功能和康复水平"。在 CR/SP 项目中，

健康领域结果测试和相关工具

- 出院后和参加CR/SP之后的病死率。

- 复发率——初步诊断和（或）全因的急诊和再住院[1]。

- 健康相关的生活质量测试工具：

  o 达特茅斯初级保健合作（CO-OP表）（www.dartmouthcoopproject.org/coopcharts.html）。

  o 健康指数量表EQ-5D（www.euroqol.org）[2]。

  o 心脏领域的生活质量指标（www.uic.edu/orgs/qli）。

  o MacNew健康相关的生活质量测试工具[2]（www.macnew.org/wp）。

  o SF-36/12健康状况问卷（http://www.sf-6. org）[2]。

  o 诺丁汉健康量表。

注：① 项目资料允许。
    ② 需要许可或使用费。

患者的健康状况满意度值得更多关注。患者满意度调查表应包括患者是否满意个人病情进展和获益情况。当对个体化服务领域结果进行集中分析时，即可评估所提供的服务质量并能更好地了解优化未来项目的需求。因为没有一项方法能被CR/SP项目广泛接受，并且很少一部分测试过其有效性和可靠性，所以通常项目会采用患者满意度调查来满足他们的特殊需求。

绩效评估（PMs）是对项目总体效果的测试，是服务领域的一部分。这些测试通常测试的是非特定患者结果，却更能清楚地反映项目的结构和过程，并测试项目的效果。为了评估项目效果，通常会对个体观察结果进行分析汇总，然后为内部或外部的基准目标做评估。在几个效果相关的测试中进行计算，如CR/SP转诊率、入院率、参与和完成情况（请参阅"心血管康复测试和计算示例"进行样本计算）。值得注意的是，除了转诊CR/SP项目，这些测试的标准化定义尚未确定；因此，任何涉及这些测试的项目都必须在达到工作标准之后才可进行不同项目间的有效比较。在此过程中未被列入测试的患者限定排除标准同样重要，因为限定条件会将他们排除在外，另外重要的是在获得数据期间限定时间间隔。

对比结果与绩效评估（PMs）

虽然结果和PMs与医疗服务系统的成功密切相关并且十分重要，但是它们是不相同的。绩效评估不能替代结果测试，一般情况下，CR/SP项目结果反映的是使用一种或多种与健康相关的干预措施之后产生的个体结果。CR/SP项目里，结果衡量的是个体成功和项目有效性的总体评价。最优结果评估反映了以下两点：① 评估每位患者对于健康、临床和行为目标实现的能力。② 评估项目提供最优以及个体化的患者治疗有效性的能力。只要有可能，结果应反映患者ITP相关的目标、经历和具体的疾病过程。

绩效评估反映了医疗保健系统的有

心血管康复测试和计算示例

住院患者转诊的样本计算

$$转诊率（\%）= \frac{参与 CR/SP 项目的患者人数 \times 100}{有符合条件的事件或诊断的住院患者或不满足排除标准的患者人数^{①}}$$

参与的样本计算[②]

$$参与率（\%）= \frac{参与项目的患者人数 \times 100}{在特定时间段转诊的患者人数 - 排除的患者人数^{③}}$$

出勤的样本计算

$$出勤率（\%）= \frac{已出勤的项目数 \times 100}{规定需出勤的项目数}$$

完成率的样本计算

$$完成率（\%）= \frac{完成 CR 的患者人数^{④} \times 100}{特定时间段参与 CR/SP 项目的患者人数 - 排除的患者人数^{⑤}}$$

注：① 排除标准包括患者自己拒绝、被认为高风险、阻碍患者参与的因素（如经济、与 CR/SP 项目点的地理距离）。
　　② 参与，指的是至少进行过一项 CR/SP 收费项目。
　　③ 排除标准包括患者已死亡、重复发病、被认为高风险、重新安置的患者、对项目不感兴趣的患者。
　　④ 完成，指的是接受最后正式的转出评估和治疗计划回顾。
　　⑤ 排除，指患者从附近迁居、死亡及复发而无法完成。

效性，并源于以证据为基础的实践准则。与 CR/SP 相关的绩效评估主要关注项目、医疗机构或卫生保健系统的实行效果，而 CR/SP 结果测试则注重患者和他们的目标。绩效评估会对系统和治疗流程是否足够到位进行评估。系统包括医疗资源如医护人员、培训、诊断、治疗设备以及政策和程序，而治疗流程涉及适当使用这些资源，因为它们涉及患者治疗。高效的系统和流程最终导致最好的患者治疗。住院和门诊 CR/SP 转诊指的是于 2010 年经国家质量论坛批准的，由 AACVPR、心脏病学院基金会以及美国心脏协会定义的 PMs（参见"门诊心脏康复绩效评估"）。

测试结果的目的

测试、报告和比较结果是快速改进结果的重要步骤。在合理价格范围内没有评估获益而简单地为患者提供服务，这样并不能体现项目的功效。此外，在没有仔细考虑结果评估过程就测量了各种参数可能会导致错误性的结论。正如在本章前面所述，结果不仅是项目有效性的指标，更是患者治疗质量的指标。结果指标为医疗机构制定和实施最佳 ITPs 提供所需信息。一旦项目完成，转诊医生负责监督并改善干预措施，以降低患者心脏病事件复发率。

门诊心脏康复绩效评估

- A-1. CR/SP 患者从住院部转诊。
  - 所有住院患者包括急性心肌梗死（MI）、慢性稳定型心绞痛（CSA）或住院期间进行冠状动脉旁路（CABG）手术、经皮冠状动脉介入治疗（PCI）、心脏瓣膜手术或心脏移植手术，需转诊到早期门诊 CR/SP 项目。
- A-2. CR/SP 患者从门诊部转诊。
  - 所有进行门诊评估的患者在过去的 12 个月内发生急性心肌梗死、冠状动脉旁路手术、经皮冠状动脉介入治疗、心脏瓣膜手术、心脏移植手术或慢性稳定型心绞痛，但尚未参与早期门诊 CR/SP 项目，只要符合诊断要求，需转诊到此项目。

虽然报道的结果是 AACVPR 项目认证和换证的要求，但这不应是跟踪结果的唯一目的。应鼓励项目与可与之比较的其他项目进行结果的外部校准。为此，AACVPR 提供了 CR/SP 项目注册表，这为评估项目的有效性提供了评判机制。一旦项目经过外部或内部校准，医务人员即可使用结果来进一步评估机会以确保质量。向医务管理人员、医疗负责人、临床医生强调项目测量结果的重要性可令各方面受益。确保对测试项目结果的行政支持增加了成功跟踪项目结果的可能性。通过测量结果得出价值；因此，结果测试对患者和保险机构都非常重要。

测试、记录、分析和报告项目结果的过程

一个系统、合作的团队是测试 CR/SP 结果有效性的保证。确保团队成员了解测试过程是实现高质量结果方案的关键，这个过程始于数据收集和测试。结果评估可通过使用制定电子表格程序、结果跟踪程序或者项目人员创建的表单实现。接下来是记录和数据分析后对结果进行阐述。这个过程的最后一步是报告阶段，

可能因项目结构而异。一般情况下，结果是在医疗人员会议和心脏病会议上，向质量指数（QI）团队以及各种管理和临床委员会报告。

方案和政策规定的结果过程将可能增加结果报告的准确性。结果应该是像在 ITP 中阐述的那样，与临床相关、容易测量、以患者为中心，并符合患者的治疗目标。所有选中的测试结果都应是 CR/SP 项目中的数据，对它们不仅要进行充分评估，同时也要进行影响和管理。项目工作人员应认识到 CR/SP 之外的因素，包括康复过程本身和医疗监督都会影响结果。

数据采集与测试

结果测试严谨地、系统地了解临床、心理、社会、经济上对患者和项目的价值。数据收集不应该被看作是一项"额外"的或费力的任务。事实上，许多数据包含于患者进入项目治疗或初始评估过程中产生的标准测试中。要测量的可能结果应降低至最低跟踪项目质量要求，同时最大限度地放大患者的治疗目标。用合适的测试或在可用医疗资源范围内来表示每个结果领域（临床、行为、健康和服务）。理想的情况是使用测试来评估所有治疗核心部分以及测

试每个领域中的多个结果。

结果数据的获得有几个来源，包括患者面诊、在线咨询、病历、医生的记录、观察、调查和问卷。病历是收集实验室结果如体重、血压、心律、血氧饱和度和感知呼吸困难的最佳方法之一。

用于数据收集的调查和问卷应满足以下要求：① 适用于心脏病患者人群。② 在 CR/SP 服务中是可靠、有效的。③ 在 CR/SP 短暂的过程中能灵敏地变化。④ 给患者带来最小负担。⑤ 便于打分和解释。测试手段应尽可能地提供他们要评价的客观结果。问卷用来评估临床领域的社会心理方面，如敌对、焦虑或抑郁，因为通常是自我报告，从而是主观的。

结果数据收集始于转诊时期、初期进入项目治疗取得的进步时以及反复接触患者阶段。在初始评估阶段测试基准值都记录在 ITP 上，同时可能像单个项目政策中描述的一样被记录在其他项目表格中。在项目初始阶段对变量进行评估之后，正如在项目政策和流程中概述过的，每 30 天会重新适当评估，或者在由项目工作人员联合转诊医生或项目负责人做出出院决定时进行评估。

大量证据表明，与已出院的患者联系会促进患者治疗效果的持续性；因此，强烈建议收集出院 12 个月后的结果数据，这不仅是后续可行的方案，同时也很重要，因为开始治疗的 3～6 个月里，坚持健康生活方式的行为会慢慢减少。可以通过门诊随访、电话或邮件获得后续结果数据，电话是其中最有效和成本最低的方法。

记录

应美国医疗保险与医疗补助服务中心的要求，在整个项目和出院时应将初步评估和重新评估的患者治疗效果归档记录。理想情况下，CR/SP 项目应出台书面政策解释、记录和跟踪结果的过程。最终，项目负责人或主管应确保团队成员正确熟悉文档形式以及精确记录测试结果的过程。建议直接监督或审核以确保正确的结果被记录及报告。

为了促进精确度，使用书面标准描述数据采集过程一点都不为过。用于记录结果的表格可从立场声明如关于性能测试的书面材料中获得。这些表格旨在简化结果文档。自由使用检查框和选项列表的评估形式有助于简化记录结果信息的过程。ITP 可作为结果文件的现成指南并在数据分析前简化数据输入。对医疗保健机构表格具有双重角色，可作为数据管理系统和报告工具。更有效的测试手段，如数据库应用程序和电子病历可用于错误检测，确认和提醒算法，以确保完整和准确的数据输入。

数据分析

当收集到足量的数据时，就可以使用结果数据分析。至少每个季度进行所有项目的结果数据审查。项目工作人员应审查数据的完整性，以及从入院到出院到后续的价值改变，以及随着时间的推移所产生的测试趋势变化。要计算单个患者的百分比变化，入院测的数值和出院测的数值之间的差值除以入院时的数值。简单的结果计算在个人和项目目标上为患者康复提供有价值的反馈。此分析过程每次在每一点都凸显出患者的治疗效果；然而，结果评估的真正价值是利用数据来追踪随时产生的变化。

在个人变化评估之后,用一组数据分析来评估所有CR/SP项目组的结果。一组数据可与之前季度的数据进行内部比较,以此来确定项目的有效性。汇总的结果也可以进行外部比较,例如当项目参加地区或国家登记时。参与注册使项目具备与其他项目进行基准测试的能力,同时设定实施目标。使用总的结果测试跟踪趋势发展为项目提供信息,帮助其提高相关优势并提供改进的机会。使用结果分析知识即可实现质量改进。当一种项目结果正在评估时,其他测试如为CR/SP患者提供服务的财政价值也可同时进行评估。

报告

从结果评估和患者问卷或调查中获得的结果应与患者和医疗保健机构共享。对患者来说,他们自身的健康信息知识也需考虑在内。此外,为了项目有效性或弥补治疗的缺陷,应寻求机会与项目主管人员和医疗保险机构交流发现的结果,最好将结果报告给所有参与CR/SP项目的患者;那些未完成项目的患者应进行单独分析,同时分析未完成的原因。报告的数值至少应包括样本大小(包括分析中的患者人数)和方法或百分比,这取决于具体的测试环节。因为需要传达结果的重要性,更高级的项目可能要求报告标准偏差、中值,或其他统计比较结果。

临床医生、负责人员和主管人员都明白仅仅收集结果是不够的。为了对系统和过程做出积极改进,有必要对结果进行项目水平分析,与所选择的基准进行比较,当结果是次优时,有必要启动QI项目。设计项目的方式决定了观察到的结果,因此次优项目导致次优结果,高度有效的项目产生最佳结果。测试和分析结果可协助工作人员确定项目质量。

项目首先必须设立基准,用此基准来比较所实施的保健的有效性(指南11-3)。基准数据有若干来源。通过使用超过一定时间的数据样本可使项目成为可借鉴的历史性标杆。这些数值可作为内部测试标准,以此来比较任何阶段性的变化。已发表的研究结果也可以用作基准。但是重要的是要首先评估研究结果是否可以推广到特定项目人群。

使用项目结果改进质量

根据结果分析和报告,团队成员应在最低执行结果分数的基础上寻求项目改进的机会。一旦护理系统或过程进行了有针对性的改革,项目可以从众多QI模型中选择一项。下面的讨论主要侧重于为规划和实施QI项目而使用的戴明圆环:规划-执行-查核-行动(PDSA)模型。

一旦对项目的结果进行了分析,QI项目的规划就开始了。该规划阶段涉及瞄准结果以进行改善和研究导致这一结果的系

指南 11-3　校准项目结果

项目结果应根据出版的研究文献、地区结果项目或国家注册表。

统或过程的方方面面。在该阶段应考虑的有 QI 项目的特定目标、其持续时间、评估变化的数据、该数据将如何被测试，以及谁负责收集该数据。关键要注意的是，"完美"不是项目目标。许多项目，由于在开始时迫切地想要建立理想的项目，导致延迟并最终以失败告终。结果测试是一个学习的过程，它帮助了解项目哪些地方可以得到改善并对改善的原因进行阐述。QI 的目的应该是从过程中学习经验，而不是为了通过评判。

当计划被建立时，QI 项目就从"规划"阶段转向"执行"阶段。在执行阶段执行实验和收集有意义的数据。当计划研究到期时，"执行"阶段结束，"查核"阶段开始，此时分析数据并总结结果。最后，QI 项目的结果可用于完善系统或程序（"行动"阶段）。可从采用积极变化中学到经验。QI 的执行过程不是个别发生而是循环性的研究、修改和完善的过程，直到最有效的形式形成，从而产生最好的患者或项目结果。

当评估 QI 研究时，会出现以下问题：

● 在这个项目中应在何种程度上采用并坚持策略？

● 作为 QI 项目的结果，项目过程在多大程度上会发生变化？

● 最终有哪些过程会被保存或放弃？

● 下一个可进行评估或改进的结构或过程是什么？

资　　源

AACVPR 已制定了国家 CR/SP 注册表，可在项目中协助评估结果。有关 CR/SP 注册表的详细信息，包括数据构成、常见问题以及参与指南，可以在 www.aacvpr.org/CRRegistry 网站上找到。然而心脏康复结果矩阵内并没有提供这些领域的实际调查问卷，如何根据个人的结果域制定有效可靠的调查问卷可以参照本章前面所列举的建议。其他可参考与结果计算相关的文章。

总　　结

虽然结果数据采集、测试和报告的流程和结构还在持续发展，结果测试和评估将继续作为 CR/SP 绩效考核的重要组成部分。为了进行系统的结果评估和管理，项目中应列出系统的结果评估和管理政策并应定期使用数据以改进项目质量。因为结果跟踪和报告，患者、医务人员以及保险机构对 CR/SP 项目的价值也了然于胸了。

第12章

医疗问题和急诊处理

心脏康复/二级预防（CR/SP）的一个重要职责是给患者提供一个安全的运动环境，时刻准备一旦出现医疗问题立即提供医疗救护。无论服务地点是在医院、独立中心、社区医疗场所或是在家，这项职责都至关重要。当务之急是需要在特定的治疗场所实施个体化的医疗问题和急诊处理计划。

内容

- 描述二级预防中急性事件的潜在风险。
- 确定对潜在问题的评估和筛查程序。
- 确定对急性事件的医疗干预程序，包括急诊设备的使用以及制定长期医嘱。
- 描述工作人员培训的需要。
- 叙述文件程序。
- 确定实施服务方式的选择，包括家庭保健、社区方案或无监督的家庭项目。

门诊心脏康复的潜在危险

CR/SP运动方案的安全性很好,运动训练中病死率和心肌梗死的发生率极低。与运动相关的心血管并发症的四个报告显示,116 906人训练时间里出现1例心脏骤停,219 970人训练时间里出现1例心肌梗死,752 365人训练时间里出现1例死亡。这种低病死率要归功于为患者配备的可以随时应对不良事件和急诊的医疗监督项目。然而,尽管患者在入选时和每天开始运动前都被全面评估,但运动前、中、后发生不可预测的并发症的可能性还是存在的,尤其是进入方案的高危患者较多时。2008年,研究发现CR/SP项目参与者整体上比过去几十年年龄更大,健康状况更差,更经常出现代谢综合征的特点。

在医院和其他场所提供的被联合委员会(TJC)承认的服务必须达到质量和安全机构的认证标准。本章中介绍的处理医疗问题和急诊的初级指南不能取代TJC标准,只是完善和进一步补充和细化在心脏康复项目不同情况下的准备工作和服务实施。

预立遗嘱

预立遗嘱是患者将来一旦没有能力做决定时,预先指定他们将来的健康保健的文件。最常见的预立遗嘱类型包括生前遗嘱和永久授权的委托人或医疗保健委托书。当患者入选CR/SP项目时,医疗服务人员应该明确预立遗嘱的文件是否存在;如果有,应该传达到所有医疗服务人员。根据《患者自我决定法案》,所有医疗救护和医疗救助机构都需要提供并培训患者关于预立遗嘱的健康保健知识。门诊CR/SP项目为实施这种教育提供了机会,患者和医疗保健服务人员之间关于患者意愿和期望的讨论会导致预立遗嘱的高度实现。

患者评估和监测

虽然患者在进入CR/SP项目之前已做过评估,但他们的临床状态可能会改变。此外,危险分层模型和常规的诊断过程,如运动或药物负荷试验,不可能识别所有患者运动相关事件的危险,尤其是应用运动模式,如手臂或阻力训练,而不是在跑步机上进行诊断。因此,有必要在各种运动情况和模式下对患者进行仔细观察。

工作人员必须通过评估患者条件的变化预测和辨认急诊问题,并提供适当干预。在很多急诊案例中,患者都出现了预兆的症状和体征。如果患者其他疾病比较稳定而常规临床状态发生了变化,这就提醒工作人员发生医疗问题的可能性(指南12-1)。处理急诊事件的最佳方法是通过早期识别这些症状和体征进行紧急干预和治疗。

指南12-2列出了CR/SP专业人员应该认识到的临床上存在的问题,并及时做好紧急干预的准备。CR/SP项目的相关政策、程序以及长期医嘱应描述特定的治疗指南(以附录N和O为例)。凡是出现新症状或症状发生改变都应向负责监督的医生和(或)转诊医生进行报告。

心绞痛和心肌缺血

应当注意患者胸部不适或心绞痛类似症状(例如不典型的胸部不适、呼吸急促)的性质、数量以及频率、持续时间及诱发因素(如体力活动、寒冷刺激、饱食后和情绪

指南 12-1　患者常规评估和记录

所有患者在每次运动周期发生变化前都应该常规筛查如下内容,但并不仅限于此:

- 患者上次就诊后疾病史。
- 心率和心律。
- 心电图(ECG)(必要时)。
- 血压(BP)。
- 体重。
- 药物依从性及药物的变化。

无论是否有新发现,所有监测内容都必须记录在案。

指南 12-2　需要干预的临床问题

处理如下情况的指南,包括必要时急诊干预的长期医嘱,应该包括在方案的策略和程序中:

- 新发心绞痛或发作方式改变。
- 新发心律失常或发作方式改变。
- 失代偿性心力衰竭。
- 低血糖或高血糖。
- 晕厥或几乎晕厥的事件。
- 低血压或高血压。
- 呼吸困难。
- 运动耐量降低。
- 跛行。
- 抑郁。
- 心脏或呼吸停止。

紧张等)应该被记录在案。如果在观察下运动时出现心绞痛或缺血性改变,应记录相应的体征和症状(如头晕、出汗、血压降低)及体征或症状出现时的运动负荷和心率血压乘积(RPP)。局部缺血还会发生心电不稳定导致的心律失常增多。

心律失常

心律失常的频率、持续时间和类型,包括伴随的症状和体征应该被记录在案(如ECG的缺血表现、头晕、呼吸困难、低灌注)。要记录的心律失常应包括运动相关的房性或室性心律失常、快速性心律失常、房室传导阻滞、症状性心动过缓、室内传导延迟(见第9章"心律失常"部分),但不仅限于这些情况。

心力衰竭

尽管有较高的总发病率和病死率,慢性心力衰竭患者运动相关事件率一直很低。最常见的事件是运动后低血压、房性和室性心律失常、心力衰竭恶化症状。应当注意患者的症状和体征情况,如休息或日常活动时呼吸短促、体重增加、水肿或运动耐量降低都可能表明心力衰竭加重。失代偿性心力衰竭患者不应运动,应将他们转诊到医生或医疗服务人员那里进行评估和治疗。

低血糖或高血糖

应当注意患者运动前后的低血糖或高

血糖情况（1型或2型糖尿病或胰岛素抵抗患者），以及有无相关症状。还应向患者提供血糖监测设备、葡萄糖片、葡糖糖胶或其他碳水化合物。患者通过口服降糖药和（或）注射胰岛素，使运动前后的血糖保持在100 mg/dl以上，并且在运动过程中也一直保持这个水平。无症状性低血糖或低血糖发作频繁的患者可能需要更高的血糖目标或更频繁的测试。血糖大于300 mg/dl的1型糖尿病患者应避免运动，2型糖尿病患者也需谨慎运动。

晕厥或近晕厥的事件

记录应该包括事件的发生、持续时间、严重程度以及血压和心律情况。

低血压或高血压

连续记录运动前或运动后伴随症状和体征的低血压、持续的静息高血压或运动时血压过度增高。

呼吸困难

当患者感觉呼吸困难或呼吸短促时可以出现类似心绞痛或呼吸窘迫的症状。应当注意症状发生时的活动水平、肺部听诊和血氧饱和度。

运动耐受下降

疲劳感或在相似的运动负荷前提下有感疲劳等级（RPE）增加，不能忍受常规的活动量以及运动引发的血流动力学异常，都应记录在案。

间歇跛行

出现新跛行症状的患者，应当让医生进行评估（见第9章）。建议血管体格检查和踝肱指数检查。应当注意发病情况、持续时间和严重程度以及症状出现时的运动负荷。评估间歇性跛行的患者时，应该运动到他们感到中度至重度不适，再进行

短暂休息直到症状缓解。在整个运动期间，不断重复运动—休息—运动的模式。如患者出现严重肢体缺血症状包括静止肢体疼痛、溃疡或坏疽，应终止运动进行快速评估。

抑郁

建议患者在参加CR/SP项目前进行抑郁筛查，因为患有抑郁症的心脏病患者通常与不良事件、高病死率和预后差相关联。此类患者在心肌梗死后的头2年内发生心脏事件风险是其他患者的2倍。抑郁症在心脏病住院患者中相当普遍，15%～20%的住院患者会出现抑郁症的症状，女性和心力衰竭患者中患抑郁症的比例更高。初步筛查有异的患者或出现持续性抑郁、情感变化，都需要进一步评估以确定是否需要治疗，同时排除自杀风险。如患者确有症状则需迅速转诊到初级保健医生以及诊断和治疗抑郁症的专家那里进行治疗。

心脏或呼吸骤停

在CR/SP项目开始前的认知评估和危险分层以及在运动前的完整评估和筛查可以帮助医疗服务人员识别情况不稳定的患者，以避免此类患者进行运动。同时有必要在运动期间及时识别患者的不良症状和体征，这可以使CR/SP专业人员在发生严重事件之前及时调整或终止运动项目。每季度进行紧急演习，以确保工作人员能够有效应对心脏或呼吸骤停的情况。

干预总结

这些情况发生时，对每种情况都应进行随访，包括记录任何干预措施或医学治疗的变化情况。应该提醒患者这些临床表现的症状的体征。在评估临床或问题时，

或出于总体评价的目的，CR/SP项目工作人员应该描述和记录患者临床状态的测量数据，也可采取适当的干预措施。患者临床状态的适当评估应该包括以下方面：

- 自述病史并描述症状（程度和类型）、诱因和方式的改变。
- 心率（HR）。
- BP。
- 心电图（ECG）监测（有诊断价值，一个导联以上）。
- 如果诊断性ECG监测不存在，需做12导联ECG。
- 近期运动试验或药物负荷结果。
- 心脏和肺部听诊。
- 脉搏或周围灌注情况的评估。
- 检测血氧饱和度。
- 认知水平的评估。
- 血糖水平。

基于这些评估，如果可能应包括如下干预措施：

- 不要开始运动或终止运动。
- 协助患者采取舒适的坐位或卧位。
- 安慰患者情绪。
- 监测BP和HR/ECG。
- 吸氧。
- 舌下含服硝酸甘油。
- 根据规定的政策口服或静脉注射葡萄糖。
- 建立静脉通道进行静脉输液。
- 给予基本生命支持（BLS）。
- 给予高级心脏生命支持（ACLS）。
- 转诊到心导管室、ICU、急诊科；在独立中心，应转到医院或立即给以急诊抢救。
- 通知负责监督的医生、项目负责人、转诊医生。

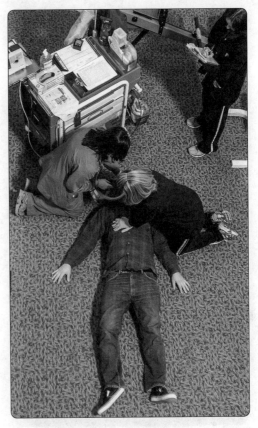

需要定期检查急诊推车、抢救设备和药物。

- 通知患者家属。

急诊文件

急诊过程必须按照危险处理机构或法律部门提出的标准记录在案。所有事件必须记录在患者病历本上。所有事件必须记录在患者的图表中。其他文件可能包括事故或不良事件表（见附录P）。美国心脏协会（AHA）建议，社区和医院康复项目应系统地监测心脏骤停情况，使用周期性的评估、基准测试和发展策略来处理早期识别的缺陷（见附录Q）以提高成效和结果。基准测试可以通过现有的心脏骤停注册表获得，如AHA的"遵循指南"（www.heart.org/HEARTORG/HealthcareResearch/

GetWithTheGuidelines–Resuscitation/ Get–With–The–Guidelines–Resuscitation_ UCM_314496_SubHomePage.jsp），"国家心肺复苏注册"适用于院内心脏骤停，"心脏骤停登记以提高生存率"适用于院外心脏骤停（https://mycares.net）。Utstein指南模板注重测量复苏过程和结果以提高急救质量。

急诊设备

项目所需急救设备取决于项目实施的场地，CR/SP的抢救设备见指南12–3。急诊推车、复苏设备和药物必须定期检查。在附录R、S和T中展现的样表格式可用于记录设备的检修和维护。

工作人员培训和场地准备

AHA为CR/SP专业人员提供了急诊心脏治疗（ECC）的推荐培训课程。ECC包括处理突发事件和处理经常威胁生命、影响心肺循环的事件。结合当前综合复苏文献，《2010 AHA关于CPR和ECC项目指南》提供了最新的治疗建议。医疗机构针对CR/SP个体化项目，对工作人员进行由AHA推荐的BLS和ACLS训练课程（指南12–4）。

住院及门诊患者的CR/SP项目里，最小干扰以及早期除颤的高质量的CRP对提高复苏结果至关重要。随着AED的出现，经BLS和AED课程培训合格的医疗服务

指南 12–3 急救设备及维修

所有运动场地的急救设备应该随时到位，具体包括如下：

- 代码电话、医疗预警信号或其他用于呼叫急救人员及相应代码队伍的急诊呼叫信号系统。
- 便携式电池除颤器，带有心电图打印、ECG监控、体外起搏器功能，应该提供给参与项目的中、高危患者。万一电池故障，应具备直流电（DC）供电支持除颤器、监视器、ECG打印。
- 根据不同机构的政策，可配备自动体外除颤器（AED）来替代手动除颤。对低危患者配备非常重要，特别是当ACLS人员不在场，或在医院，或某地可以使用自动体外除颤器，要求早

期除颤＜3分钟。AHA建议，当施救者技能合格时应手动除颤，而不是继续使用AED（或自动模式）。AED的节律分析和休克处理可能中断胸部按压。

- 便携式氧气和管道、鼻导管和面罩。
- 成人导气管（不同尺寸）以及储氧面罩、袖珍面罩应该是所有急诊车中的标准设备。
- 插管设备和通气附件，如连接管或喉罩导气道。如果备有插管设备，有职业证书和城管许可证的人员应该到位。
- 其他急诊设备和维护还包括：
  ○ 便携式吸引设备。

○ 静脉通道、用药设备和液体。

○ 锐器盒。

○ 按照AHA标准要求的ACLS药物，并符合社区标准和医学顾问委员会的推荐标准。

○ BP（血压计和听诊器）。

○ 胸外按压板。

○ 个人防护用品——手套、口罩、隔离衣、防护面罩。

○ 一般医疗用品。

○ 急诊记录表格。

● 用于储存急诊设备和药物的抢救车或动态存储设备。急诊设备和药物应该适当储存、上锁，并确保不需要时他人不能触及。

● 根据TJC标准或州规定，每6个月对设备进行一次生物医学工程检查，保证设备的维护和正常运转，同时需要相应的文件。

● 每日检查除颤器的充电情况。

● 根据机构规定，药物应由指定的专业人员检查，以防过期。

指南 12-4　门诊心脏康复人员和急诊治疗：在医院或独立中心

● 所有职业医务人员将完成AHA的BLS手册一致的全国认知和技能考试。

● 对中危或高危患者的医学观察将由医生、注册护士或其他接受过培训的医务人员来执行，这些人员已经完成了AHA的ACLS手册一致的全国认知和技能考试，并以达到国家或机构对除颤和其他相关实践的医学法律要求。

● 所有急诊情况的长期医嘱或策略及过程将放在固定位置，并由医务人员和方案负责人定期检查。

● 为参与患者救治的所有医务人员制定规划，记录急诊过程，包括模拟（每年至少4位），并记录在案（见附录U）。

● 定期有计划地检查急诊抢救车的设备、急诊药物和相应设施，并适当记录。

人员，无论在哪里，一旦出现紧急情况，他们都可以实施胸部按压、通气并立即除颤。心脏骤停发生后，ACLS不能立即到位，应该对患者立刻进行AED急救，所以CR/SP工作人员事先应当经过授权、培训。在清晨或傍晚康复训练时配备非医疗专业人员就是这种情况（指南12-5）。因为心脏康复无论是医院还是独立机构，都是医疗行为，要在医生的指导下进行，相应设备的使用不应遵循公众能使用的除颤规则，而应在监管医生和主要医学团队的政策和程序指导下进行。

合格的、得到许可证和已经成功完成ACLS培训的专业人员，经过州法律的许可，可以给心脏电复律或除颤后的患者用药治疗。这经常适合于专业医生和注册的护士，但也可能包括其他的健康职业者和急诊从业者。顺利完成培训课程并不意味

指南 12-5　有关急救人员的要求

- 根据AHA关于医疗护理提供者BLS（CRP/AED）的课程要求，所有参与到患者运动和教育的服务人员都将顺利完成国家认知和技能评估。
- 医生、注册护士或完成AHA提供的ACLS课程并成功完成国家认知和技能评估培训的其他医护服务人员，达到国家和医院或机构的法医学除颤和其他要求相关实践的工作人员，可以对中到高风险的患者提供医疗监督。所有的专业人员应当知道住院患者、门诊患者和特定患者护理机构要求的特定紧急事故处理程序。

着就可以拿到执照或保证医疗服务人员的未来进一步成功。气管插管只能由经验丰富以及常规训练的人员（每年6～12次）完成。因此，大多数CR/SP项目医务人员应该使用可选择的无创气道管理技术，如带有皮球的面罩、喉罩气道、食管-气管联合导管或咽气管腔。如果使用气管插管，在复苏期推荐使用连续波形二氧化碳定量图。它对于确认气管导管放置、监测CRP质量并检测自发循环的返回是有用的。ACLS培训强调评估和干预，以改善预后。然而，血管通路、药物输送和高级气道的位置，应该不会造成高质量胸部按压的传递或延迟心室颤动的心脏除颤或无脉性室性心动过速的显著中断，这很重要，因为这是人存活的2个关键环节。

在医院中，急救计划必须阐明运送患者到医院急诊室还是其他诊室（例如导管实验室、冠心病监护病房），还必须包括电话可以呼叫911或当地急救中心。对不在医院操作的康复方案，工作人员应熟悉所在地理范围内的急救运转队伍，便于急诊转运人员能尽快定位并到达中心。在入口迎接前来的急诊队伍以便尽快引导到抢救地点，确保患者始终在医护人员的直接监护之下。许多出版物对抢救经验和急诊处理进行了推荐，这是有关专业人员和急救治疗指南的基础。

住院项目有广泛而持续的应急处理方案。因为患者在院内被监护着，一旦出现急诊问题医护人员可以立即到位。

非传统项目

为了让更多人参与CR/SP项目且降低成本，非传统项目通过互联网技术降低危险因素、社区方案或家庭保健提供服务。一些现有在家里完成的CR/SP项目，可以作为一个服务选项。这些项目的运动部分可以通过远程ECG监测来进行管理，在监督的环境中实施，或向患者推荐运动处方并让他们进行自我管理。接下来的内容将会详细讨论这些选项。

远程ECG监护

远程ECG监护主要用于既需要监测运动方案，但所在的地理位置不在合理距离之内, 又不能到达门诊的运动机构。这种监控主要例子是用于家庭方案, 但也可能用于更典型的运动机构如社区中心、健康俱乐部或体育馆。职业医务人员监察不断传来的心电图信号, 有责任识别紧急问题, 通过病史、症状和ECG描述来评判患者的变化, 指导患者以及极可能与患者在一起的人员警惕新的问题。一旦患者在某设施中运动, 健康保健人员应提供直接的监护, 这样的保健人员应该达到门诊方案人员的急诊要求。在某些情况下, 患者在没有医务人员监护的情况下进行运动, 但这种运动方案是明显不同的(指南12-6)。

家庭保健

在家完成二级预防, 可能会因其不同治疗而产生不同的人员要求。家庭保健护士和理疗师通常不具备ACLS功能, 不携带ECG监护或除颤器, 但这些提供CR/SP服务的人员同样应具备类似住院或门诊提供CR/SP服务的资格, 这些工作人员的要求在指南12-7中列出。

其他与指南12-7相关的建议包括:

• 指导患者家属识别心脏骤停, 通知急救医疗系统, 进行胸部按压, 因为早期CRP和除颤是生存的关键。

• 患者家中应预留担架紧急通道。与患者和家属确定和修订急救计划, 包括协助家庭在电话上用标签贴出本地EMS号码, 如911, 以及家庭住址。这将为任何需要拨打紧急电话的人提供准确信息。

• 是否在家使用AED尚无定论。

指南 12-6　远程监控不在现场的运动(在家里或非监护中心)

• 一个开放式的电话服务热线, 不仅用于常规的患者交流, 也可及时用于急诊情况。

• 与以往接触过的当地急诊救护建立联系, 开发在家中和非监测机构实际上急诊救护的计划和探讨的可行性。

指南 12-7　与家庭保健人员有关急诊救护的要求

• 参与患者运动和教育的工作人员应通过AHA的BLS的课程一致的国家认知和技能考试。

• 所有提供CR/SP服务的工作人员应通过AHA的ACLS的课程一致的国家认知和技能考试。

• 所有家庭保健护士和其他直接给患者提供治疗的职业医务人员应熟悉当地的急诊医疗服务号码(911或其他相关的号码)。

• 急救设备应包括BP工具箱、听诊器、急救计划以及AED(如有可能)。

社区方案

当患者被鼓励将运动方案作为终身的任务时，许多人将利用社区机构。AHA/ACSM关于"健康/健身机构针对心血管筛查、人员配备和急救政策的建议"以及"健康/健身机构标准和指南"为这些机构内的急诊提供指南。指南12-8就是基于这个指南。

总　　结

无论CR/SP服务在什么地点，医学负责人和医学专业人员有责任为患者提供急诊救护。为了改善患者的预后必须定期检查计划并适当修改。在心脏康复中急诊治疗的基础是持续评价患者，识别患者可能发生急诊事件的征象。在BLS和ACLS中，AED是至关重要的，因为除颤可能是对心脏骤停患者治疗的第一步。所有的CR项目都备有早期识别急诊事件的方案，并启动方案，包括及时提供BLS和ACLS。

指南 12-8　社区急诊救护的人员要求

- 应通过AHA对BLS和AED培训课程一致的全国认知和技能考试。
- 公共场所应该有一个医学联络人员观察急诊计划，可以是医生、ACLS培训的注册护士或急诊医疗技师（EMT）。在医学监督的运动项目中以及服务临床人群的机构中，联络员应是执业医生。这个机构应有书面急救政策和程序。
- 医疗服务人员应该完成并记录急诊计划的实际操练，每年至少4次。
- 这一方案的标准应该遵循医院中心的标准，但应该受到社区方案医学负责人的特殊观察。
- 对这一方案的急诊设备应该遵循独立中心的标准，包括社区方案医学负责人确定的急诊呼吸支持、AED、药物和给药设备。
- 有可用电话，并标注当地EMS号码和到某建筑物和某地点的地址和方位。

附录 A

CR/SP 临床评估示例

日期：	诊断：
	日期：　　　　　　　　　外科医生/内科医生建议：
	摘要：
	ECG/心律失常/检查结果：
	实验室检查：
	药物治疗：
	活动顺序：
	计划：

附录B

住院患者康复服务记录

在此粘贴患者照片

日期:	诊断:
心脏康复	备注:(第　天)
	运动:监测/未监测;O_2:
	身体反应:心率　血压　体格检查　辅助检查
	休息状态:
	运动第一次:
	运动第二次:
	运动第三次:
	评价:
	教育:
	指导:
	计划:

From *Guidelines for Cardiac Rehabilitation and Secondary Prevention Programs, Fifth Edition,* by American Association of Cardiovascular and Pulmonary Rehabilitation, 2013, Human Kinetics, Champaign, IL.

附录C

确诊或疑似心脏病患者运动测试知情同意书

姓名：_____

1. 测试目的与解释

我特此同意自愿参加运动测试来确定我心血管系统的功能和状况。我也同意，如果有必要，对运动期间呼出的空气样本进行提取，以便准确测量我的氧耗量。我已了解获得的信息将有助于我以后能安全地进行定量的体力活动，并制定一个适合我的医学治疗措施。

我明白我的医生建议我做这个运动测试，并介绍我到这一特别的测试中心测试身体机能。我已经对患者医疗史表格上的问题和谈话者提到的问题做了真实的回答。我明白这些信息将决定我做该测试是否没必要或不安全。所以，我明白完整而准确地回答谈话者问题的重要性，我也意识到如果不这么做的话在测试中可能会给我带来不必要的伤害。

我要进行的这个测试将在一个动力踏车或自行车测力计上完成，该设备能逐渐增加运动量。正如我所理解的，运动量的持续增加会使我感觉到如疲劳、呼吸急促、胸部不适等，我应告诉操作员所出现的症状。我已被明确告知有权要求随时终止测试，并且我一有任何这样的症状就应立即通知操作员。

我还了解到，测试开始之前，一个心电图机通过电极和电线连到我身上，它能使工作人员监测我的心脏活动。测试期间，我了解到医生或培训过的观察员将持续监测我的反应，频繁地读取血压、心电图，并记录我所描述的不适症状和运动量。

一旦测试完成，在我从测试区出来之前，我将接受一个关于淋浴和在测试后24小时内可能出现的某些症状识别的特别指导。我同意遵从这些指导，一有这种症状发生立即联系（二级预防）项目相关人员或医务工作者。

2. 风险

我了解且已被告知，实际测试期间可能存在一些不良变化。我被告知这些变化可能包括血压异常、晕厥、心律失常、脑卒中和心肌梗死急性发作甚至死亡等十分罕见的情况。我被告知在测试期间通过密切观察可以使这些情况发生的概率达到最小。我还被告知，急救设备和人员会随时到位处理这些可能发生的不常见的情形。我明白该测试可能存在受伤、心肌梗死发作，甚至是死亡的危险，但我特此声明，了解这些风险后我仍愿意按规定继续进行这项测试。

3. 预期的受益和对运动测试过程的选择

我了解由于医学上的考虑，我的医生建议我做这些测试，我可能会因此获益。这或许有助于确定我是否患有需要治疗的心脏病。如果我的医生怀疑或确诊我有心脏病，这个测试则能帮助评价该疾病如何影响我安全地进行某种体力劳动或运动的能力，以及怎样最好地治疗它。

4. 信息保密和用途

我被告知该项运动测试获得的信息将做专用和完全保密，因而未经我明确的书面同意不会泄露给任何人。然而，我同意只要不提供能使人辨认出我个人身份的资料，可将这些信息用于研究或统计目的。心脏康复计划的工作人员可以用这些信息评估我的运动状态或需要。

5. 询问和同意自由

我有机会询问关于整个过程中的任何问题。

此外我还了解了除前面提到的那些风险外还有一些或许和这个过程有关的远期风险。尽管事实上对所有的远期风险全都估计到是不完全可能的，我对能够预知到这些风险还是比较满意的，我仍愿意继续这项测试。

我承诺我已阅读过或在我不能阅读时别人已向我读过以上内容。

正像所有该项目人员在此向我说明的那样，我也同意对所有服务和过程的解释。

_____
患者姓名　　　　　　　　日期

_____
见证人签名　　　　　　　日期

_____
测试负责人签名　　　　　日期

附录 D

6分钟步行评估方案(6 MWT)

6 MWT应在室内进行,沿着一条长直线且平坦封闭的过道步行,过道应该是硬质地面且无人干扰。行走过程必须在长30 m或100 ft(30.4 m)的过道上进行。过道长度应标明,每3 m应有标识(如橙色交通锥),在这条60 m距离的起始和结束处应标注颜色鲜艳的标记。

受试者准备

1. 应穿着舒适的服饰。

2. 应穿着适合走路的鞋子。

3. 在测试过程中应使用他们一贯的行走辅助工具(例如拐杖、助行器)。

4. 不应停止原治疗方案。

5. 受试者可在清晨或下午较早的时间测试,测试之前进食清淡的食物。

6. 测试开始前2小时不应进行剧烈运动。

方案

重复测试应在同一时间进行。

计圈计数器调至零,且定时为6分钟。准备必要的设备(计圈计数器、定时器、附纸的夹板、工作表),到起点做准备。

6 MWT指导示例:

"此测试是为了确定6分钟内你能走多远。你从起点开始沿过道一直走到终点的标记处,再转身往回走。在6分钟内你要尽可能多地来回走。走路期间你可能会觉得疲乏或气急。如果需要可以减速、停止,必要时可以休息。你可以靠墙休息,直到觉得可以继续行走。你将绕交通锥标来回行走,并尽可能保持轻快的多走路。"

现在我将向你演示,沿过道从起点一直走到终点交通锥标处,轻松绕过,再转身往回走。

"你准备好了吗?我将使用计圈计数器来记录你完成的圈数。我将在你每次在起点转身时单击它。请记住,最重要的事情就是你在6分钟内尽可能多地走路,但不要快跑或慢跑。现在开始或当你准备好时开始。"

● 将受试者置于起点。测试者也应该在测试过程中站在起点附近。不要与受试者一同行走。只要受试者开始行走,就可以按下定时器。在步行过程中,不要和任何人说话。当使用标准短语进行鼓励时,请使用平缓的语气。

● 观察受试者。不要分心以免忘记数圈数。每次受试者回到起点,单击计圈计数器一次(或标记在工作表上)。并让受试者看你做到这一点。用肢体语言夸张点击,就像在比赛中使用了秒表计时。

● 在测试过程中,第一分钟后,用平缓的语气给予患者鼓励:"你做得很好。还有5分钟。"

● 当计时器显示剩余4分钟,鼓励患者:"保持下去。还有4分钟。"

● 当计时器显示剩余3分钟,告诉患者:"你做得很好。你已经完成了一半。"

● 当计时器显示剩余2分钟,告诉患者:"继续保持,你只剩下2分钟时间。"

● 当计时器显示仅剩余1分钟,告诉患者:"你做得相当不错,只剩1分钟时间了。"

● 不要使用其他鼓励的词汇(或使其加速的肢体语言)。

如果患者测试期间停止行走,需要休息,可以这样告诉患者:"你可以倚靠在墙上休息,待感觉好转,接着继续走。"不要停止计时器。如果患者6分钟步行试验结束前,拒绝继续(或测试者决定患者不应继续),提示患者停止行走,坐在椅子上,记录停止时间、步行距离、过早停止的原因。

当计时器还有15秒就要停止时,告诉患者:"当我喊停的时候,你就站在原地,停在那里,我会走过来。"

当定时器响起(或嗡嗡响),告诉患者:"停!"并步行到患者旁边。如果患者看上去疲惫不堪,给予患者椅子让其坐下。用内装豆子的小布袋或胶带标记患者停止的地方。用计圈计数器(或工作表)记录圈数,计算出在6分钟内行走的总距离。

Reprinted, by permission, from American Thoracic Society, 2002, "ATS Statement: Guidelines for the six-minute walk test," *American Journal of Respiratory Critical Care Medicine* 166: 111–117.
From *Guidelines for Cardiac Rehabilitation and Secondary Prevention Programs, Fifth Edition,* by American Association of Cardiovascular and Pulmonary Rehabilitation, 2013, Human Kinetics, Champaign, IL.

附录E

速查患者病历

患者情况表   日期：_____

机构名称

名称：_____
地址：_____
城市：_____
州：_____ 邮政编码：_____
社会保障号（后4位）：_____
患者电话：_____
工作电话：_____
职业：_____
种族/民族：_____
婚姻状况：_____
配偶：_____
出生日期：_____
患者状况：_____
年龄：_____ 身高：_____
近期体重：_____
体重：_____ BMI：_____
性别：_____
目标心率：_____
疾病（简称）：_____
既往病史：_____

详细用药史：_____

过敏史：_____

教育程度：_____

_____
_____
_____
_____
_____

心脏康复（CR）

转诊医生：_____
心脏科医生：_____
外科医生：_____
保险：_____
CR接受日期：_____
授权号：_____
授权日期：_____
门诊部ID：_____
系统代码：_____

风险因素：

☐ 肥胖　　　☐ 糖尿病　　　☐ 家庭遗传
☐ 高血压　　☐ 久坐的生活方式
☐ 压力　　　☐ 吸烟

吸烟情况：_____

☐ 高脂血症
总胆固醇：_____
三酰甘油：_____
高密度脂蛋白：_____
低密度脂蛋白：_____
糖化血红蛋白：_____
采样日期：_____

负荷试验数据

负荷试验日期：_____
负荷试验时间：_____
类型：_____
持续时间：_____
负荷试验（代谢当量METS）：_____
最高阶段：_____
峰值心率：_____
峰值血压：_____
静息心电图：_____
症状：_____
心电图变化：_____
说明：_____

附录F

确诊或疑似心脏病患者运动康复知情同意书

姓名：_____

1. 方案的目的与说明

为了改善我的体能和帮助医治我的心脏病，我特此自愿同意参加该心脏康复项目，包括心血管监测、身体训练、饮食咨询、戒烟、缓解压力与健康教育活动，我要进行的运动级别由医生根据我的心脏和循环系统的状态确定。关于我应进行的运动量和类型，我将得到确切的指导。我同意每周参加3次康复训练，受过专业培训的临床人员负责指导我，并监测我的心电图和血压以确保我能依照规定的级别进行运动，我了解到他们希望我坚持参加每次运动并遵从医生和工作人员对处方上的药物、运动、饮食、压力管理与戒烟等的指导，如果我正在服用处方药，已经告知了项目工作人员，我也同意以后当我或我的医生做出了任何与这些药物使用的有关变化，会立即告知他们。

我被告知，在进行运动的过程中，除非有疲劳、气短、胸闷不适等症状或类似情形出现，不然我应当完成整个活动，我还被告知在症状出现时我完全有权利终止运动，也有义务把我的症状告诉项目工作人员，我认可并特此声明，我已得到忠告一旦出现上述症状，我应当立刻通知项目工作人员。

我了解到，在运动期间，受过培训的观察人员将定时监测我的表现，或许看看心电图、脉搏、血压或进行其他观察，目的在于监测我的进展和（或）状态，我也了解到，为了我的安全和利益，当所观察的现象显示有必要时，观察人员可以减少或停止我的运动项目。

2. 风险

据我了解，我被告知，运动期间也存在产生相反改变的可能性，包括血压异常、晕倒、心律失常、心脏病发作、脑卒中甚至死亡等十分罕见的情况。我被告知，项目工作人员会通过各种努力使这些情况的发生可能降到最低，如在每次运动前医务人员对我的状况进行适当的评估，运动中医务人员进行观察，而且我自己也要小心控制运动强度。我也被告知，急救设备和人员会随时到位处理这些可能发生的不常见的情形。我明白，运动会有受伤、心脏病发作、脑卒中甚至是死亡的风险存在。但我特此声明，了解那些危险后我仍愿意继续参加康复项目。

3. 预期的受益和备选

我了解这种治疗对我的健康或体质可能有益，也可能无益。一般来说，参加此项

From *Guidelines for Cardiac Rehabilitation and Secondary Prevention Programs, Fifth Edition,* by American Association of Cardiovascular and Pulmonary Rehabilitation, 2013, Human Kinetics, Champaign, IL.

目会帮助我确定自己可以安全而又舒适地进行什么样的休闲或职业活动。许多已参加该项目的患者也表示他们的体力活动能力得到了改善，对那些超重者和能听从医生和营养师的饮食计划，该项目对达到适宜体重也能有所帮助。

4. 信息保密和用途

我被告知该康复项目获得的信息将做专用和完全保密，因而未经我明确的书面同意不会泄露给任何人。然而，只要不能辨认我的个人情况，或不提供能导致识别出我身份的信息，我同意将所有信息用于研究和统计目的。不过获得的其他信息只能由项目工作人员用于给我开运动处方、制定我的康复计划，或者把我的进步告知我的私人医生。

5. 询问和同意自由

我有机会询问关于整个过程中的任何问题。

此外，我还了解除了前面所述的那些危险外，还有一些或许和这个程序有关的远期风险。尽管事实上对所有的远期风险全部估计到是不完全可能的，我对已经提到的这些风险的回顾还是比较满意的，我仍然愿意继续参加这项测试。

我承诺我已阅读过或当我无法阅读时别人向我读过以上内容。

正像所有工作人员在此向我说明的那样，我也同意对所有服务和过程的说明。

_____
患者姓名　　　　　　　　　日期

_____
见证人签名　　　　　　　　日期

_____
项目工作人员签名　　　　　日期

附录G

每日运动登记示例

机构/项目名称：_____

心脏康复：_____

患者姓名：_____

运动次数：_____ 目标心率：_____ 运动日期：_____

概　　要				
□用药 建议：_____	静息心率：_____	静息血压：_____	基线心电图： _____	开始时间：_____
体重：_____ _____	峰值心率：_____	运动后血压：_____	_____	结束时间：_____
运动前血糖：_____ 运动后血糖：_____	运动后心率：_____	症状/体征：_____		运动指导者： _____
最后运动的问题/顾虑：_____ 评价：_____ _____				

序号	形式	运动时间 （分钟）	运动 负荷	MET 水平	心率	RPE	心电图/ 症状描述	其他数据，例 如血压、血氧 饱和度
1	静息		—	—				
2	热身		—	—				
3	跑步机		mile/ %级					

From *Guidelines for Cardiac Rehabilitation and Secondary Prevention Programs, Fifth Edition,* by American Association of Cardiovascular and Pulmonary Rehabilitation, 2013, Human Kinetics, Champaign, IL.

（续表）

序号	形式	运动时间（分钟）	运动负荷	MET水平	心率	RPE	心电图/症状描述	其他数据，例如血压、血氧饱和度
4	上肢功率车		W					
5	功率自行车		W					
6	划船机		W					
7	抗阻运动		组					
8	跑步机		mile/%级					
9	放松运动		—	—				

运动后评价/计划：_____

附录H

长期门诊康复项目每日运动登记示例

姓名：_____

目标心率：_____

运动处方：_____

日期	调节或评价	药物	静息心率	静息血压	热身	运动10分钟心率	运动20分钟心率	运动30分钟心率	运动后血压	体重

From *Guidelines for Cardiac Rehabilitation and Secondary Prevention Programs, Fifth Edition,* by American Association of Cardiovascular and Pulmonary Rehabilitation, 2013, Human Kinetics, Champaign, IL.

附录I

教育流程表

项　　目	教学需要 （请核实）	讨论	强化	口述理解	教育材料[1]	评价
关于早期门诊心脏康复患者						
1.注册						
2.病史——初始评估						
3.危险因素识别						
4.关于医务人员和仪器						
5.解释运动处方和目标心率						
6.指导/复习脉搏检查技术						
解剖学和生理学						
1.心肌梗死						
2.冠状动脉旁路移植术						
3.经皮腔内冠状动脉成形术						
4.心绞痛						
5.其他（请列出）						
危　险　因　素						
1.吸烟						
2.高血压						
3.血脂异常						
4.糖尿病						
5.肥胖						
6.压力						
7.缺乏运动						
8.家族史						
9.年龄/性别						

注：① 填写字母：H—印刷品；AV—试听教材；C—分班授课。

From *Guidelines for Cardiac Rehabilitation and Secondary Prevention Programs, Fifth Edition,* by American Association of Cardiovascular and Pulmonary Rehabilitation, 2013, Human Kinetics, Champaign, IL.

附录 J

家庭运动方案示例

姓名:_____

运动类型:_____

_____

_____

运动强度(运动难度):

热身:(心率)_____

训练或目标心率:_____

放松:(心率)_____

最高心率:_____

运动时间(持续时间):

热身:(分钟)_____

运动训练:(分钟)_____

放松:(分钟)_____

运动频率(多长时间运动一次):_____

该方案已经专门为您设计为_____。如果药物治疗或身体
状况有变化时,需要定期审查和修订。当出现以下状况时,应该重新评估:

- 每6个月。
- 任何类型的运动负荷试验后。
- 药物治疗的变化,尤其是心脏药物。
- 新发胸部不适或其他症状变化。

项目工作人员:_____

电话分机:_____

日期:_____ **目标心率:**_____

From *Guidelines for Cardiac Rehabilitation and Secondary Prevention Programs, Fifth Edition,* by American Association of Cardiovascular and Pulmonary Rehabilitation, 2013, Human Kinetics, Champaign, IL.

日　期	运动类型	静息脉搏	最高脉搏	总时间	评价 / 症状

From *Guidelines for Cardiac Rehabilitation and Secondary Prevention Programs, Fifth Edition,* by American Association of Cardiovascular and Pulmonary Rehabilitation, 2013, Human Kinetics, Champaign, IL.

附录K

吸烟史问卷

姓名：_____ 日期：_____

1. 在过去1个月内您曾经至少吸过1支香烟、雪茄、烟斗、小雪茄或嚼过烟草吗？
_____否；不再问表中其他问题。
_____是；继续。

2. 您主要使用哪种类型的烟草产品？（单选题）
A. 香烟　　　C. 烟斗　　　　E. 鼻烟/嚼用烟草
B. 雪茄　　　D. 小雪茄

3. 在过去6个月内您平均每天吸多少支香烟（或其他烟草产品）？
_____香烟数量　　　_____烟斗数量　　　_____嚼用烟草数量
_____雪茄数量　　　_____小雪茄数量

4. 您多大年龄开始吸烟？
_____岁

5. 您有规律地吸烟多少年了？
_____年

6. 您曾经多少次认真地尝试戒烟？
_____次（若从未戒烟，请转至第12题）

7. 您停止吸烟最长一次有多长时间？
_____年_____月_____天

8. 这是哪一年发生的？
_____（年份）

9. 您上次认真地尝试戒烟是什么时候？
_____

10. 在您上次尝试戒烟之后,是什么原因促使您又开始吸烟的?（单选题）

    A. 危急时刻（死亡、疾病、失业、家庭事件）

    B. 长期压力

    C. 社会情景／聚会场合

    D. 戒断症状

    E. 烦躁

    F. 其他;请注明:＿＿＿＿＿＿＿＿＿＿＿＿＿＿＿

11. 若有,过去什么戒烟方法对您最有效?（单选题）

    A. 自行戒烟   F. 正式的戒烟项目

    B. 小册子   G. 民间疗法

    C. 伙伴制度   H. 其他药物

    D. 尼古丁口胶剂／贴剂   I. 其他:＿＿＿＿＿＿＿＿

    E. 催眠、针灸疗法

12. 您曾经使用过处方药如尼古丁口胶剂或贴剂来帮助您戒烟吗?

    否

    是;是哪种药物:＿＿＿＿＿＿＿＿

问题13和14与成瘾有关,醒后30分钟内吸烟的患者与总是／常常在生病时吸烟的患者往往有很大的烟瘾;药物治疗对其可能特别有益。

13. 您一般睡醒后多久开始吸第一支烟?（单选题）

    A. 一睁眼

    B. 醒后15分钟内

    C. 醒后15～30分钟

    D. 醒后30～60分钟

    E. 醒后1～2小时

    F. 醒后超过2小时

14. 若您不幸生病,一天大部分时间需要卧床的那几天您还吸烟吗?（单选题）

    A. 从不

    B. 很少

    C. 有时

    D. 通常

    E. 总是

From *Guidelines for Cardiac Rehabilitation and Secondary Prevention Programs, Fifth Edition,* by American Association of Cardiovascular and Pulmonary Rehabilitation, 2013, Human Kinetics, Champaign, IL.

15. 您最亲近的人（配偶、同事）吸烟吗？

　　否

　　是；是谁：_____

16. 您会打算在下个月不再吸烟或其他烟草产品吗？

　　A.肯定不　B.很可能不　C.可能不　D.也许　E.可能会　F.很可能会　G.一定会

17. 您多长时间喝一次含酒精的饮料？（若选择除"从不"以外的答案则继续回答第18题）

　　_____每天或几乎每天

　　_____每周3～4次

　　_____每周1～2次

　　_____每月1～2次

　　_____每月少于1次

　　_____从不（转至第23题）

第18～21题是CAGE问卷中和饮酒相关的问题。2分及以上会明显增加酗酒的可能（否=0；是=1），一定要另行筛查。

18. 您曾经觉得自己应当减少饮酒吗？

　　否

　　是

19. 曾经因有人批评您饮酒而使您懊恼吗？

　　否

　　是

20. 您曾经对自己饮酒而感到糟糕或罪恶吗？

　　否

　　是

21. 您曾经早晨第一件事（一睁眼）就是喝点东西来稳定您紧张的神经或去除宿醉吗？

　　否

　　是

22. 这些酒精饮料您平均每周喝多少？

_____瓶或听（12 OZ）的啤酒、麦酒等

_____玻璃杯（4 OZ）的葡萄酒、雪利葡萄酒、本酒或波提葡萄酒等

_____shot（1shot=1.5 OZ）的伏特加酒、朗姆酒、苏格兰威士忌、波旁威士忌、龙舌兰酒、杜松子酒（包括混合饮料与鸡尾酒）

_____晚餐后的饮料

23. 自从您住院以来，不再吸烟对您有多大难度？

A. 很容易　　　B. 较容易　　　C. 中等容易　　　D. 较难　　　E. 很难

24. 您的戒断症状有多严重？

A. 一点不严重　B. 轻度严重　C. 中等严重　　D. 较严重　　E. 很严重

第25题回答5分及以上表明有一定程度的抑郁问题，表明需要进一步筛查或干预；药物治疗（安非他酮缓释剂）对其可能特别有益。

25. 您感到痛苦、消沉时有多么难受？

1	2	3	4	5	6	7	8	9
几乎不		轻微		中等		明显		很严重

26. 一旦您出院有多大自信不再吸烟？（0%——一点没信心；100%—完全有信心）

0%　10%　20%　30%　40%　50%　60%　70%　80%　90%　100%

附录L

CAGE酗酒筛检问卷

_____否_____是　　您曾经觉得您应该减少饮酒吗？

_____否_____是　　曾经因有人批评您饮酒而使您感到懊恼吗？

_____否_____是　　您曾经对自己饮酒感到糟糕或罪恶吗？

_____否_____是　　您曾经早晨第一件事（一睁眼）就是喝点东西来稳定您紧张的神经或去除宿醉吗？

_____总分（否得0分；是得1分）

总分2分及以上会明显增加酗酒的可能，应另行筛查。

附录 M

患者戒烟意愿的评估方法

您愿意现在戒烟吗?

否	是
• 提供强烈的、明确的忠告 • 询问患者对副作用(风险)知识的了解 • 认清(戒烟)的潜在利益 • 要求患者限制香烟/烟草产品在_____支 • 心脏病防护状况(如抗血小板制剂、β 受体阻滞药) • 若适用,提供控烟项目资源 • 询问参加随访的能力	• 决定停止吸烟或预防复吸的必要性

	戒烟
	• 制定戒烟日期
	• 确定戒烟方法
	  • 休克法(指突然完全停止吸烟)
	  • 减少支数
	  • 转换香烟品牌
	• 要求患者自我监督
	• 戒烟前提供药物治疗

	预防复吸
	• 识别高危情形
	• 提出认知和行为策略
	• 签约保持不再吸烟
	• 提供以下咨询
	  • 增重
	  • 饮酒
	  • 降职/免职
	  • 社会支持
	  • 运动
	  • 抑郁
	• 有食言吗
	  • 为合适者推荐药物治疗
	  • 提供药物说明书
	  • 提供介绍表单

From *Guidelines for Cardiac Rehabilitation and Secondary Prevention Programs, Fifth Edition,* by American Association of Cardiovascular and Pulmonary Rehabilitation, 2013, Human Kinetics, Champaign, IL.

附录N

门诊康复长期医嘱示例

1. 按照门诊心脏康复策略和程序开始有观察的运动项目。

2. 目标心率由症状/体征限制分级运动试验(或次极量运动的反应)决定。

3. 开始时每次训练持续时间视耐受程度而定,至多30分钟,每周1～5次。

4. 如果患者的心血管生理系统可以耐受,逐渐增加运动训练的时间。训练时间不要超过50分钟。

5. 观察参与者不能耐受运动训练的症状,根据门诊心血管康复策略和程序使其适应或停止运动。

6. 在心血管事件发生6周后测量血脂。

7. 对心绞痛和心肌缺血患者根据需要给予硝酸甘油0.3 mg或0.4 mg舌下含服,5分钟一次,给3次。

8. 定期联系转诊医生报告患者的进展。如有需要,可将报告的副本给其他医生。

9. 根据患者的需要进行教育与咨询。

10. 制定患者管理医嘱时可以与患者的私人医生或CR/SP观察医生商议。

11. 心脏康复营养学家可为每位参与者制定适当的膳食计划。

12. 在完成早期门诊心脏康复项目的基础上,患者可以参加非心电监测的维持项目。

_____

医生签名

_____

日期

From *Guidelines for Cardiac Rehabilitation and Secondary Prevention Programs, Fifth Edition,* by American Association of Cardiovascular and Pulmonary Rehabilitation, 2013, Human Kinetics, Champaign, IL.

附录 O

门诊心脏康复紧急事件的长期医嘱示例[*]

目录表格

心脏康复领域的紧急情况备忘录

Ⅰ. 代码99——心跳呼吸骤停

Ⅱ. 胸痛

Ⅲ. 低血糖

Ⅳ. 高血糖

Ⅴ. 低血压

Ⅵ. 高血压

Ⅶ. 心律失常

Ⅷ. 呼吸困难

Ⅸ. 静脉通道的开放

Ⅹ. 患者的运输

Ⅰ. 代码99——心跳呼吸骤停

A. 尝试唤醒患者(边晃动边呼唤),确认患者有无应答以及呼吸停止或异常(喘息)。

B. 拨打电话寻求帮助/调用代码/激活急救医疗系统(EMS)。

1. 向同事呼救寻求帮助,如果无人应答前来帮助,然后到最近的电话拨打紧急电话(每部电话机旁均应贴有明确的目录)。取得自动体外除颤器(AED),若没有脉搏,立即连接AED,符合指征者进行除颤。开始心肺复苏(CPR)与胸部按压。

2. 如果有人来帮助,那个人应到最近的电话拨打急救电话,然后去取AED,而先前的人员需对患者进行胸部按压,直到AED到位。

3. 当电话接通时,说"代码99"。

4. 准确告知患者所在的区域或房间。在接线员重复信息以确认地址前不要挂机。

5. 通过对讲系统,接线员将通告"代码99"和位置。

6. 负责该代码的团队立即前往该地区。

7. 然后接线员将拨打911来指导与医学相关的援助和运送。

8. 接线员将通知EMS合适的入口。

9. 接线员将呼叫代码99组的每一位成员(见代码99组时间表),因此99字样会出现在他们的寻呼机上,代码组工作人员将呼叫接线员获取位置信息(如果前面的呼叫没有被听到)。

10. 接线员也会呼叫医院急诊科并通知护士长代码99的情况和患者的紧急转移。

11. 一名通信中心的信差将被派遣到恰当的入口来引导急救医疗小组到达代码99区域。

[*]附录O仅作为长期医嘱的一个例子,可用于独立的门诊或社区项目。

From *Guidelines for Cardiac Rehabilitation and Secondary Prevention Programs, Fifth Edition,* by American Association of Cardiovascular and Pulmonary Rehabilitation, 2013, Human Kinetics, Champaign, IL.

第一个急救员

1. 确定有无反应和呼吸停止还是异常。

2. 派人呼叫代码并接驳除颤器/AED。

3. 如果无脉搏,开始胸外按压,直到除颤器/AED到达。用力按压,深度至少2 in,每分钟至少100次的速率,胸部按压与人工呼吸的比例为30∶2,按压要让胸廓充分回弹,按压中断小于10秒,避免过度通气。

第二个急救员

1. 呼叫代码后,把带有AED的急救车推到患者身边(过道上或衣帽间的紧急情况见相关章节)。

2. 将患者置于除颤仪监测器/AED上评估心脏节律。

3. 符合指征者给予除颤,然后继续按压。根据ACLS指南遵循恰当的程序。

如果有第三名急救员可用

1. 指挥其余患者到另一个地方并结束课程。

2. 指导并管理突发事件急救小组和患者。

3. 根据需要获取特别的供给和器械。

4. 充当事件记录者,直到代码团队到达。

5. 必要时将记录和患者一起运送到急诊科(ED)。

6. 呼叫心脏科,联系科里的心脏病专家和家属。

过道上的急救

1. 第一个急救员将从急救车上取背包、除颤仪和便携式吸引器,把它们带到现场。

2. 开始标准代码99程序。

衣帽间的急救

1. 在适当的时候把患者从浴室转移到干燥的地方。

2. 用浴巾或毯子适当擦干患者。

3. 开始标准代码99程序。

Ⅱ. 胸痛

A. 如果患者运动时发生胸痛,应立即停止运动,坐下或躺下。注意症状发生时的运动负荷和心率血压乘积。

B. 心脏康复工作人员应遵循以下操作过程:

1. 检查脉搏、血压和心率(如果还没有监测,安装上自动监测仪)和氧饱和度。

2. 心绞痛程度分级为1～10。

3. 如果休息1～3分钟后无缓解,舌下含服(或喷雾)硝酸甘油(NTG)0.4 mg。

4. 12导联心电图检查,并呼叫心脏科医生。

C. 如果疼痛缓解:

1. 如果该心绞痛是新发的,患者应该由心脏科医生评估。心脏科医生应该将患者的评估结果通知患者的主管医生并提供治疗建议。

2. 如果患者有慢性稳定型心绞痛,他(她)应停止运动直到心绞痛缓解。患者是否可以重新开始一个较低工作负荷的运动取决于该专业医务人员的临床判断。该患者应被密切观察是否会再发心绞痛。或者患者可被送回家并指导他(她)向其主管医生报告心绞痛发作在频率或严重程度方

From *Guidelines for Cardiac Rehabilitation and Secondary Prevention Programs, Fifth Edition,* by American Association of Cardiovascular and Pulmonary Rehabilitation, 2013, Human Kinetics, Champaign, IL.

面的任何增加情况。

D. 如果疼痛没有缓解：

1. 密切监测脉搏、血压、心率和氧饱和度。

2. 如果血氧饱和度≤94%，给予鼻导管吸氧（2~4 L）。

3. 咀嚼阿司匹林160~325 mg。

4. 5分钟重复给予硝酸甘油0.4 mg舌下含服或喷雾。

5. 心脏科医生应该对患者进行评估并与主管医生讨论决定治疗方案或将患者转移至急诊室、导管室或冠心病监护病房进行评价与治疗。

6. 建立静脉通路。

Ⅲ 低血糖

A. 须警惕低血糖的症状和体征，可以包括：

1. 头痛、虚弱、出汗、紧张和发抖。

2. 头晕、口唇麻木或刺痛、视物模糊或双影和步态不稳。

3. 心动过速、面色苍白或发冷。

4. 意识错乱，有攻击性的或奇怪的行为。

5. 抽搐或意识丧失。

B. 如果患者出现以上任何症状：

1. 做指末血葡萄糖水平（FBG）检测。

2. 如果FBG<70 mg/dl，或者患者持续有症状，给予一些口服的含糖食品（如15 g碳水化合物、橙汁或3片葡萄糖片）。

3. 在15分钟内重新测试血糖。如果血糖<90 mg/dl，在15分钟内再给予15 g碳水化合物并复查血糖。

4. 如果患者无法合作或意识丧失，呼叫心脏科专家，给予葡萄糖凝胶，或建立静脉通路，给予50 ml（1安瓿）50%右旋葡萄糖溶液，并安排患者转运至急诊室。

Ⅳ. 高血糖

A. 血糖>300 mg/dl的参与者一般不宜运动。在患者的指导医生和康复医学负责人已经允许的情况下，也可适当运动。

B. 已经提供了可靠家庭血糖评估的参与者将由专业人员进行偶测血糖评价。

C. 被发现家庭血糖评估不可信的参与者可能需要由康复人员进行更频繁的血糖水平评估。

D. 心脏康复医生可以要求任何有高血糖可疑症状和体征的患者做一次血糖评估（恶心、潮红、多尿、烦渴、端坐呼吸、呼吸急促）。

Ⅴ. 低血压

A. 如果可能，让患者离开运动区。

B. 使患者处于仰卧位，可以提高双腿或置于头低脚高位。

C. 如果没有在监测，连上自动监测仪。

D. 检查血压、脉搏、心率和氧饱和度。

E. 如果对体位改变没有反应[收缩压<90 mmHg和（或）患者仍然有症状]，呼叫心脏科医生。如果患者的情况持续恶化，症状越来越多，和（或）血压持续下降，开始以100 ml/h的速度静脉滴注生理盐水并呼叫心脏科医生尽快到运动地点。对患

From *Guidelines for Cardiac Rehabilitation and Secondary Prevention Programs, Fifth Edition,* by American Association of Cardiovascular and Pulmonary Rehabilitation, 2013, Human Kinetics, Champaign, IL.

者进行评估和处理后,心脏科医生应将本次低血压发作通知患者的主管医生。如有必要,讨论任何进一步的治疗。

F. 如果患者对仰卧体位有反应,保持仰卧直到收缩压高于100 mmHg,然后逐渐帮助其转为坐位。继续仔细监测血压、脉搏和心律。鼓励饮水。将本次发作通知患者的主管医生。

VI. 高血压

A. 运动前检查每名患者的血压并与以前的记录做比较。

B. 如果收缩压高于170 mmHg或舒张压高于100 mmHg,让患者坐下,5 min后重新检查血压。

C. 如果血压持续较高,停止运动,通知主管医师或者让心脏科医生做进一步评估,必要时转诊至专科医生治疗。

D. 调查患者服药、膳食、钠盐摄入限制等是否依从。

VII. 心律失常

室性期前收缩(PVCs)

A. 观察以下各项:

1. 每分钟的期前收缩次数。

2. 起搏点是多源的还是单一的。

3. 成对还是连续的或阵发性。

4. 相关症状或体征。

5. 触摸脉搏以评价外周灌注。

B. 用心律记录带记录任何新发的心律失常或严重程度的增加,并在图上做标记,通知心脏科医生和(或)转诊医生以讨论

治疗方案。

C. 对频发的单一室性期前收缩(>10 min),降低运动负荷;如果室性早搏是新发事件,如果它们发展为二联律或成对出现,或者如果患者出现症状,就要中止运动。联系患者的负责医生,注意新发的室性早搏或室性早搏严重程度的变化。

D. 如果患者情况恶化并出现症状,检查脉搏、血压、血氧饱和度,呼叫心脏科医生,2～4 L鼻塞给氧,开始静脉滴注5%葡萄糖,并遵循室性异位搏动处理方法——紧急抑制治疗。

E. 慢性无症状PVCs:

1. 患者的家庭医生评估患者的频发PVC或二联律后,若认为此PVC为良性,患者可以继续运动,除非出现症状时停止。

2. 继续记录心律失常并密切观察任何进展的症状与体征。

心动过缓

A. 如果患者出现症状性心动过缓,应停止运动。

B. 监测心率和心律、血压、血氧饱和度。如果血氧饱和度<94%,2～4 L给氧。12导联心电图检查(必要时)。

C. 评估不稳定或异常精神、缺血性胸部不适、心力衰竭或低血压的症状。如果存在,通知心脏科医生,开放静脉通路,并且准备0.5 mg阿托品3～5分钟重复静脉推注,最多达3 mg,直到患者转移到急诊室。如果有条件可以使用体外起搏。

心动过速

A. 如果患者出现了新发复杂性心动过

From *Guidelines for Cardiac Rehabilitation and Secondary Prevention Programs, Fifth Edition,* by American Association of Cardiovascular and Pulmonary Rehabilitation, 2013, Human Kinetics, Champaign, IL.

速,应停止运动。

B. 监测心率和心律、血压和血氧饱和度。如果血氧饱和度<94%,2～4 L给氧。进行12导联心电图(必要时)来确定心动过速的类型。

C. 评估不稳定或精神状态改变、缺血性胸部不适、心力衰竭或低血压的症状。如果存在,通知心脏科医生,开放静脉通路,并准备同步电复律。如果情况稳定,可以利用迷走神经操作法或抗心律失常药物治疗,遵循高级心脏生命支持心动过速治疗原则。

D. 准备转运到急诊室。

Ⅷ. 呼吸困难

A. 如果患者突然出现气急,立即停止运动,让患者坐下。

B. 监测心率和心律、血压、呼吸频率、肺部啰音和血氧饱和度。如果血氧饱和度<94%,2～4 L给氧。

C. 如果患者有药用吸入气雾剂,可以按医嘱给药。

D. 如果病情恶化,通知心脏科医生以评估治疗方案,必要时转运到急诊室。

E. 如果病情好转,通知主管医生并提供治疗建议。

Ⅸ. 静脉通道的开放

目的:提供快速通道执行紧急药物处理和静脉给液。

A. 报告给心脏科医生。

B. 当有以下一项或多项情况时,给参与者放置一个盐水封管:

1. 胸痛的治疗方案已经执行且胸痛持续。

2. 心电图、生命体征或者临床状况不稳定。

3. 医生指示放置静脉导管。

Ⅹ. 患者的转运

心脏康复项目已经与救护服务签约,以提供向医院的紧急转运。他们的人员包括训练有素的技术人员。救护服务电话号码应贴在每一部电话分机上。

A. 救护车紧急转运:按上述通知救护车服务人员并引导他们走服务机构地址的前门。

B. 非紧急转运:在事件中患者情况稳定但需要运送到医院进行处理或非紧急入院,将使用项目组的接送车。一名心脏康复的护士将陪伴患者入院以确保安全。

C. 转运前医生将首先被叫来查看需要何种方法的转运。记录医生决定(如果将使用接送车转运)。心脏康复护理人员将记录患者转运前、转运中和到达医院时的情况。

复习和确认心脏康复科急救规程和长期医嘱

_____
医生姓名

_____
签名

_____
最近一次复习日期

附录P

心脏康复不良事件通知医生的报告

患者姓名：＿＿＿＿＿＿＿　　出生日期：＿＿＿＿＿＿＿　　日期：＿＿＿＿＿＿＿

报告：＿＿＿＿＿＿＿＿医生　　　　　　通知医生的日期：＿＿＿＿＿＿

　　　　　　　　　　　　　　　　　　通知医生的时间：＿＿＿＿＿＿

电话：＿＿＿＿＿＿＿＿＿＿＿＿＿

传真：＿＿＿＿＿＿＿＿＿＿＿＿＿

医嘱：

＿＿＿＿＿＿　可以恢复心脏康复

＿＿＿＿＿＿　不得恢复心脏康复，直到＿＿＿＿＿

＿＿＿＿＿＿　指导下适度运动

＿＿＿＿＿＿　将评估＿＿＿＿＿

＿＿＿＿＿＿　无须随访

其他医嘱或评论：

＿＿＿＿＿＿＿＿＿＿＿＿＿＿＿＿＿＿＿＿＿＿＿＿＿＿＿＿＿＿＿＿＿

＿＿＿＿＿＿＿＿＿＿＿＿＿＿＿＿＿＿＿＿＿＿＿＿＿＿＿＿＿＿＿＿＿

＿＿＿＿＿＿＿＿＿＿＿＿＿＿＿＿＿＿＿＿＿＿＿＿＿＿＿＿＿＿＿＿＿

医生签名：＿＿＿＿＿＿＿＿　　　**日期：**＿＿＿＿＿＿＿＿＿

填写并签署后，请返回至心脏康复。

＿＿＿＿＿＿＿＿＿＿＿＿＿＿＿＿＿＿＿＿＿＿＿

患者姓名：＿＿＿＿＿＿＿　　出生日期：＿＿＿＿＿＿　　诊断：＿＿＿＿＿＿＿

事件日期：＿＿＿＿＿＿　　时间：＿＿＿＿＿＿　　康复周数/次数：＿＿＿＿

报告原因：

＿＿＿＿＿＿　新发症状或体征

＿＿＿＿＿＿　原来的状态有改变

＿＿＿＿＿＿　发现异常结果

＿＿＿＿＿＿　其他：＿＿＿＿＿

粘贴适当的生理学数据，例如12导联心电图、血压、编码表格等。

From *Guidelines for Cardiac Rehabilitation and Secondary Prevention Programs, Fifth Edition*, by American Association of Cardiovascular and Pulmonary Rehabilitation, 2013, Human Kinetics, Champaign, IL.

事件类型：

_____ 心绞痛症状

_____ 心律失常或心电图改变

_____ 血压异常

_____ 呼吸困难或血氧饱和度异常

_____ 心力衰竭症状

_____ 血糖异常

_____ 其他：_____

事件说明： _____

行动说明：

_____ 由康复工作人员负责

_____ 由心脏科医生在康复部发现

_____ 转入急诊室

_____ 送到诊所或医生办公室

_____ 由 _____ 科预约 _____ 日期 _____

治疗：

_____ 硝酸甘油 _____ mg × _____

_____ 氧气 _____ L/min

_____ 12 导联心电图

_____ 阿司匹林 _____ mg

建议： _____

处置地点：

_____ 急诊室

_____ 医生办公室或诊所

_____ 家庭

陪同者：

_____ 本人

_____ 配偶／家庭成员

_____ 心脏康复工作人员

_____ 其他

离开时状况：

_____ 稳定

_____ 不稳定

_____ 其他

报告者： _____

粘贴适当的生理学数据，例如 12 导联心电图、血压、编码表格等。

From *Guidelines for Cardiac Rehabilitation and Secondary Prevention Programs, Fifth Edition*, by American Association of Cardiovascular and Pulmonary Rehabilitation, 2013, Human Kinetics, Champaign, IL.

附录Q

指导完成复苏指南改良项目（GWTG-R）代码表

下面列出如何完成GWTG-R代码表。个别机构可以选择需要额外的信息，比如记录患者的实际脉搏而不是核查数据。

1. 需要完成GWTG-R代码表的患者，包括需要紧急辅助通气（口对面罩通气装置、非接触式口对口通气装置、带阀面罩或气管插管）、除颤或胸外按压。

2. 在右上角记录的患者姓名和医疗记录号码备案。患者的标签或名片应该放在前面。

3. 事件发生后必须立刻填写代码表顶部，包括：

A. **识别事件的日期/时间**：识别事件的日期和时间应该记录在此。

B. **地点**：记录患者事件发生的地点。

C. **目击者**：如果患者事件发生之初被人发现（家庭成员、路人、工作人员或卫生保健专业人员），请表示是或否。

D. **年龄、体重和身高（长）**：在相应空格内记录患者数据。

E. **是否启动院内复苏程序**？是否启动院内复苏程序，请表示是或否。

F. **需要确认胸外按压/除颤的条件**：

（1）**脉搏（低灌注）**：表明如果患者有脉搏，是否需要胸外按压和（或）除颤。

（2）**无脉搏**：表示如果患者无脉搏，是否需要胸外按压和（或）除颤。

G. **患者是否从有脉搏进展为无脉搏？** 患者发生事件时有脉搏，经胸外按压和（或）除颤后进展为无脉搏，请表示是或否。

H. **事件之初患者的意识状态**：患者事件之初有意识，请表示是或否。

I. **显示事件之初所有监测内容**：

（1）**心电图**：心脏遥测技术[中央和（或）床边监测]。

（2）**指脉氧**：指脉氧遥测技术[中央和（或）床边监测]。

（3）**呼吸暂停**：呼吸暂停/呼吸过缓遥测技术[中央和（或）床边监测]。

4. 接下来将准确记录事件中气道/通气部分内容。

A. **发病**：显示患者的呼吸状态，是否需要紧急辅助通风、胸外按压和（或）除颤。

（1）**自主呼吸**：无辅助机械通气。

（2）**呼吸暂停**：无自主呼吸。

（3）**终末濒死呼吸**：喘气（无效）。

（4）**辅助**：提供机械辅助通风。

B. **第一次辅助呼吸时间**：事件发生后启动紧急辅助通气（非侵入性或侵入性）的时间。

C. **通气**：事件中选择的通气类型。不限制选择的通气类型数量。

（1）**袋瓣面罩**：提供袋瓣面罩通气（在整个事件中，如果患者无法选择气管内插管或气管切开术）。

（2）**气管内插管**：就地或事件中气管内插管。

（3）**气管造口术**：就地或事件中气管造口术。

（4）**其他**：如果选择了"其他"，需提供气道的名称。

D. **插管时间、尺寸和操作者**：选择侵入性插管或多次插管成功者，记录成功插管时间，并非开始时间。同时记录气管内导管的尺寸和成功操作者。

E. **确认方法**：确保正确放置侵入性气管内导管的方法。

（1）**听诊**：显示两肺呼吸音相等。

（2）**呼出二氧化碳**：用终末二氧化碳检测仪或试剂盒来确认。

（3）**其他**：如果选择了"其他"，提供方法的名称。

5. 循环部分。

A. **初始心脏节律**：事件中，有脉搏的患者通过心电监测显示的心脏节律。

B. **初始无脉搏的心脏节律**：当患者无脉搏时，记录心脏节律。对于无监测的患者，需提供监测后记录节律。

C. **按压**：描述事件中胸外按压的方法。

（1）**无**：事件中没有胸外按压。

（2）**手动**：事件中进行人工胸外按压。

（3）**设备**：如果选择"设备"，提供所用设备的名称。

D. **开始胸外按压的时间**：记录开始胸外按压的时间。

E. **阻力阀装置（ITD）的使用**：显示阻力阀装置是否在事件中使用。

F. **应用AED**：自动体外除颤器（AED）的使用。

时间：记录使用AED的时间。

G. **除颤器类型**：显示所有使用过的除颤器型号。

H. **起搏器**：显示起搏器（经皮肤或体内）是否有效。记录设备型号在"评论"一部分。

6. 结果。

A. **复苏结束时间**：记录胸外按压停止时间。不是持续（＞20分钟）恢复自主循环开始时间，也不是其他"结束复苏理由"停下的时间。

B. **复苏结束原因**：从下列中选择结束复苏的理由。

（1）**存活——恢复自主循环（ROC）大于20分钟**：恢复自主脉搏，包括使用起搏器或体外膜肺氧合（ECMO），具有良好灌注持续大于20分钟。

（2）**死亡——努力终止，没有持续的ROC**：患者对高级生命支持（ALS）无反应，无ROC。

（3）**死亡——无效医疗**：高级生命支持（ALS）被终止，因为无效医疗，如终末期疾病或器官衰竭。

（4）**死亡——事先声明**：告知患者，高级生命支持程序治疗有限。

（5）**死亡——家庭的限制**：限制来自

患者的家庭,家属要求停止复苏。

7. 事件的文档。

A. **时间**:记录每个干预/程序的时间。

B. **呼吸**:如果患者出现自主呼吸,在空格的上半部分确认选项。如果患者接受辅助通气(侵入性或非侵入性),在空格的下半部分确认选项。

C. **脉搏**:如果患者出现自主脉搏,在空格的上半部分确认选项。如果患者接受胸部按压(人工或机械),在空格的下半部分确认选项。注意:如果患者有脉搏接收胸外按压,选项在空格的两个部分都应该显示。

D. **血压**:显示患者血压。如果没有血压,显示空缺。

E. **节律**:记录每5个循环CPR干预前,心电监测显示的心脏节律。

F. **除颤器类型**:记录电复律,"D"代表除颤(非同步),"C"代表除颤(同步)。显示每次除颤类型,AED或人工(传统)。

G. **焦耳**:记录每次电击的焦耳数。

H. **药剂**:按照治疗路径给药并记录药物剂量。如果药物没有列出,但已应用,必须记录在相应空栏并记录剂量。如果路径不同于IV或OI,应该记录在"评论"一部分。

I. **输液**:记录所有连续输液时间和输注速率(ml/h)。记录药物浓度和路径(IV或IO)。如果药物没有列出,但已应用,必须记录在相应空栏并记录药物名称、剂量、输注速率以及路径。

J. **评论**:"评论"一部分用来记录所有程序、干预措施、实验室结果以及患者对程序和干预的反应。

8. **签名**:记录者、ICU/代码团队护士和医生必须彻底审查和签署相应的记录。医生的名字也必须打印在医生的签名一栏中。

9. **从___页到___页**:在记录的左下角显示页码和总页数。

10. **存放地点**:原始记录应放置在患者的医疗记录中。其他副本应在右下角的记录中显示出来。

附录 R

日常急救推车清单

月 ___ /年 ___

1. 除颤器释放能量正常（未插电）

1	2	3	4	5	6	7	8	9	10	11	12	13	14	15	16	17	18	19	20	21	22	23	24	25	26	27	28	29	30	31

2. 除颤器电源连接

1	2	3	4	5	6	7	8	9	10	11	12	13	14	15	16	17	18	19	20	21	22	23	24	25	26	27	28	29	30	31

3. 除颤器电池充满

1	2	3	4	5	6	7	8	9	10	11	12	13	14	15	16	17	18	19	20	21	22	23	24	25	26	27	28	29	30	31

4. 监护仪正确显示心电图（备有记录纸）

1	2	3	4	5	6	7	8	9	10	11	12	13	14	15	16	17	18	19	20	21	22	23	24	25	26	27	28	29	30	31

5. 电极片/即时贴

1	2	3	4	5	6	7	8	9	10	11	12	13	14	15	16	17	18	19	20	21	22	23	24	25	26	27	28	29	30	31

6. 氧气瓶满容量

1	2	3	4	5	6	7	8	9	10	11	12	13	14	15	16	17	18	19	20	21	22	23	24	25	26	27	28	29	30	31

7. 人工呼吸机，口咽通气道，氧气面罩/插管已备用

1	2	3	4	5	6	7	8	9	10	11	12	13	14	15	16	17	18	19	20	21	22	23	24	25	26	27	28	29	30	31

From *Guidelines for Cardiac Rehabilitation and Secondary Prevention Programs, Fifth Edition*, by American Association of Cardiovascular and Pulmonary Rehabilitation, 2013, Human Kinetics, Champaign, IL.

8. 吸引器（可产生合适吸力）

1	2	3	4	5	6	7	8	9	10	11	12	13	14	15	16	17	18	19	20	21	22	23	24	25	26	27	28	29	30	31

9. 吸引罐、管子、杨克式抽吸接头吸已备用

1	2	3	4	5	6	7	8	9	10	11	12	13	14	15	16	17	18	19	20	21	22	23	24	25	26	27	28	29	30	31

10. 急诊记录表已备用

1	2	3	4	5	6	7	8	9	10	11	12	13	14	15	16	17	18	19	20	21	22	23	24	25	26	27	28	29	30	31

11. 锐物容器

1	2	3	4	5	6	7	8	9	10	11	12	13	14	15	16	17	18	19	20	21	22	23	24	25	26	27	28	29	30	31

12. 个人防护装备（手套，眼/面罩）

1	2	3	4	5	6	7	8	9	10	11	12	13	14	15	16	17	18	19	20	21	22	23	24	25	26	27	28	29	30	31

13. 检查者签名（姓名）

1	2	3	4	5	6	7	8	9	10	11	12	13	14	15	16	17	18	19	20	21	22	23	24	25	26	27	28	29	30	31

附录S

急救推车检查月清单

1. 急救推车每月以及在心脏急救后应全面检查。

2. 除颤器、监测设备和氧气设备应由注册护士在每日第一次运动课程之前检查（见急救推车日清单）。

3. 如果设备有任何问题，检查它的注册护士有责任打电话给相应的部门，并监督使设备尽快恢复正常。

	数量	1月	2月	3月	4月	5月	6月	7月	8月	9月	10月	11月	12月
清单完成日期													
手推车上部													
除颤器	1												
备用的心电图纸	2												
心电图导线和粘贴电极导线	1												
电极设施和粘贴电极	2												
成人经口导气管（小/中/大）	3												
ACLS 流程	1												
带纸夹的笔记板、笔、复苏文件表格	1												
便携式面罩	1												
急救苏醒球	1												
氧气鼻塞	2												
氧气面罩/管	1												
氧气延长管	1												
手套盒	1												
面罩	2												
锐器/污染物盒	1												
1号抽屉　药物													
腺苷 6 mg/2 ml	2												

（续表）

	数量	1月	2月	3月	4月	5月	6月	7月	8月	9月	10月	11月	12月
胺碘酮 150 mg/3 ml	2												
硫酸阿托品 1 mg/10 ml	3												
阿司匹林咀嚼片	2												
50% 葡萄糖 25 g/50 ml	1												
葡萄糖凝胶	1												
盐酸肾上腺素(1 : 10 000) 1 mg/10 ml	4												
盐酸利多卡因 100 mg/5 ml	3												
硫酸镁 5 g	1												
美托洛尔 5 mg/5 ml	3												
硝酸甘油 0.4 mg 舌下含剂或喷雾剂	1												
碳酸氢钠 50 mg/50 ml	4												
后叶加压素 20 U/1 ml	2												
2号抽屉　一般辅助材料													
非乳胶止血带	2												
静脉注射包	4												
18号静脉导管	4												
20号静脉导管	4												
22号静脉导管	4												
10 ml 注射器	5												
5 ml 注射器	5												
3 ml 注射器	5												
50 ml 注射器	2												
50 ml Toomey 注射器	1												
18号针	5												
19号针	5												
22号针	5												

From *Guidelines for Cardiac Rehabilitation and Secondary Prevention Programs, Fifth Edition*, by American Association of Cardiovascular and Pulmonary Rehabilitation, 2013, Human Kinetics, Champaign, IL.

（续表）

	数量	1月	2月	3月	4月	5月	6月	7月	8月	9月	10月	11月	12月
塑料防黏针/连接器	10												
生理盐水20 ml/瓶或肾上腺素生理盐水注射器	4												
丝质缝合线3~0号	2												
剪刀（对）	1												
酒精纱布	30												
1 in胶带（卷）	1												
2 in胶带（卷）	1												
2×2（包）	2												
4×4（包）	2												
无菌手套（6、$6\frac{1}{2}$、7、$7\frac{1}{2}$、8号，每个尺寸2副）	10												
缝线组合	1												
一次性剃须刀	1												
盐水锁	4												
3号抽屉　静脉注射辅助材料													
大号静脉输液管	3												
小号静脉输液管	3												
输液泵管	2												
1 000 ml生理盐水	2												
1 000 ml 5%葡萄糖	1												
1 000 ml乳酸格林液	1												
100 ml 5%葡萄糖	2												
250 ml 5%葡萄糖/400mg多巴胺	1												
静脉输液延长管	2												

From *Guidelines for Cardiac Rehabilitation and Secondary Prevention Programs, Fifth Edition*, by American Association of Cardiovascular and Pulmonary Rehabilitation, 2013, Human Kinetics, Champaign, IL.

（续表）

	数量	1月	2月	3月	4月	5月	6月	7月	8月	9月	10月	11月	12月
三通道开关	2												
切物托盘	1												
Arrow 导引管	2												
三腔导管	2												
呼 吸 抽 屉													
护目镜/眼罩	1												
动脉血气包	2												
1 in 带子	1												
喉镜手柄	1												
2号 Miller 喉镜镜身	1												
3号 Miller 喉镜镜身	1												
2号 McIntosh 镜身	1												
3号 McIntosh 镜身	1												
4号 McIntosh 镜身	1												
50 ml Toomey 注射器	1												
经口导气管（80 mm、90 mm、100 mm，每个尺寸1个）	3												
7cm 经鼻导管	1												
14号吸引管	2												
备用灯泡	2												
Stylette	1												
带橡皮头的流量计	1												
气管内插管（6.5 cm、7.0 cm、7.5 cm、8.0 cm、8.5 cm，每个型号1副）	5												
12 ml 注射器	1												
水溶性润滑剂	1												

（续表）

	数量	1月	2月	3月	4月	5月	6月	7月	8月	9月	10月	11月	12月
苯卡因喷雾剂	1												
备用电池	2												
Magill 钳	1												
CO_2 检测器	1												
底 部 抽 屉													
1 000 ml 无菌水或生理盐水	1												
血压计	1												
听诊器	1												
手电筒	1												
毯子	1												
推 车 旁 边													
氧气瓶	1												
便携式吸痰器	1												
一次性吸引罐	1												
吸引管	1												
杨克式抽吸接头	1												
背板	1												
接线板	1												
检查者签名:													

From *Guidelines for Cardiac Rehabilitation and Secondary Prevention Programs, Fifth Edition*, by American Association of Cardiovascular and Pulmonary Rehabilitation, 2013, Human Kinetics, Champaign, IL.

附录T

设备维护与校准记录

最近一次维护检查日期: _____

下一次应维护检查日期: _____

1. 除颤器

● 更换除颤器电池: _____

2. 心电图监测仪: _____

3. 氧气瓶: _____

4. 吸引器: _____

维护问题记录: 校正日期: _____

1. _____

2. _____

3. _____

其他: _____

已报告项目负责人(是/否):   校正日期: _____

1. _____

2. _____

3. _____

其他: _____

From *Guidelines for Cardiac Rehabilitation and Secondary Prevention Programs, Fifth Edition*, by American Association of Cardiovascular and Pulmonary Rehabilitation, 2013, Human Kinetics, Champaign, IL.

附录 U

模拟练习与急诊在职学习记录

日期：_____

地点：_____

活动的简要描述：_____

_____

_____

_____

_____

_____

谁参加了学习活动?	已理解所需知识:	需要进一步的训练和复习:
_____	_____	_____
_____	_____	_____
_____	_____	_____
_____	_____	_____
_____	_____	_____
_____	_____	_____
_____	_____	_____
_____	_____	_____
_____	_____	_____
_____	_____	_____

From *Guidelines for Cardiac Rehabilitation and Secondary Prevention Programs, Fifth Edition*, by American Association of Cardiovascular and Pulmonary Rehabilitation, 2013, Human Kinetics, Champaign, IL.

参考文献

第1章

1. Leon RS, Franklin BA, Costa F, et al. Cardiac rehabilitation and secondary prevention of coronary heart disease: an American Heart Association scientific statement, in collaboration with the American Association of Cardiovascular and Pulmonary Rehabilitation. *Circulation*. 2005;111:369-376.

2. Bittner V, Sanderson B. Cardiac rehabilitation as a secondary prevention center. *Coron Artery Dis*. 2006;17:211-218.

3. Ades PA, Balady G, Berra K. Transforming exercise based cardiac rehabilitation programs into secondary prevention centers: a national imperative. *J Cardiopulm Rehabil*. 2001;21:263-272.

4. Brown TM, Hernandez AF, Bittner V. Predictors of cardiac rehabilitation referral in coronary artery disease patients: findings from the American Heart Association's Get With the Guidelines program. *J Am Coll Cardiol*. 2009;54:515-521.

5. Smith SC Jr, Allen J, Blair SN, et al.; AHA/ACC; National Heart, Lung, and Blood Institute. AHA/ACC guidelines for secondary prevention for patients with coronary and other atherosclerotic vascular disease: 2006 update: endorsed by the National Heart, Lung, and Blood Institute. *Circulation*. 2006;113:2363-2372.

6. Epstein AJ, Polsky D, Yang F, Yang L, Groeneveld PW. Coronary revascularization trends in the United States, 2001-2008. *JAMA*. 2011;305:1769-1776.

7. Shah ND, Dunlay SM, Ting HH, et al. Long-term medication adherence after myocardial infarction: experience of a community. *Am J Med*. 2009;122:961.e7-13.

8. Choudhry NK, Avorn J, Glynn RJ, et al. Full coverage for preventive medications after myocardial infarction. *NEJM*. 2011;365:2088-2097.

9. Haskell WL, Alderman EL, Fair JM, et al. Effects of intensive multiple risk factor reduction on coronary atherosclerosis and clinical cardiac events in men and women with coronary artery disease. The Stanford Coronary Risk Intervention Project (SCRIP). *Circulation*. 1994;89:975-990.

10. Bowden WE, O'Rourke RA, Koon KT, et al. Impact of optimal medical therapy with or without percutaneous coronary intervention on long-term cardiovascular end points in patients with stable coronary artery disease (from the COURAGE Trial) on behalf of the COURAGE Trial Investigators. *Am J Cardiol*. 2009;104:1-4.

11. Wood DA, Kotseva K, Connolly S, et al. Nurse-coordinated multidisciplinary, family-based cardiovascular disease prevention programme (EUROACTION) for patients with coronary heart disease and asymptomatic individuals at high risk of cardiovascular disease: a paired, cluster-randomised controlled trial. *Lancet*. 2008;371(9629):1999-2012.

12. Ma J, Berra K, Haskell WL, et al. Case management to reduce risk of cardiovascular disease in a county health care system. *Arch Intern Med*. 2009;169:1988-1995.

13. Balady GJ, Ades PA, Bittner VA, et al. Referral, enrollment, and delivery of cardiac rehabilitation/secondary prevention programs at clinical centers and beyond: a presidential advisory from the American Heart Association. *Circulation*. 2011;124:2951-2960.

14. Rittenhouse DR, Shortell S, Fisher ES. Primary care and accountable care—two essential elements of delivery-system reform. *NEJM*. 2009;361:2301-2303.

15. Ades PA, Balady GJ, Berra K. Transforming exercise-based cardiac rehabilitation programs into secondary prevention centers: a national imperative. *J Cardiopulm Rehabil*. 2001;21:263-272.

16. Clark AM, Catto S, Bowman G, Macintyre PD. Design matters in secondary prevention: individualization and supervised exercise improved the effectiveness of cardiac rehabilitation. *Eur J Cardiovasc Prev Rehabil*. 2011;18:761-769.

17. O'Connor GT, Buring JE, Yusuf S, et al. An overview of randomized trials of rehabilitation after myocardial infarction. *Circulation*. 1989;80:234-244.

18. Oldridge NB, Guyatt GH, Fischer ME, Rimm AA. Cardiac rehabilitation after myocardial infarction: combined experience of randomized clinical trials. *JAMA*. 1988;260:945-950.

19. Pavy B, Iliou MC, Meurin P, Tabet JY, Corone S. Safety of exercise training for cardiac patients. Results of the French Registry of Complications During Cardiac Rehabilitation. *Arch Intern Med.* 2006;166:2329-2334.

20. Hamm LF, Kavanagh T, Campbell MS, et al. Timeline for peak improvements during 52 weeks of outpatient cardiac rehabilitation. *J Cardiopulm Rehabil.* 2004;24:374-382.

21. Smith SC, Benjamin EJ, Bonow RO, et al. AHA/ACCF secondary prevention and risk reduction therapy for patients with coronary and other atherosclerotic vascular disease: 2011 update. *Circulation.* 2011;58:2432-2446.

22. Ellrodt G, Glasener R, Cadorette B, et al. Multidisciplinary rounds (MDR): an implementation system for sustained improvement in the American Heart Association's Get With The Guidelines program. *Crit Pathw Cardiol.* 2007;6:106-116.

23. Maron DJ, Boden WE, O'Rourke RA, et al. Intensive multifactorial intervention for stable coronary artery disease: optimal medical therapy in the COURAGE (Clinical Outcomes Utilizing Revascularization and Aggressive Drug Evaluation) trial. *J Am Coll Cardiol.* 2010;55:1348-1358.

24. Schwalm J-D R, Yusuf S. Commentary: "The end of clinical freedom": relevance in the era of evidence-based medicine. *Int J Epidemiol.* 2011;40:855-858.

25. Savage PD, Sanderson BK, Brown TM, Berra K, Ades PA. Clinical research in cardiac rehabilitation and secondary prevention: looking back and moving forward. *J Cardiopulm Rehabil Prev.* 2011;31:333-341.

26. Berra K. Does nurse case management improve implementation of guidelines for cardiovascular disease reduction? *J Cardiovasc Nurs.* 2011;26:145-167.

第2章

1. Brant-Zawadzki M, Perazzo C, Afable RF. Community hospital to community health system: a blueprint for continuum of care. *Physician Exec.* 2011;37:16-21.

2. Evashwick CJ. Creating a continuum. The goal is to provide an integrated system of care. *Health Prog.* 1989;70:36-39, 56.

3. Oelke ND, Cunning L, Andrews K, et al. Organizing care across the continuum: primary care, specialty services, acute and long-term care. *Healthc Q.* 2009;13:75-79.

4. Aston G. Creating a cardiac care continuum. Hospitals & health networks. *Am Hospital Assoc.* 2010;84:32, 34, 36.

5. Kay D, Blue A, Pye P, Lacy A, Gray C, Moore S. Heart failure: improving the continuum of care. *Care Manag J.* 2006;7:58-63.

6. Miranda MB, Gorski LA, LeFevre JG, Levac KA, Niederstadt JA, Toy AL. An evidence-based approach to improving care of patients with heart failure across the continuum. *J Nurs Care Qual.* 2002;17:1-14.

7. Rockson SG, deGoma EM, Fonarow CG. Reinforcing a continuum of care: in-hospital initiation of long-term secondary prevention following acute coronary syndromes. *Cardiovasc Drugs Ther.* 2007;21:375-388.

8. Blackburn H. Population strategies of cardiovascular disease prevention: scientific base, rationale and public health implications. *Ann Med.* 1989;21:157-162.

9. Capewell S, Lloyd-Jones DM. Optimal cardiovascular prevention strategies for the 21st century. *JAMA.* 2010;304:2057-2058.

10. McNamara RL, Wang Y, Herrin J, et al. Effect of door-to-balloon time on mortality in patients with ST-segment elevation myocardial infarction. *J Am Coll Cardiol.* 2006;47:2180-2186.

11. Fonarow GC, Gawlinski A, Moughrabi S, Tillisch JH. Improved treatment of coronary heart disease by implementation of a Cardiac Hospitalization Atherosclerosis Management Program (CHAMP). *Am J Cardiol.* 2001;87:819-822.

12. Choudhry NK, Winkelmayer WC. Medication adherence after myocardial infarction: a long way left to go. *J Gen Intern Med.* 2008;23:216-218.

13. Shah ND, Dunlay SM, Ting HH, et al. Long-term medication adherence after myocardial infarction: experience of a community. *Am J Med.* 2009;122:961.e7-13.

14. Dunlay SM, Witt BJ, Allison TG, et al. Barriers to participation in cardiac rehabilitation. *Am Heart J.* 2009;158:852-859.

15. Grace SL, Gravely-Witte S, Brual J, et al. Contribution of patient and physician factors to cardiac rehabilitation enrollment: a prospective multilevel study. *Euro J Cardiovasc Prev Rehabil.* 2008;15:548-556.

16. Grace SL, Gravely-Witte S, Brual J, et al. Contribution of patient and physician factors to cardiac rehabilitation referral: a prospective

multilevel study. *Nat Clin Pract Cardiovasc Med.* 2008;5:653-662.

17. Grace SL, Russell KL, Reid RD, et al. Effect of cardiac rehabilitation referral strategies on utilization rates: a prospective, controlled study. *Arch Intern Med.* 2011;171:235-241.

18. Witt BJ, Thomas RJ, Roger VL. Cardiac rehabilitation after myocardial infarction: a review to understand barriers to participation and potential solutions. *Eura Medicophys.* 2005;41:27-34.

19. Thomas RJ. Cardiac rehabilitation/secondary prevention programs: a raft for the rapids: why have we missed the boat? *Circulation.* 2007;116:1644-1646.

20. Grace SL, Krepostman S, Brooks D, et al. Referral to and discharge from cardiac rehabilitation: key informant views on continuity of care. *J Eval Clin Pract.* 2006;12:155-163.

21. Riley DL, Stewart DE, Grace SL. Continuity of cardiac care: cardiac rehabilitation participation and other correlates. *Int J Cardiol.* 2007;119:326-333.

22. Giannuzzi P, Temporelli PL, Marchioli R, et al. Global secondary prevention strategies to limit event recurrence after myocardial infarction: results of the GOSPEL study, a multicenter, randomized controlled trial from the Italian Cardiac Rehabilitation Network. *Arch Intern Med.* 2008;168:2194-2204.

23. Hammill BG, Curtis LH, Schulman KA, Whellan DJ. Relationship between cardiac rehabilitation and long-term risks of death and myocardial infarction among elderly Medicare beneficiaries. *Circulation.* 2010;121:63-70.

24. Oldridge NB, Guyatt GH, Fischer ME, Rimm AA. Cardiac rehabilitation after myocardial infarction. Combined experience of randomized clinical trials. *JAMA.* 1988;260:945-950.

25. Squires RW, Montero-Gomez A, Allison TG, Thomas RJ. Long-term disease management of patients with coronary disease by cardiac rehabilitation program staff. *J Cardiopulm Rehabil Prev.* 2008;28:180-186.

26. Suaya JA, Stason WB, Ades PA, Normand SL, Shepard DS. Cardiac rehabilitation and survival in older coronary patients. *J Am Coll Cardiol.* 2009;54:25-33.

27. Taylor RS, Unal B, Critchley JA, Capewell S. Mortality reductions in patients receiving exercise-based cardiac rehabilitation: how much can be attributed to cardiovascular risk factor improvements? *Euro J Cardiovasc Prev Rehabil.* 2006;13:369-374.

28. Williams MA, Ades PA, Hamm LF, et al. Clinical evidence for a health benefit from cardiac rehabilitation: an update. *Am Heart J.* 2006;152:835-841.

29. Witt BJ, Jacobsen SJ, Weston SA, et al. Cardiac rehabilitation after myocardial infarction in the community. *J Am Coll Cardiol.* 2004;44:988-996.

30. Gupta R, Sanderson BK, Bittner V. Outcomes at one-year follow-up of women and men with coronary artery disease discharged from cardiac rehabilitation: what benefits are maintained? *J Cardiopulm Rehabil Prev.* 2007;27:11-18.

31. Balady GJ, Williams MA, Ades PA, et al. Core components of cardiac rehabilitation/secondary prevention programs: 2007 update: a scientific statement from the American Heart Association and the American Association of Cardiovascular and Pulmonary Rehabilitation. *J Cardiopulm Rehabil Prev.* 2007;27:121-129.

32. Riggio JM, Sorokin R, Moxey ED, Mather P, Gould S, Kane GC. Effectiveness of a clinical-decision-support system in improving compliance with cardiac-care quality measures and supporting resident training. *Acad Med.* 2009;84:1719-1726.

33. Gravely-Witte S, Leung YW, Nariani R, et al. Effects of cardiac rehabilitation referral strategies on referral and enrollment rates. *Nat Rev Cardiol.* 2010;7:87-96.

34. Mueller E, Savage PD, Schneider DJ, Howland LL, Ades PA. Effect of a computerized referral at hospital discharge on cardiac rehabilitation participation rates. *J Cardiopulm Rehabil Prev.* 2009;29:365-369.

35. Suaya JA, Shepard DS, Normand SL, Ades PA, Prottas J, Stason WB. Use of cardiac rehabilitation by Medicare beneficiaries after myocardial infarction or coronary bypass surgery. *Circulation.* 2007;116:1653-1662.

36. Thomas RJ, Miller NH, Lamendola C, et al. National survey on gender differences in cardiac rehabilitation programs. Patient characteristics and enrollment patterns. *J Cardiopulm Rehabil.* 1996;16:402-412.

37. Tricoci P, Peterson ED, Roe MT. Patterns of guideline adherence and care delivery for patients with unstable angina and non-ST-segment elevation myocardial infarction (from the CRUSADE Quality Improvement Initiative). *Am J Cardiol.* 2006;98:30Q-35Q.

38. Jacobson PD. Legal and policy considerations in using clinical practice guidelines. *Am J Cardiol.* 1997;80:74H-79H.

39. Spertus JA, Eagle KA, Krumholz HM, Mitchell KR, Normand SL. American College of Cardiology and American Heart Association methodology for the selection and creation of performance measures for quantifying the quality of cardiovascular care. *J Am Coll Cardiol.* 2005;45:1147-1156.

40. Fonarow GC, Abraham WT, Albert NM, et al. Association between performance measures and clinical outcomes for patients hospitalized with heart failure. *JAMA.* 2007;297:61-70.

41. Fonarow GC, Peterson ED. Heart failure performance measures and outcomes: real or illusory gains. *JAMA.* 2009;302:792-794.

42. Spertus JA, Bonow RO, Chan P, et al. ACCF/AHA new insights into the methodology of performance measurement. *Circulation.* 2010;122:2091-2106.

43. Thomas RJ, King M, Lui K, et al. AACVPR/ACC/AHA 2007 performance measures on cardiac rehabilitation for referral to and delivery of cardiac rehabilitation/secondary prevention services. *J Cardiopulm Rehabil Prev.* 2007;27:260-290.

44. Thomas RJ. King M, Lui K, et al. AACVPR/ACCF/AHA 2010 update: performance measures on cardiac rehabilitation for referral to cardiac rehabilitation/secondary prevention services. *J Cardiopulm Rehabil Prev.* 2010;30:279-288.

45. Krumholz HM, Anderson JL, Bachelder BL, et al. ACC/AHA 2008 performance measures for adults with ST-elevation and non-ST-elevation myocardial infarction. *Circulation.* 2008;118:2596-2648.

46. Artham SM, Lavie CJ, Milani RV. Cardiac rehabilitation programs markedly improve high-risk profiles in coronary patients with high psychological distress. *South Med J.* 2008;101:262-267.

47. Milani RV, Lavie CJ. Impact of cardiac rehabilitation on depression and its associated mortality. *Am J Med.* 2007;120:799-806.

48. Oldridge N, Guyatt G, Jones N, et al. Effects on quality of life with comprehensive rehabilitation after acute myocardial infarction. *Am J Cardiol.* 1991;67:1084-1089.

49. Ades PA, Pashkow FJ, Fletcher G, Pina IL, Zohman LR, Nestor JR. A controlled trial of cardiac rehabilitation in the home setting using electrocardiographic and voice transtelephonic monitoring. *Am Heart J.* 2000;139:543-548.

50. DeBusk RF, Miller NH, Superko HR, et al. A case-management system for coronary risk factor modification after acute myocardial infarction. *Ann Intern Med.* 1994;120:721-729.

51. Gordon NF. New methods of delivering secondary preventive services: the promise of the Internet. *J Cardiopulm Rehabil.* 2003;23:349-351.

52. Vandelanotte C, Dwyer T, Van Itallie A, Hanley C, Mummery WK. The development of an internet-based outpatient cardiac rehabilitation intervention: a Delphi study. *BMC Cardiovasc Disord.* 2010;10:27.

53. Varnfield M, Karunanithi MK, Särelä A, et al. Uptake of a technology-assisted home-care cardiac rehabilitation program. *Med J Aust.* 2011;194:S15-19.

54. Bradley EH, Holmboe ES, Mattera JA, Roumanis SA, Radford MJ, Krumholz HM. A qualitative study of increasing beta-blocker use after myocardial infarction: why do some hospitals succeed? *JAMA.* 2001;285:2604-2611.

55. Curry LA, Spatz E, Cherlin E, et al. What distinguishes top-performing hospitals in acute myocardial infarction mortality rates? A qualitative study. *Ann Intern Med.* 2011;154:384-390.

第3章

1. Glanz K, Rimer BK, Viswanath K, eds. *Health Behavior and Health Education: Theory, Research, and Practice.* 4th ed. San Francisco: Jossey-Bass, 2008.

2. Anderson NB, ed. *Encyclopedia of Health & Behavior, Vols. 1 and 2.* Thousand Oaks, CA: Sage, 2004.

3. Bandura A. *Self-efficacy: The Exercise of Control.* New York: Freeman, 1997.

4. Bandura A. *Social Foundations of Thought and Action: A Social-Cognitive Theory.* Englewood Cliffs, NJ: Prentice-Hall, 1986.

5. Prochaska J. Why do we behave the way we do? *Can J Cardiol.* 1995;11:20A-25A.

6. Prochaska J, DiClemente C. Stages and processes of self-change of smoking: toward an integrative model of change. *J Consult Clin Psychol.* 1983;51:390-395.

7. Rogers R. A protection motivation theory of fear appeals and attitude change. *J Psychol.* 1975;91:93-114.

8. Becker MH, ed. The Health Belief Model and personal health behavior. *Health Education Monographs*. 1974;2:324-473.

9. Fishbein M, Ajzen I. *Belief, Attitude, Intention, and Behavior: An Introduction to Theory and Research*. Boston: Addison-Wesley, 1975.

10. Hausenblas H, Carron A, Mack D. Application of the Theories of Reasoned Action and Planned Behavior to exercise behavior: a meta-analysis. *J Sport Exerc Psychol*. 1997;19:36-51.

11. Caulin-Glaser T, Maciejewski PK, Snow R, et al. Depressive symptoms and sex affect completion rates and clinical outcomes in cardiac rehabilitation. *Prev Cardiol*. 2007;10:15-21.

12. Chaiken S, Liberman A, Eagly A. Heuristic and systematic processing within and beyond the persuasion context. In: J Uleman, J Bargh, eds. *Unintended Thought*. New York: Guilford Press, 1989:212-252.

13. Petty R, Cacioppo J. *Communication and Persuasion: Central and Peripheral Routes to Attitude Change*. New York: Springer-Verlag, 1986.

14. Bandura A. Self-efficacy. In: NB Anderson, ed. *Encyclopedia of Health & Behavior, Vol. 2*. Thousand Oaks, CA: Sage, 2004:708-714.

15. Falvo DR. *Effective Patient Education: A Guide to Increased Compliance*. 3rd ed. Sudbury, MA: Jones and Bartlett, 2004.

16. U.S. Department of Education, National Center for Education Statistics. 1992 National Adult Literacy Survey (NALS) and 2003 National Assessment of Adult Literacy (NAAL). A first look at the literacy of America's adults in the 21st century. Washington, DC: U.S. Department of Education, 2005. http://nces.ed.gov/pubsearch/pubsinfo.asp?pubid=2006470. Accessed August 8, 2011.

17. U.S. Department of Education, National Center for Education Statistics. The health literacy of America's adults: results from the 2003 National Assessment of Adult Literacy. Washington, DC: U.S. Department of Education, 2006. http://nces.ed.gov/pubsearch/pubsinfo.asp?pubid=2006483. Accessed August 8, 2011.

18. Cornett S. Assessing and addressing health literacy. *OJIN*. 2009;14(3), Manuscript 2. www.nursingworld.org/MainMenuCategories/ANA-Marketplace/ANAPeriodicals/OJIN/TableofContents/Vol142009/No3Sept09/Assessing-Health-Literacy-.html#Estey. Accessed January 23, 2012.

19. National Cancer Institute, Office of Cancer Communications. *Making Health Communication Programs Work*. Bethesda, MD: National Cancer Institute, 2001. www.cancer.gov/cancertopics/cancerlibrary/pinkbook/page1. Accessed August 8, 2011.

20. Liberman A, Chaiken S. Defensive processing of personally relevant health messages. *Pers Soc Psychol Bull*. 1992;18:669-679.

21. Weinstein N. Unrealistic optimism about illness susceptibility: conclusions from a community-wide sample. *J Behav Med*. 1987;10:481-500.

22. Weinstein N. Unrealistic optimism about susceptibility to health problems. *J Behav Med*. 1982;5:441-460.

23. Weinstein N. Why it won't happen to me: perceptions of risk factors and susceptibility. *Health Psychol*. 1984;3:431-457.

24. Rothman A, Schwarz N. Constructing perceptions of vulnerability: personal relevance and the use of experiential information in health judgments. *Pers Soc Psychol Bull*. 1998;24:1053-1064.

25. Rossi JS. Transtheoretical model of behavior change. In: NB Anderson, ed. *Encyclopedia of Health & Behavior. Vol. 2*. Thousand Oaks, CA: Sage, 2004:803-806.

26. University of Rhode Island, Cancer Prevention Research Center. Exercise: Stages of Change (Short Form). www.uri.edu/research/cprc/measures/ex_stages_change_shrt.html. Accessed August 8, 2011.

27. Marcus BH, Selby VC, Niaura RS, Rossi, JS. Self-efficacy and the stages of exercise behavior change. *Res Q Exerc Sport*. 1992;63:60-66.

28. Doran GT. There's a S.M.A.R.T. way to write management's goals and objectives. *Manag Rev*. 1981;70:35-36.

29. DeBusk RF, Miller NH, Superko HR, et al. A case management system for coronary risk factor modification. *Ann Intern Med*. 1994;120:721-729.

30. Currier DY, Savage PD, Ades PA. Geographic distribution of cardiac rehabilitation programs in the United States. *J Cardiopulm Rehabil*. 2005;25:80-84.

31. Rollnick S, Miller W, Butler CC. *Motivational Interviewing in Health Care. Helping Patients Change Behavior*. New York: Guilford Press, 2008.

32. Madson MB, Loignon AC, Lane C. Training in motivational interviewing: a systematic review. *J Subst Abuse Treat*. 2009;36:101-109.

33. Moyers TB, Miller WR, Hendrickson SML. How does Motivational Interviewing work? Therapist interpersonal skill predicts client involvement within Motivational Interviewing sessions. *J Consult Clin Psychol*. 2005;73:590-598.

34. Ayala C, Orenstein D, Greenlund KJ, et al. Division of Adult and Community Health, National Center for Chronic Disease Prevention and Health Promotion, Centers for Disease Control and Prevention. Receipt of cardiac rehabilitation services among heart attack survivors – 19 states and the District of Columbia, 2001. *MMWR*. 2003;52:1072-1075.

35. Caulin-Glaser T, Blum M, Schmeizl R, et al. Gender differences in referral to cardiac rehabilitation programs after revascularization. *J Cardiopulm Rehabil*. 2001;21:24-30.

36. Barber K, Stommel M, Kroll J, et al. Cardiac rehabilitation for community-based patients with myocardial infarction: factors predicting discharge recommendation and participation. *J Clin Epidemiol*. 2001;54:1025-1030.

37. Benz Scott LA, Ben-Or K, Allen JK. Why are women missing from outpatient cardiac rehabilitation programs? A review of multilevel factors affecting referral, enrollment, and completion. *J Women's Health*. 2002;11:773-791.

38. Missik E. Women and cardiac rehabilitation: accessibility issues and policy recommendations. *Rehabil Nurs*. 2001;26:141-147.

39. Sanderson BK, Phillips MM, Gerald L, et al. Factors associated with the failure of patients to complete cardiac rehabilitation for medical and nonmedical reasons. *J Cardiopulm Rehabil*. 2003;23:281-289.

40. Thomas RJ, Miller NH, Lamendola C, et al. National survey on gender differences in cardiac rehabilitation programs. *J Cardiolpulm Rehabil*. 1996;16:402-412.

41. Allen JK, Benz Scott LA, Stewart K, Young D. Disparities in women's referral to and enrollment in outpatient cardiac rehabilitation. *J Gen Intern Med*. 2004;19:747-753.

42. Yohannes AM, Yalfani A, Doherty P, Bundy C. Predictors of drop-out from an outpatient cardiac rehabilitation programme. *Clin Rehabil*. 2007;21:222-229.

第5章

1. Begs VAL, Willis SB, Mails EL, et al. Patient education for discharge after coronary bypass surgery in the 1990s: are patients adequately prepared? *J Cardiovasc Nurs*. 1998;12:72-86.

2. Brezynskie H, Pendon E, Lindsay P, Adam M. Identification of the perceived learning needs of balloon angioplasty patients. *J Cardiovasc Nurs*. 1998;9:8-14.

3. AACVPR. Resources for Patients. www.aacvpr. org/Resources/ResourcesforPatients/tabid/500/ Default.aspx. Accessed May 11, 2012 (link may require login to view material).

4. Seconds Count. www.scai.org/secondscount/ Default.aspx. Accessed May 11, 2012.

5. American College of Cardiology. Cardiosmart. www.cardiosmart.org/. Accessed May 11, 2012.

6. Drozda J Jr, Messer JV, Spertus J, et al. ACCF/ AHA/AMA-PCPI 2011 performance measures for adults with coronary artery disease and hypertension: a report of the American College of Cardiology Foundation/American Heart Association and the American Medical Association– Physician Consortium for Performance Improvement. *J Am Coll Cardiol*. 2011;58:316-336.

7. AACVPR/ACCF/AHA 2010 update: performance measures on cardiac rehabilitation for referral to cardiac rehabilitation/secondary prevention services. *J Cardiopulm Rehabil Prev*. 2010;30:279-288.

8. Thomas RJ, King M, Lui K, et al. AACVPR/ ACC/AHA 2007 performance measures on cardiac rehabilitation for referral to and delivery of cardiac rehabilitation/secondary prevention services. *J Cardiopulm Rehabil Prev*. 2007;27:260-290.

9. Mueller E, Savage PD, Schneider DJ, Howland LL, Ades PA. Effect of a computerized referral at hospital discharge on cardiac rehabilitation participation rates. *J Cardiopulm Rehabil Prev*. 2009;29:365-369.

10. Arena R, Williams M, Forman DE, et al. Increasing referral and participation rates to outpatient cardiac rehabilitation: the valuable role of healthcare professionals in the inpatient and home health settings: a science advisory from the American Heart Association. *Circulation*. 2012;125:1321-1329.

11. Titler MG, Pettit DM. Discharge readiness assessment. *J Cardiovasc Nurs*. 1995;9:64-74.

12. Meyer JW, Feingold MG. Using standard treatment protocols to manage costs and quality of hospital services. *Hospital Technology Special Report*. 1993;12:1-23.

13. Edwardson SR. The consequences and opportunities of shortened lengths of stay for cardiovascular patients. *J Cardiovasc Nurs*. 1999;14:1-11.

14. Hamm LF, Sanderson BK, Ades PA, et al. Core competencies for cardiac rehabilitation/secondary prevention professionals: 2010 update: position statement of the American Association of Cardiovascular and Pulmonary Rehabilitation. *J Cardiopulm Rehabil Prev*. 2011;31:2-10.

15. Joint Commission on Accreditation of Healthcare Organizations. www.jointcommission.org. Accessed January 23, 2012.

16. Anderson JA, Petersen NJ, Kistner C, Soltero ER, Willson P. Determining predictors of delayed recovery and the need for transitional cardiac rehabilitation after cardiac surgery. *J Am Acad Nurs Pract*. 2006;18:386-392.

17. Sansone GR, Alba A, Frengley JD. Analysis of FIM instrument scores for patients admitted to an inpatient cardiac rehabilitation program. *Arch Phys Med Rehabil*. 2002;83:506-512.

18. Kong KH, Kevorkian CG, Rossi CD. Functional outcomes of patients on a rehabilitation unit after open heart surgery. *J Cardiopulm Rehabil*. 1996;16:413-418.

19. Keith RA, Granger CV, Hamilton BB, Sherwin FS. The Functional Independence Measure: a new tool for rehabilitation. *Adv Clin Rehabil*. 1987;1:6-18.

20. Fiedler RC, Granger CV, Ottenbacher KJ. The uniform data system for medical rehabilitation: report of first admissions for 1994. *Am J Phys Med Rehabil*. 1996;75:125-129.

21. Doran K, Sampson B, Status R, et al. Clinical pathways across tertiary and community care after an interventional cardiology procedure. *J Cardiovasc Nurs*. 1997;11:2:1-14.

第6章

1. Smith SC Jr, Benjamin EJ, Bonow R, et al. AHA/ACCF secondary prevention and risk reduction therapy for patients with coronary and other atherosclerotic vascular disease: 2011 update. *Circulation*. 2011;124:2458-2473.

2. Sargent LA, Seyfer AE, Hollinger J, et al. The healing sternum: a comparison of osseous healing with wire versus rigid fixation. *Ann Thorac Surg*. 1991;52:490-494.

3. Losanoff JE, Jones JW, Richman BW. Primary closure of median sternotomy: techniques and principles. *Cardiovasc Surg*. 2002;10:102-110.

4. Gibbons RJ, Balady GJ, Bricker JT, et al. ACC/AHA 2002 guideline update for exercise testing: summary article. *J Am Coll Cardiol*. 2002;40:1531-1540.

5. Myers J, Arena R, Franklin B, et al. Recommendations for clinical exercise laboratories: a scientific statement from the American Heart Association. *Circulation*. 2009;119:3144-3161.

6. American College of Sports Medicine. *ACSM Guidelines for Exercise Testing and Prescription*. 9th ed. Philadelphia: Lippincott Williams & Wilkins, 2014.

7. Fletcher GF, Balady GJ, Amsterdam EA, et al. Exercise standards for testing and training: a statement for healthcare professionals from the American Heart Association. *Circulation*. 2001;104:1694-1740.

8. Wilke NA, Sheldahl LM, Dougherty SM, et al. Baltimore Therapeutic Equipment work simulator: energy expenditure of work activities in cardiac patients. *Arch Phys Med Rehabil*. 1993;74:419-424.

9. Fletcher GF, Ades PA, Kligfield P, et al. Exercise standards for testing and training. A scientific statement from the American Heart Association. *Circulation*. In Press 2013.

10. Balady GJ, Arena R, Sietsema K, et al. Clinician's guide to cardiopulmonary exercise testing in adults. *Circulation*. 2010;122:191-225.

11. Keteyian SJ, Isaac D, Thadani U, et al. Safety of symptom-limited cardiopulmonary exercise testing in patients with chronic heart failure due to severe left ventricular systolic dysfunction. *Am Heart J*. 2009;158:S72-S77.

12. Physical Activity Readiness Questionnaire. www.csep.ca/CMFiles/publications/parq/par-q.pdf. Accessed February 28, 2012.

13. Myers J, Arena R, Franklin B, et al. Recommendations for clinical exercise laboratories: a scientific statement from the American Heart Association. *Circulation*. 2009;119:3144-3161.

14. Rodgers GP, Ayanian JZ, Balady G, et al. American College of Cardiology/American Heart Association Clinical Competence statement on stress testing. *Circulation*. 2000;102:1726-1738.

15. Cardiovascular Credentialing International. www.cci-online.org. Accessed February 28, 2012.

16. Gibbons RJ, Balady GJ, Bricker JT, et al. ACC/AHA 2002 guideline update for exercise testing: summary article. *Circulation*. 2002;106:1883-1892.

17. Myers J, Bader D, Madhavan R, Froelicher V. Validation of a specific activity questionnaire to estimate exercise tolerance in patients referred for exercise testing. *Am Heart J.* 2001;142:1041-1046.

18. Maeder M, Wolber T, Atefy R, et al. A nomogram to select the optimal treadmill ramp protocol in subjects with high exercise capacity: validation and comparison with the Bruce protocol. *J Cardiopulm Rehabil.* 2006;26:16-23.

19. Arena R, Myers J, Williams MA, et al. Assessment of functional capacity in clinical and research settings: a scientific statement from the American Heart Association. *Circulation.* 2007;116:329-343.

20. Myers J, Buchanan N, Walsh D, et al. Comparison of the ramp versus standard exercise protocols. *J Am Coll Cardiol.* 1991;17:1334-1342.

21. Wasserman K, Hansen J, Sue D, et al. *Principles of Exercise Testing and Interpretation.* 4th ed. Philadelphia: Lippincott Williams & Wilkins, 2004.

22. Jones N. *Clinical Exercise Testing.* Philadelphia: Saunders, 1997.

23. Hansen JE, Sue DY, Wasserman K. Predicted values for clinical exercise testing. *Am Rev Respir Dis.* 1984;129:S49-S55.

24. Morris CK, Myers J, Froelicher VF, et al. Nomogram based on metabolic equivalents and age for assessing aerobic exercise capacity in men. *J Am Coll Cardiol.* 1993;22:175-182.

25. Cole CR, Blackstone EH, Pashkow FJ, et al. Heart-rate recovery immediately after exercise as a predictor of mortality. *NEJM.* 1999;341:1351-1357.

26. Gauri AJ, Raxwal VK, Roux L, et al. Effects of chronotropic incompetence and beta-blocker use on the exercise treadmill test in men. *Am Heart J.* 2001;142:136-141.

27. Frolkis JP, Pothier CE, Blackstone EH, et al. Frequent ventricular ectopy after exercise as a predictor of death. *NEJM.* 2003;348:781-790.

28. Pinkstaff S, Peberdy MA, Kontos MC, Finucane S, Arena R. Quantifying exertion level during exercise stress testing using percentage of age-predicted maximal heart rate, rate pressure product, and perceived exertion. *Mayo Clin Proc.* 2010;85:1095-1100.

29. Fletcher GF, Balady GJ, Amsterdam EA, et al. Exercise Standards for Testing and Training. A Statement for Healthcare Professionals From the American Heart Association. http://circ.ahajournals.org/content/104/14/1694.Accessed 4/9/13.

30. Cheitlin MD, Armstrong WF, Aurigemma GP, et al. ACC/AHA/ASE 2003 guideline update for the clinical application of echocardiography. *Circulation.* 2003;108:1146-1162.

31. Kohli P, Gulati M. Exercise stress testing in women: going back to the basics. *Circulation.* 2010;122:2570-2580.

32. Klocke FJ, Baird MG, Lorell BH, et al. ACC/AHA/ASNC guidelines for the clinical use of cardiac radionuclide imaging. *Circulation.* 2003;108:1404-1418.

33. American Thoracic Society statement: guidelines for the six-minute walk test. *Am J Respir Crit Care Med.* 2002;166:111-117.

34. Ainsworth B, Haskell W, Leon AS. Compendium of physical activities: classification of energy costs of human physical activities. In: J Roitman, ed. *ACSM's Resource Manual for Guidelines for Exercise Testing and Prescription.* Philadelphia: Lippincott Williams & Wilkins, 2001:673-686.

35. Myers J, Do D, Herbert W, et al. A nomogram to predict exercise capacity from a specific activity questionnaire and clinical data. *Am J Cardiol.* 1994;73:591-596.

36. Pereira MA, FitzerGerald SJ, Gregg EW, et al. A collection of Physical Activity Questionnaires for health-related research. *Med Sci Sports Exerc.* 1997;29:S1-205.

37. Goldman L, Hashimoto B, Cook EF, et al. Comparative reproducibility and validity of systems for assessing cardiovascular functional class: advantages of a new specific activity scale. *Circulation.* 1981;64:1227-1234.

38. Hlatky MA, Boineau RE, Higginbotham MB, et al. A brief self-administered questionnaire to determine functional capacity (the Duke Activity Status Index). *Am J Cardiol.* 1989;64:651-654.

39. Borg GA. Psychophysical bases of perceived exertion. *Med Sci Sports Exerc.* 1982;14:377-381.

第7章

1. Smith SC Jr, Benjamin EJ, Bonow RO, et al. AHA/ACC secondary prevention and risk reduction therapy for patients with coronary and other atherosclerotic vascular disease: 2011 update. *Circulation.* 2011;124:2458-2473.

2. DeBusk RF, Miller NH, Superko HR, et al. A case-management system for coronary risk factor modification after acute myocardial infarction. *Ann Intern Med.* 1994;120:721-729.

3. Gordon NF, English CD, Contractor AS, et al. Effectiveness of three models for comprehensive cardiovascular risk reduction. *Am J Cardiol.* 2002;89:1263-1268.

4. Haskell WL, Aldernam EL, Fair JM, et al. Effects of intensive multiple risk factor reduction on coronary atherosclerosis and clinical cardiac events in men and women with coronary artery disease. The Stanford Coronary Risk Intervention Project (SCRIP). *Circulation.* 1994;89:975-990.

5. King DE, Mainous AG, Carnemolla M, Everett CJ. Adherence to healthy lifestyle habits in U.S. adults, 1988-2006. *Am J Med.* 2009;122:528-534.

6. Taylor R, Brown A, Ebrahim S, et al. Exercise-based rehabilitation for patients with coronary heart disease: systematic review and meta-analysis of randomized controlled trials. *Am J Med.* 2004;116:682-692.

7. Clark A, Hartling L, Vandermeer B, McAlister F. Meta-analysis: secondary prevention programs for patients with coronary artery disease. *Ann Intern Med.* 2005;143:659-672.

8. Suaya JA, Stason WB, Ades PA, Normand S-LT, Shepard DS. Cardiac rehabilitation and survival in older coronary patients. *J Am Coll Cardiol.* 2009;54:25-33.

9. Gravely-Witte S, Leung YW, Nariani R, et al. Effects of cardiac rehabilitation referral strategies on referral and enrollment rates. *Nat Rev Cardiol.* 2010;7:87-96.

10. Grace SL, Russell KL, Reid RD, et al. for the Cardiac Rehabilitation Care Continuity Through Automatic Referral Evaluation (CRCARE) investigators. Effect of cardiac rehabilitation referral strategies on utilization rates: a prospective, controlled study. *Arch Intern Med.* 2011;171:235-241.

11. Thomas RJ, King M, Lui K, Oldridge N, Piña II. AACVPR/ACCF/AHA 2010 update: performance measures on cardiac rehabilitation for referral to cardiac rehabilitation/secondary prevention services. *J Cardiopulm Rehabil Prev.* 2010;30:279-288.

12. Balady GJ, Williams MA, Ades PA, et al. Core components of cardiac rehabilitation/secondary prevention programs: 2007 update. *J Cardiopulm Rehabil Prev.* 2007;27:121-129.

13. Graham I, Atar D, Borch-Johnsen K, et al. European guidelines on cardiovascular disease prevention in clinical practice. Fourth Joint Task Force of the European Society of Cardiology and Societies on Cardiovascular Disease Prevention in Clinical Practice. *Eur J Cardiovasc Prev Rehabil.* 2007;14(suppl 2):S1-S113.

14. Ornish D, Scherwitz LW, Billings JH, et al. Intensive lifestyle changes for reversal of coronary heart disease. *JAMA.* 1998;280:2001-2007.

15. Vogel RA, Corretti MC, Plotnik GD. The postprandial effect of components of the Mediterranean diet on endothelial function. *J Am Coll Cardiol.* 2000;36:1455-1460.

16. Gould KL, Ornish D, Scherwitz L, et al. Changes in myocardial perfusion abnormalities by positron emission tomography after long-term, intense risk factor modification. *JAMA.* 1995;274:894-899.

17. Qureshi AL, Suri FK, Guterman LR, et al. Ineffective secondary prevention in survivors of cardiovascular events in the US population. *Arch Intern Med.* 2001;161:1621-1628.

18. Hamm LF, Sanderson BK, Ades PA, et al. Core competencies for cardiac rehabilitation/secondary prevention professionals: 2010 update: position statement of the American Association of Cardiovascular and Pulmonary Rehabilitation. *J Cardiopulm Rehabil Prev.* 2011;31:2-10.

19. Moore M, Boothroyd L. White paper: The obesity epidemic: a confidence crisis calling for professional coaches. Wellcoaches, Inc. www.wellcoaches.com/images/whitepaper.pdf. Accessed May 23, 2011.

20. Libby P, Ridker P, Hansson GK. Inflammation in atherosclerosis: from pathophysiology to practice. *J Am Coll Cardiol.* 2009;54:2129-2139.

21. Libby P. Atherosclerosis: the new view. *Scientific American.* 2002;286:47-53.

22. Framingham Heart Study. www.framinghamheartstudy.org/.

23. Grundy SM. Metabolic syndrome: a multiplex cardiovascular risk factor. *J Clin Endocrinol Metab.* 2007;92:399-404.

24. Okun MA, Karoly P. Perceived goal ownership, regulatory goal cognition and health behavior change. *Am J Health Behav.* 2007;31:98-109.

25. Bovend'Eerdt TJH, Botell RE, Wade DT. Writing SMART rehabilitation goals and achieving goal attainment scaling: a practical guide. *Clin Rehabil.* 2009;23:352-361.

26. Anderson JV, Mavis BE, Robinson JI, Stoffelmayr BE. A work-site weight management

program to reinforce behavior. *J Occup Med.* 1993;35:800-804.

27. O'Keefe JH, Carter MD, Lavie CJ. Primary and secondary prevention of cardiovascular diseases: a practical evidence-based approach. *Mayo Clin Proc.* 2009;84:741-757.

28. Verani MS, Mahmarian JJ. Nonexercise stress testing. In: AS Iskandrian, ed. *American Journal of Cardiology, Continuing Education Series, Myocardial Perfusion Imaging.* 1993;4:10.

29. Foster C, Porcari JP. The risks of exercise training. *J Cardiopulm Rehabil.* 2001;21:347-352.

30. Franklin B. Cardiovascular events associated with exercise: the risk-protection paradox. *J Cardiopulm Rehabil.* 2005;25:189-195.

31. Lavie CJ, Thomas RJ, Squires RW, Allison TG, Milani RV. Exercise training and cardiac rehabilitation in primary and secondary prevention of coronary heart disease. *Mayo Clin Proc.* 2009;84:373-383.

32. O'Connor CM, Whelan DJ, Lee KL, et al. Efficacy and safety of exercise training in patients with chronic heart failure: HF-ACTION randomized controlled trial. *JAMA.* 2009;301:1439-1450.

33. McKelvie RS. Exercise training in patients with heart failure: clinical outcomes, safety, and indications. *Heart Fail Rev.* 2008;13:3-11.

34. Mittleman MA, Maclure M, Tofler GH, Sherwood JB, Goldberg RJ, Muller JE, for the Determinants of Myocardial Infarction Onset Study investigators. Triggering of acute myocardial infarction by heavy physical exertion. *Heart.* 1996;75:323-325.

35. Dahabreh IJ, Paulus JK. Association of episodic physical and sexual activity with triggering of acute cardiac events: systematic review and meta-analysis. *JAMA.* 2011;305:1225-1233.

36. Scheinowitz M, Harpaz D, Safety of cardiac rehabilitation in a medically supervised, community-based program. *Cardiology.* 2005;103:113-117.

37. Pavy B, Iliou MC, Meurin P, Tabet JY, Corone S, for the Functional Evaluation and Cardiac Rehabilitation Working Group of the French Society of Cardiology. Safety of exercise training for cardiac patients results of the French Registry of Complications During Cardiac Rehabilitation. *Arch Intern Med.* 2006;166:2329-2334.

38. Hossack KF, Hartwig R. Cardiac arrest associated with supervised cardiac rehabilitation. *J Card Rehabil.* 1982;2:405-408.

39. Centers for Medicare and Medicaid Services. Title 42 Code of Federal Regulations, Section 410.49: Cardiac rehabilitation program and intensive cardiac rehabilitation program. Conditions of coverage. http://edocket.access.gpo.gov/cfr_2010/octqtr/pdf/42cfr410.49.pdf. Accessed March 12, 2011.

40. Verrill D, Ashley R, Witt K, Forkner T. Recommended guidelines for monitoring and supervision of North Carolina Phase II/III cardiac rehabilitation programs: a position paper by the North Carolina Cardiopulmonary Rehabilitation Association. *J Cardiopulm Rehabil.* 1996;2:9-24.

41. Ades PA, Savage PD, Toth MJ, Harvey-Berino J, David J. High-calorie-expenditure exercise: a new approach to cardiac rehabilitation for overweight coronary patients. *Circulation.* 2009;119;2671-2678.

42. Seki E, Watanabe Y, Shimada K, et al. Effects of a phase III cardiac rehabilitation program on physical status and lipid profiles in elderly patients with coronary artery disease: J-CARP. *Circ J.* 2008;72:1230-1234.

43. Seki E, Watanabe Y, Sunayama S, et al. Effects of phase III cardiac rehabilitation programs on health-related quality of life in elderly patients with coronary artery disease: J-CARP. *Circ J.* 2003;67:73-77.

44. Tkatch R, Artinan NT, Abrams J, et al. Social network and health outcomes among African American cardiac rehabilitation patients. *Heart Lung.* 2011;40:193-200.

45. Shen BJ, Wachowiak PS, Brooks LG. Psychosocial factors and assessment in cardiac rehabilitation. *Eur Medicophys.* 2005;41:75-91.

46. Hancock K, Davidson P, Daly J, Webber D, Chang E. An exploration of the usefulness of motivational interviewing in facilitating secondary prevention gains in cardiac rehabilitation. *J Cardiopulm Rehabil.* 2005;25:200-206.

47. Hardcastle S, Taylor A, Baily M, Castle R. A randomized controlled trial on the effectiveness of a primary health care based counseling intervention on physical activity, diet and CHD risk factors. *Patient Educ Couns.* 2008;70:31-39.

48. Bennett JA, Lyons KS, Winters-Stone K, Nail LM, Scherer J. Motivational interviewing to increase physical activity in long-term cancer survivors. *Nurs Res.* 2007;56:18-27.

49. Carels RA, Darby L, Cacciapaglia HM, et al. Using motivational interviewing as a supplement to obesity treatment: a stepped-care approach. *Health Psychol.* 2007;26:369-374.

50. Harland J, White M, Drinkwater C, Chinn D, Farr L, Howel D. The Newcastle exercise project: a randomised controlled trial of methods to promote physical activity in primary care. *BMJ*. 1999;319:828-832.

51. Duncan KA, Pozehl B. Staying on course: the effects of an adherence facilitation intervention on home exercise prescription. *Prog Cardiovasc Nurs*. 2002;17:59-65, 71.

52. Papadakis S, Reid RD, Coyle D, et al. Cost-effectiveness of cardiac rehabilitation program delivery models in patients at varying cardiac risk, reason for referral, and sex. *Eur J Cardiovasc Prev Rehabil*. 2008;15:347-353.

53. Papadakis S, Oldridge NB, Coyle D, et al. Economic evaluation of cardiac rehabilitation: a systematic review. *Eur J Cardiovasc Prev Rehabil*. 2005;12:513-520.

54. Oldridge N, Furlong W, Perkins A, et al. Community or patient preferences for cost-effectiveness of cardiac rehabilitation: does it matter? *Eur J Cardiovasc Prev Rehabil*. 2008;15:608-615.

55. Thomas RJ. Cardiac rehabilitation/secondary prevention programs: a raft for the rapids: why have we missed the boat? *Circulation*. 2007;116:1644-1646.

第8章

1. Smith SC, Benjamin EJ, Bonow RO, et al. AHA/ACCF secondary prevention and risk reduction therapy for patients with coronary and other atherosclerotic vascular disease: 2011 update. *Circulation*. 2011;124:2458-2473.

2. Hamm LF, Sanderson BK, Ades PA, et al. Core competencies for cardiac rehabilitation/secondary prevention professionals: 2010 Update. Position Statement of the American Association of Cardiovascular and Pulmonary Rehabilitation. *J Cardiopulm Rehabil*. 2011;31:2-10.

3. Lavie CJ, Thomas RJ, Squires RW, Allison TG, Milani RV. Exercise training and cardiac rehabilitation in primary and secondary prevention of coronary heart disease. Mayo Clin Proc. 2009;84:373-383.

"吸烟" 部分

1. American Heart Association. *Heart and Stroke Statistical Update*. Dallas: American Heart Association, 2010.

2. Critchley JA, Capwell S. Mortality risk reduction associated with smoking cessation in patients with coronary heart disease: a systematic review. *JAMA*. 2003;290:86-97.

3. Fiore MC, Jaen MC, Baker TB, et al. *Treating Tobacco Use and Dependence: 2008 Update. Clinical Practice Guideline*. Rockville, MD: U.S. Department of Health and Human Services, Public Health Service, 2008.

4. Benowitz NL. Nicotine addiction. *NEJM*. 2010;362:2295-2303.

5. Pipe AL, Papadakis S, Reid RD. The role of smoking cessation in the prevention of coronary artery disease. *Curr Atheroscler Rep*. 2010;12:145-150.

6. Taylor CB, Miller NH, Smith PM, DeBusk RF. The effect of a home-based, case-managed, multifactorial risk-reduction program on reducing psychological distress in patients with cardiovascular disease. *J Cardiopulm Rehabil*. 1997;17:157-162.

7. Ewing JA. Detecting alcoholism: the CAGE Questionnaire. *JAMA*. 1984;252:1905-1907.

8. Kalman D, Kim S, DiGirolamo G, Smelson D, Ziedonis D. Addressing tobacco use disorder in smokers in early remission from alcohol dependence: the case for integrating smoking cessation services in substance use disorder treatment programs. *Clin Psychol Rev*. 2010;30:12-24.

9. Reid RD, Mullen KA, Pipe AL. Systematic approaches to smoking cessation in the cardiac setting. *Curr Opin Cardiol*. 2011;26:443-448.

10. Taylor CB, Miller NH, Killen JD, et al. Smoking cessation after myocardial infarction: effects of a nurse-managed intervention. *Ann Intern Med*. 1990;113:118-123.

11. Abrams DB, et al. Boosting population quits through evidence-based cessation treatment and policy. *Am J Prev Med*. 2010;38:S351-S363.

12. Prochaska JO, DiClemente CC, Norcross JC. In search of how people change: applications to addictive behaviors. *Am Psychologist*. 1992;47:1102-1114.

13. Miller NH, Smith PM. Smoking cessation. In: J Roitman et al., eds. *ACSM's Resource Manual for Guidelines for Exercise Testing and Prescription*. 3rd ed. Baltimore: Williams & Wilkins, 1998.

14. Benowitz NL, Gourlay SG. Cardiovascular toxicity of nicotine: implications for nicotine replacement therapy. *J Am Coll Cardiol*. 1997;29:1422-1431.

15. Joseph AM, Norman SM, Ferry LH, et al. The safety of transdermal nicotine as an aid to smoking cessation in patients with cardiac disease. *NEJM*. 1996;335:1792-1798.

16. Mahmarian JJ, Moye LA, Nasser GA, et al. Nicotine patch therapy in smoking cessation reduces the extent of exercise-induced myocardial ischemia. *J Am Coll Cardiol*. 1997;30:125-130.

17. U.S. Food and Drug Administration. FDA Drug Safety Communication: Chantix (varenicline) drug label now contains updated efficacy and safety information. www.fda.gov/Drugs/Drug-Safety/ucm264436.htm. Accessed January 23, 2012.

18. Miller NH, Smith PM, DeBusk RF, et al. Smoking cessation and hospitalized patients: results of a randomized trial. *Arch Intern Med*. 1997;157:409-415.

"血脂异常"部分

1. Grundy SM, Cleemanm JI, Mertz C, et al. Implications of recent clinical trials for the National Cholesterol Education Program Adult Treatment Panel III guidelines. *Circulation*. 2004;110:227-239.

2. Heart Protection Study Collaborative Group. MRC/BHF Heart Protection Study of cholesterol lowering with simvastatin in 20,536 high-risk individuals: a randomised placebo-controlled trial. *Lancet*. 2002;360(9326):7-22.

3. Cholesterol Treatment Trialists' (CTT) collaborators. Efficacy and safety of cholesterol-lowering treatment: prospective meta-analysis of data from 90,056 participants in 14 randomised trials of statins. *Lancet*. 2005;306:1267-1278.

4. Cholesterol Treatment Trialists' (CTT) collaboration. Efficacy and safety of more intensive lowering of LDL: a meta-analysis of data from 170,000 participants in 26 randomised trials. *Lancet*. 2010;376:1670-1681.

5. Gotto AM. Lipid lowering, regression, and coronary events. *Circulation*. 1995;92:646-656.

6. Simvastatin Survival Study Group. Randomised trial of cholesterol lowering in 4444 patients with coronary heart disease: the Scandinavian Simvastatin Survival Study (4S). *Lancet*. 1994;344:1383-1389.

7. Shepherd J, Blauw GJ, Murphy MB, et al, for Prosper study group. Pravastatin in elderly individuals at risk of vascular disease (PROSPER): a randomized controlled trial. *Lancet*. 2002;360(9346):1623-1630.

8. Mosca L, Benjamin EJ, Berra K, et al. Effectiveness-based guidelines for the prevention of cardiovascular disease in women—2011 update: a guideline from the American Heart Association. *Circulation*. 2011;123:1243-1262.

9. Sacks FM, Pfeffer MA, Moye LA, et al. The effect of pravastatin on coronary events after myocardial infarction with average cholesterol levels. Cholesterol and Recurrent Events Trial investigators. *NEJM*. 1996;335:1001-1009.

10. Schedlbauer A, Davies P, Fahey T. Interventions to improve adherence to lipid lowering medication. *Cochrane Database Syst Rev*. 2010;3:CD004371.

11. Allen JK, Blumenthal RS. Coronary risk factors in women six months after coronary artery bypass grafting. *Am J Cardiol*. 1995;75:1092-1095.

12. Cannistra L, O'Malley CJ, Balady GJ. Comparison of outcome of cardiac rehabilitation in black women and white women. *Am J Cardiol*. 1995;75:890-893.

13. Lavie C, Milani R. Effects of cardiac rehabilitation, exercise training, and weight reduction on exercise capacity, coronary risk factors, behavior characteristics, and quality of life in obese coronary patients. *Am J Cardiol*. 1997;79:397-401.

14. National Cholesterol Education Program (NCEP). Executive summary of the third report of the Expert Panel on Detection, Evaluation and Treatment of High Blood Cholesterol in Adults (Adult Treatment Panel III). *JAMA*. 2001;285:2486-2497.

15. Gardner C, Fortmann S, Krauss R. Association of small low density lipoprotein particles with the incidence of coronary artery disease in men and women. *JAMA*. 1996;276:875-881.

16. Schwartz GG, Olsson AG, Ezekowitz MD, et al. Effects of atorvastatin on early recurrent ischemic events in acute coronary syndromes (the MIRACL study): a randomized controlled trial. *JAMA*. 2001;285:1711-1718.

17. Smith SC Jr, Blair SN, Bonow RO, et al. Guidelines for preventing heart attack and death in patients with atherosclerotic cardiovascular disease: 2001 update: a statement for healthcare professionals from the AHA/ACC. *Circulation*. 2001;104:1577-1579.

18. Greenland P, Alpert JS, Beller GA, et al. 2010 ACCF/AHA guideline for assessment of cardiovascular risk in asymptomatic adults. *J Am Coll Cardiol*. 2010;56:e50-103.

19. Krauss RM, Eckel RH, Howard B, et al. AHA Dietary Guidelines: revision 2000. *Circulation*. 2000;102:2284-2299.

20. Pyörälä M, Miettinen H, Laakso M, Pyörälä K. Hyperinsulinemia predicts coronary heart disease risks in healthy middle-aged men: the 22-year follow-up results of the Helsinki policeman study. *Circulation*. 1998;98:398-404.

21. Reaven G. Pathophysiology of insulin resistance in human disease. *Physiol Rev*. 1995;75:473-486.

22. Reinhart SL. Uncomplicated acute myocardial infarction: a critical path. *J Cardiovasc Nurs*. 1995;31:1-7.

23. Zavaroni I, Bonini L, Gasparini P, et al. Hyperinsulinemia in a normal population as a predictor of non-insulin dependent diabetes mellitus, hypertension, and coronary heart disease: the Barilla factory revisited. *Metabolism*. 1999;48:989-994.

24. Mayer-Davis E, D'Agostino R, Karter A, et al. Intensity and amount of physical activity in relation to insulin sensitivity. *JAMA*. 1998;279:669-674.

25. Stefanick M, Mackey S, Sheehan M, et al. Effects of diet and exercise in men and postmenopausal women with low levels of HDL-cholesterol and high levels of LDL-cholesterol. *NEJM*. 1998;339:12-20.

26. Reaven GM. Role of insulin resistance in human disease. *Diabetes*. 1998;37:1595-1607.

27. Austin M, Hokanson J, Edwards K. Hypertriglyceridemia as a cardiovascular risk factor. *Am J Cardiol*. 1998;81(4A):7B-12B.

28. Stampfer M, Krauss R, Ma J, et al. A prospective study of triglyceride level, low-density lipoprotein particles diameter, and risk of myocardial infarction. *JAMA*. 1996;276:882-888.

29. Frost P, Havel R. Rationale for use of non-high-density lipoprotein cholesterol rather than low-density lipoprotein cholesterol as a tool for lipoprotein cholesterol screening and assessment of risk and therapy. *Am J Cardiol*. 1998;81(4A):26B-31B.

30. Campbell NC, Grimshaw JM, Ritchie LD, Rawles JM. Outpatient cardiac rehabilitation: are the potential benefits being realized? *J R Coll Physicians Lond*. 1996;30:514-519.

31. Chan AW, Bhatt DL, Chew DP, et al. Early and sustained survival benefit associated with statin therapy at the time of percutaneous coronary intervention. *Circulation*. 2002;105:691-696.

32. Heeschen C, Hamm CW, Laufs U, et al. Withdrawal of statins increases event rates in patients with acute coronary syndromes. *Circulation*. 2002;15:1446-1452.

33. Lefer DJ. Statins as potent anti-inflammatory drugs. *Circulation*. 2002;106:2041-2042.

34. Pruefer D, Makowski J, Schnell M, et al. Simvastatin inhibits inflammatory properties of staphylococcus aureus alphatoxin. *Circulation*. 2002;106:2104-2110.

35. Ridker PM, Rifai N, Pfeffer M, et al. Long term effects of pravastatin on plasma concentration of C-reactive protein. *Circulation*. 1999;100:230-235.

36. Ross R. Atherosclerosis: an inflammatory disease. *NEJM*. 1999;340:115-126.

"高血压" 部分

1. Roger VL, Go AS, Lloyd-Jones DM. Heart disease and stroke statistics—2011 update. A report from the American Heart Association. *Circulation*. 2011;123:e18-e209.

2. Audelin MC, Savage PD, Ades PA. Changing clinical profile of patients entering cardiac rehabilitation/secondary prevention programs: 1996 to 2006. *J Cardiopulm Rehabil Prev*. 2008;28:299-306.

3. Chobodian AV, Bakris GL, Black HR, et al, and the National High Blood Pressure Education Program Coordinating Committee. Seventh report of Joint National Committee on Prevention, Detection, Evaluation, and Treatment of High Blood Pressure. *Hypertension*. 2003;42:1206-1252.

4. Smith SC, Benjamin EJ, Bonow RO, et al. AHA/ACCF secondary prevention and risk reduction therapy for patients with coronary and other atherosclerotic vascular disease: 2011 update. *Circulation*. 2011;124:2458-2473.

5. Lichtenstein AH, Appel LJ, Brands M, et al. AHA 2006 diet and lifestyle recommendations. *Circulation*. 2006;114:82-96.

6. Appel LJ, Frohlich ED, Hall JE, et al. The importance of population-wide sodium reduction as a means to prevent cardiovascular disease and stroke: a call to action from the American Heart Association. *Circulation*. 2011;123:1138-1143.

7. U.S. Department of Agriculture and U.S. Department of Health and Human Services. *Dietary Guidelines for Americans, 2010*. 7th ed. Washington, DC: U.S. Government Printing Office, 2010.

8. Appel LJ, Moore TJ, Obarzanek E, et al. A clinical trial of the effects of dietary patterns on blood pressure. DASH Collaborative Research Group. *NEJM*. 1997;336:1117-1124.

9. Svetkey LP, Simons-Morton D, Vollmer WM, et al. Effects of dietary patterns on blood pressure: subgroup analysis of the Dietary Approaches to Stop Hypertension (DASH) randomized clinical trial. *Arch Intern Med*. 1999;159:285-293.

10. Bray GA, Vollmer WM, Sacks FM, Obarzanek E, Svetkey LP, Appel LJ, DASH Collaborative Research Group. A further subgroup analysis of the effects of the DASH diet and three dietary sodium levels on blood pressure: results of the DASH-Sodium Trial. *Am J Cardiol*. 2004;94:222-227.

11. Adrogue HJ, Madias NE. Sodium and potassium in the pathogenesis of hypertension. *NEJM*. 2007;356:1966-1978.

12. Yusuf S, Hawken S, Ounpuu S, et al. Effect of potentially modifiable risk factors associated with myocardial infarction in 52 countries (the INTERHEART study): case-control study. *Lancet*. 2004;364:937.

"体力活动不足" 部分

1. Haskell W, Lee I-M, Pate R, et al. Physical activity and public health: updated recommendation for adults from the American College of Sports Medicine and the American Heart Association. *Circulation*. 2007;116:1081-1093.

2. U.S. Department of Health and Human Services. *2008 Physical Activity Guidelines for Americans*. www.health.gov/paguidelines/pdf/paguide.pdf

3. Thompson PD, Buchner D, Pina IL, et al. AHA scientific statement: exercise and physical activity in the prevention and treatment of atherosclerotic cardiovascular disease. *Circulation*. 2003;107:3109-3116.

4. Pate RR, Pratt M, Blair SN, et al. Physical activity and public health: a recommendation from the Centers for Disease Control and Prevention and the American College of Sports Medicine. *JAMA*. 1995;273:402-407.

5. U.S. Department of Health and Human Services. *Clinical Practice Guidelines: Cardiac Rehabilitation*. U.S. Department of Health and Human Services; Public Health Service, Agency for Health Care Policy and Research, National Heart, Lung and Blood Institute, 1995.

6. U.S. Department of Health and Human Services. *Physical Activity and Health: A Report of the Surgeon General*. Atlanta: U.S. Department of Health and Human Services, Centers for Disease Control and Prevention, National Center for Chronic Disease Prevention and Health Promotion, 1996.

7. Myers J, Prakash M, Froelicher V, et al. Exercise capacity and mortality among men referred for exercise testing. *NEJM*. 2002;346:793-801.

8. Blair SN, Kohl HW 3rd, Paffenbarger RS Jr, et al. Physical fitness and all-cause mortality. A prospective study of healthy men and women. *JAMA*. 1989;262:2395-2401.

9. Katzmarzyk P, Church T, Craig C, et al. Sitting time and mortality from all causes, cardiovascular disease, and cancer. *Med Sci Sports Exerc*. 2009;41:998-1005.

10. Stamatakis E, Hamer M, Dunstan D. Screen-based entertainment time, all-cause mortality, and cardiovascular events: population-based study with ongoing mortality and hospital events follow-up. *J Am Coll Cardiol*. 2011;57:292-299.

11. Paffenbarger RS, Kampert JB, Lee IM, et al. Changes in physical activity and other lifeway patterns influencing longevity. *Med Sci Sports Exerc*. 1994;26:857-865.

12. Oldridge NB, Guyatt GH, Fischer ME, et al. Cardiac rehabilitation after myocardial infarction: combined experience of randomized clinical trials. *JAMA*. 1988;260:945-950.

13. Caspersen CJ, Powell KE, Christenson GM. Physical activity, exercise, and physical fitness: definitions and distinctions for health-related research. *Public Health Rep*. 1985;100:126-131.

14. Lloyd-Jones D, Hong Y, Labarthe D, et al. Defining and setting national goals for cardiovascular health promotion and disease reduction: the American Heart Association's Strategic Impact Goal through 2020 and beyond. *Circulation*. 2010;121:586-613.

15. Blair SN, Kohl HW 3rd, Barlow CE, et al. Changes in physical fitness and all-cause mortality. A prospective study of healthy and unhealthy men. *JAMA*. 1995;273:1093-1098.

16. Warren JM, Ekelund U, Besson H, et al. Assessment of physical activity—a review of methodologies with reference to epidemiological research: a report of the exercise physiology section of the European Association of Cardiovascular Preven-

tion and Rehabilitation. *Eur J Cardiovasc Prev Rehabil*. 2010;17:127-139.

17. Balady GJ, Arena R, Sietsema K, et al. Clinician's guide to cardiopulmonary exercise testing in adults: a scientific statement from the American Heart Association. *Circulation*. 2010;122:191-225.

18. Lauer M, Froelicher ES, Williams M, Kligfield P. Exercise testing in asymptomatic adults: a statement for professionals from the American Heart Association. *Circulation*. 2005;112:771-776.

19. Fletcher GF, Balady GJ, Amsterdam EA, et al. Exercise standards for testing and training: a statement for healthcare professionals from the American Heart Association. *Circulation*. 2001;104:1694-1740.

20. American College of Sports Medicine. *ACSM's Guidelines for Exercise Testing and Prescription*. 9th ed. Philadelphia: Lippincott Williams & Wilkins, 2014.

21. Williams M. Exercise testing in cardiac rehabilitation: exercise prescription and beyond. *Cardiol Clin*. 2001;19:415-431.

22. Williams M, Haskell W, Ades P, et al. Resistance training in individuals with and without cardiovascular disease: 2007 update: a scientific statement from the American Heart Association. *Circulation*. 2007;116:572-584.

23. Saris W, Blair SN, van Baak M, et al. How much physical activity is enough to prevent unhealthy weight gain? Outcome of the IASO 1st Stock Conference and consensus statement. *Obesity Rev*. 2003;4:101-114.

24. Hambrecht R, Niebauer J, Marburger C, et al. Various intensities of leisure time physical activity in patients with coronary artery disease: effects on cardiorespiratory fitness and progression of coronary atherosclerotic lesions. *J Am Coll Cardiol*. 1993;22:468-477.

25. Ayabe M, Brubaker PH, Dobrosielski D, et al. The physical activity patterns of cardiac rehabilitation program participants. *J Cardiopulm Rehabil*. 2004;24:80-86.

26. McConnell TR, Palm RJ, Shearn WM, et al. Body fat distribution's impact on physiologic outcomes during cardiac rehabilitation. *J Cardiopulm Rehabil*. 1999;19:162-169.

27. Savage PD, Brochu M, Scott P, et al. Low caloric expenditure in cardiac rehabilitation. *Am Heart J*. 2000;140:527-533.

28. Schairer JR, Keteyian SJ, Ehrman JK, et al. Leisure time physical activity of patients in maintenance cardiac rehabilitation. *J Cardiopulm Rehabil*. 2003;23:260-265.

29. Schairer JR, Kostelnik T, Proffitt SM, et al. Caloric expenditure during cardiac rehabilitation. *J Cardiopulm Rehabil*. 1998;18:290-294.

30. McConnell TR, Klinger TA, Gardner JK, et al. Cardiac rehabilitation without exercise tests for post-myocardial infarction and post-bypass surgery patients. *J Cardiopulm Rehabil*. 1998;18:458-463.

31. Ades PA, Savage PD, Harvey-Berino J. The treatment of obesity in cardiac rehabilitation. *J Cardiopulm Rehabil Prev*. 2010;30:289-298.

32. Ayabe M, Brubaker PH, Dobrosielski D, et al. Target step count for the secondary prevention of cardiovascular disease. *Circ J*. 2008;72:299-303.

33. Stevenson TG, Riggin K, Nagelkirk PR, et al. Physical activity habits of cardiac patients participating in an early outpatient rehabilitation program. *J Cardiopulm Rehabil Prev*. 2009;29:299-303.

34. Jones NL, Schneider PL, Kaminsky LA, et al. An assessment of the total amount of physical activity of patients participating in a phase III cardiac rehabilitation program. *J Cardiopulm Rehabil Prev*. 2007;27:81-85.

35. Ayabe M, Brubaker PH, Kumahara H, Kiyonaga A, Tanaka H, Aoki J. Self-monitoring moderate-vigorous physical activity versus steps/day is more effective in chronic disease exercise programs. *J Cardiopulm Rehabil Prev*. 2010;30:111-115.

36. Bravata DM, Smith-Spangler C, Sundaram V, et al. Using pedometers to increase physical activity and improve health: a systematic review. *JAMA*. 2007;298:2296-2304.

37. Healy GN, Matthews CE, Dunstan DW, et al. Sedentary time and cardio-metabolic biomarkers in US adults: NHANES 2003-06. *Eur Heart J*. 2011;32:590-597.

38. Stewart KJ, Ratchford EV, Williams MA. Exercise for restoring health and preventing vascular disease. In: RS Blumenthal. JM Foody, ND Wong, eds. *Preventive Cardiology*. Philadelphia: Elsevier, 2011:541-551.

"糖尿病" 部分

1. Centers for Disease Control and Prevention. 2011 national diabetes fact sheet. www.cdc.gov/diabetes/pubs/estimates11.htm#1.

2. Sacks FM. Lipid-lowering therapy in acute coronary syndromes. *JAMA*. 2001;285:1758-1760.

3. Colberg SR, Albright AL, Blissmer BJ, et al. American College of Sports Medicine and the American Diabetes Association joint position statement. Exercise and type 2 diabetes. *Med Sci Sports Exerc*. 2010;42:2282-2303.

4. Knowler WC, Barrett-Connor E, Fowler SE, et al. Reduction in the incidence of type 2 diabetes with lifestyle intervention or metformin. *NEJM*. 2002;346:393-403.

5. Kokkinos P, Myers J, Nylen E, et al. Exercise capacity and all-cause mortality in African American and Caucasian men with type 2 diabetes. *Diabetes Care*. 2009;32:623-628.

6. Gill JM. Physical activity, cardiorespiratory fitness and insulin resistance: a short update. *Curr Opin Lipidol*. 2007;18:47-52.

7. Horowitz JF. Exercise-induced alterations in muscle lipid metabolism improve insulin sensitivity. *Exerc Sport Sci Rev*. 2007;35:192-196.

8. American Diabetes Association. Physical activity/exercise and diabetes. Diabetes Care. 2004;27:s58-s62.

9. Sigal RJ, Kenny GP, Wasserman DH, et al. Physical activity/exercise and type 2 diabetes: a consensus statement from the American Diabetes Association. *Diabetes Care*. 2006;29:1433-1438.

10. Hornsby WG, Albright AL. Diabetes. In: *ACSM's Exercise Management for Persons with Chronic Diseases and Disabilities*. Champaign, IL: Human Kinetics, 2009:182-191.

11. American College of Sports Medicine. *ACSM's Guidelines for Exercise Testing and Prescription*. 9th ed. Baltimore: Lippincott Williams & Wilkins, 2010:281.

12. Pinzur MS, Slovenkai MP, Trepman E, et al. Guidelines for diabetic foot care. *Foot Ankle Int*. 2005;26:113-119.

13. Lopez-Jimenez F, Kramer VC, Masters B, et al. Recommendations for managing patients with diabetes mellitus in cardiopulmonary rehabilitation. An American Association of Cardiovascular and Pulmonary Rehabilitation statement. *J Cardiopulm Rehabil Prev*. 2012;32:101-112.

14. American Diabetes Association. Standards of Medical Care In Diabetes–2013. Exercise in the presence of nonoptimal glycemic control-hypoglycemia. http://care.diabetesjournals.org/content/36/supplement_S11.full (accessed 6/24/2013).

"社会心理问题"部分

1. Kolman L, Shin N, Krishnan SM, et al. Psychological distress in cardiac rehabilitation participants. *J Cardiopulm Rehabil Prev*. 2011;31:81-86.

2. Barth J, Schneider S, von Känel R. Lack of social support in the etiology and prognosis of coronary heart disease: a systematic review and meta-analysis. *Psychosom Med*. 2010;72:229-238.

3. Hughes JW, Bon-Wilson A, Eichenauer K, Feltz G. Behavioral medicine for patients with heart disease-the case of depression and cardiac rehabilitation. *US Cardiol*. 2010;7:55-60.

4. Oldridge NB, Pashkow FJ. Compliance and motivation in cardiac rehabilitation. In: FJ Pashkow, WA Dafoe, eds. *Clinical Rehabilitation: A Cardiologist's Guide*. Baltimore: Williams & Wilkins, 1993:335-348.

5. Hamm LF, Sanderson BK, Ades PA, et al. Core competencies for cardiac rehabilitation/secondary prevention professionals: 2010 update: position statement of the American Association of Cardiovascular and Pulmonary Rehabilitation. *J Cardiopulm Rehabil Prev*. 2010;31:2-10.

6. Livneh H. Denial of chronic illness and disability: part 1. Theoretical, functional and dynamic perspectives. *Rehabil Couns Bull*. 2009;52:225-236.

7. Perkins-Porras L, Whitehead DL, Strike PC, Steptoe A. Causal beliefs, cardiac denial and prehospital delays following the onset of acute coronary syndromes. *J Behav Med*. 2008;31:498-505.

8. Frasure-Smith N. Recent evidence linking coronary heart disease and depression. *Can J Psychiatry*. 2006;51:730-737.

9. Chida Y, Steptoe A. The association of anger and hostility with future coronary heart disease: a meta-analytic review of prospective evidence. *J Am Coll Cardiol*. 2009;53:936-946.

10. Pederson SS, Denollet J. Type D personality, cardiac events, and impaired quality of life: a review. *Eur J Cardiovasc Prev Rehab*. 2003;10:241-248.

11. O'Dell KR, Masters KS, Spielmans G, Maisto SA. Does type-D personality predict outcomes among patients with cardiovascular disease? A meta-analytic review. *J Psychosom Res*. 2011;71:199-206.

12. Rose MI, Robbins B. Psychosocial recovery issues and strategies in cardiac rehabilitation. In: FJ Pashkow, WA Dafoe, eds. *Clinical Rehabilitation: A Cardiologist's Guide*. Baltimore: Williams & Wilkins, 1993:248-262.

13. Beck AT, Steer RA, Brown GK. *BDI-II Manual.* San Antonio: Psychological Corporation, 1996.

14. Derogatis LR. *SCL-90-R: Administration, Scoring and Procedure Manual.* Baltimore: Clinical Psychometric Research, 1983.

15. McNair D, Lorr M, Dropplemann L. *Profile of Mood States.* San Diego: Educational and Industrial Testing Service, 1971.

16. Radloff L. The C.E.S.-D Scale: a self-report depression scale for research in the general population. *Appl Psychol Meas.* 1977;1:385-401.

17. Spielberger C, Gorsuch R, Luschene R. *Manual for the State Trait Anxiety Inventory.* Palo Alto, CA: Consulting Psychologists Press, 1970.

18. Pizzi C, Rutjes AW, Costa GM, Fontana F, Mezzetti A, Manzoli L. Meta-analysis of selective serotonin reuptake inhibitors in patients with depression and coronary heart disease. *Am J Cardiol.* 2011;107:972-979.

19. Taylor CB, Miller NH, Herman S, et al. Smoking cessation after myocardial infarction: effects of a nurse-managed intervention. *Ann Intern Med.* 1990;113:118-123.

20. Allen JP, Eckardt MJ, Wallen J. Screening for alcoholism: techniques and issues. *Public Health Rep.* 1988;10:586-592.

21. Dracup K, Bryan-Brown CW. An open door policy in ICU. *Am J Crit Care.* 1992;2:16-18.

22. Sotile WM, Sotile MO, Ewen GS, Sotile LJ. Marriage and family factors relevant to effective cardiac rehabilitation: a review of risk factor literature. *Sports Med Training Rehabil.* 1993;4:115-128.

23. Sotile WM, Sotile MO, Sotile LJ, Ewan GS. Martial and family factors relevant to cardiac rehabilitation: a integrative review of the psychosocial literature. *Sports Med Training Rehabil.* 1993;4:217-236.

24. Swenson JR, Abbey SE. Management of depression and anxiety disorders in the cardiac patient. In: FJ Pashkow, WA Dafoe, eds. *Clinical Rehabilitation: A Cardiologist's Guide.* Baltimore: Williams & Wilkins, 1993;263-286.

25. Cahill K, Stead LF, Lancaster T. Nicotine receptor partial agonists for smoking cessation. *Cochrane Database Syst Rev.*; April 2012. CD006103.pub6.

26. Sotile WM. The intimacy factor in cardiopulmonary rehabilitation: a practical model for structuring interventions. *J Cardiopulm Rehabil.* 1993;13:237-242.

27. Sotile WM. *Heart Illness and Intimacy: How Caring Relationships Aid Recovery.* Baltimore: Johns Hopkins University Press, 1992.

28. Sotile WM. *Psychosocial Interventions for Cardiopulmonary Patients: A Guide for Health Professionals.* Champaign, IL: Human Kinetics, 1996.

29. Walbroehl GS. Sexual concerns of the patient with pulmonary disease. *Postgrad Med.* 1992;91:455-460.

30. Allan R, Scheidt S. *Heart and Mind: The Practice of Cardiac Psychology.* Washington, DC: American Psychological Association, 1996.

31. Matano RA, Bronstone AB. Assessment, intervention, and referral of patients suffering from alcoholism. *J Cardiopulm Rehabil.* 1994;14:27-29.

32. Williams RB, Williams V. *Anger Kills: Seventeen Strategies for Controlling the Hostility That Can Harm Your Health.* New York: Times Books, 1993.

"超重和肥胖" 部分

1. Klein S, Burke LE, Bray GA, et al.; American Heart Association Council on Nutrition, Physical Activity, and Metabolism. Clinical implications of obesity with specific focus on cardiovascular disease. *Circulation.* 2004;110:2952-2967.

2. Poirier P, Giles TD, Bray GA, et al. American Heart Association. Obesity and cardiovascular disease: pathophysiology, evaluation, and effect of weight loss: an update. *Circulation.* 2006;113:898-918.

3. Bader DS, Maguire TE, Spahn CM, O'Malley CJ, Balady GJ. Clinical profile and outcomes of obese patients in cardiac rehabilitation stratified according to National Heart, Lung, and Blood Institute criteria. *J Cardiopulm Rehabil.* 2001;21:210-217.

4. Lavie CJ, Milani RV. Effects of cardiac rehabilitation, exercise training, and weight reduction on exercise capacity, coronary risk factors, behavioral characteristics, and quality of life in obese coronary patients. *Am J Cardiol.* 1997;79:397-401.

5. Brochu M, Poehlman ET, Ades PA. Obesity, body fat distribution, and coronary artery disease. *J Cardiopulm Rehabil.* 2000;20:96-108.

6. Audelin MC, Savage PD, Ades PA. Changing clinical profile of patients entering cardiac rehabilitation/secondary prevention programs: 1996 to 2006. *J Cardiopulm Rehabil Prev.* 2008;28:299-306.

7. Zullo M, Dolansky MA, Jackson LW. Incorporation of core guidelines into cardiac rehabilitation practice. *J Cardiopulm Rehabil Prev*. 2010;30:267.

8. Brochu M, Poehlman ET, Savage P, Fragnoli-Munn K, Ross S, Ades PA. Modest effects of exercise training alone on coronary risk factors and body composition in coronary patients. *J Cardiopulm Rehabil*. 2000;20:180-188.

9. Milani RV, Lavie CJ. Prevalence and profile of metabolic syndrome in patients following acute coronary events and effects of therapeutic lifestyle change with cardiac rehabilitation. *Am J Cardiol*. 2003;92:50-54.

10. Eilat-Adat S, Eldar M, Goldbourt U. Association of intentional changes in body weight with coronary heart disease event rates in overweight subjects who have an additional coronary risk factor. *Am J Epidemiol*. 2005;161:352-358.

11. Sierra-Johnson J, Romero-Corral A, Somers VK, et al. Prognostic importance of weight loss in patients with coronary heart disease regardless of initial body mass index. *Eur J Cardiovasc Prev Rehabil*. 2008;15:336-340.

12. Ades PA, Savage PD, Toth MJ, et al. High-caloric expenditure exercise: a new approach to cardiac rehabilitation for overweight coronary patients. *Circulation*. 2009;119:2671-2678.

13. Savage PD, Ludlow M, Toth MJ, et al. Exercise and weight loss improves endothelial dependent vasodilatory capacity in overweight individuals with coronary heart disease. *J Cardiopulm Rehabil Prev*. 2009;29:264.

14. Keating FK, Schneider DJ, Savage PD, Bunn JY, Toth MJ, Ades PA. Platelet reactivity decreases after exercise training and weight loss in overweight patients with coronary artery disease. *Circulation*. 2009;120:S512.

15. Pope L, Harvey-Berino J, Savage P, et al. The impact of high-calorie-expenditure exercise on quality of life in older adults with coronary heart disease. *J Aging Phys Act*. 2011;19:99-116.

16. Seidell JC, Flegal KM. Assessing obesity: classification and epidemiology. *Br Med Bull*. 1997;53:238-252.

17. Expert Panel on Detection, Evaluation, and Treatment of High Blood Cholesterol in Adults. Executive summary of the Third Report of the National Cholesterol Education Program (NCEP) Expert Panel on Detection, Evaluation, and Treatment of High Blood Cholesterol in Adults (Adult Treatment Panel III). *JAMA*. 2001;285:2486-2497.

18. Savage PD, Banzer JA, Balady GJ, Ades PA. Prevalence of metabolic syndrome in cardiac rehabilitation/secondary prevention programs. *Am Heart J*. 2005;149:627-631.

19. Ford ES, Giles WH, Dietz WH. Prevalence of the metabolic syndrome among US adults: findings from the Third National Health and Nutrition Survey. *JAMA*. 2002;287:356-359.

20. Rana JS, Mukamal KJ, Morgan JP, Muller JE, Mittleman MA. Obesity and the risk of death after acute myocardial infarction. *Am Heart J*. 2004;147:841-846.

21. Wolk R, Berger P, Lennon RJ, Brilakis ES, Somers VK. Body mass index: a risk factor for unstable angina and myocardial infarction in patients with angiographically confirmed coronary artery disease. *Circulation*. 2003;108:2206-2211.

22. Wilson PW, D'Agostino RB, Sullivan L, Parise H, Kannel WB. Overweight and obesity as determinants of cardiovascular risk: the Framingham experience. *Arch Intern Med*. 2002;162:1867-1872.

23. Schwartz GG, Olsson AG, Szarek M, Sasiela WJ. Relation of characteristics of metabolic syndrome to short-term prognosis and effects of intensive statin therapy after acute coronary syndrome: an analysis of the Myocardial Ischemia Reduction with Aggressive Cholesterol Lowering (MIRACL) trial. *Diabetes Care*. 2005;28:2508-2513.

24. Levantesi G, Macchia A, Marfisi R, et al. Metabolic syndrome and risk of cardiovascular events after myocardial infarction. *J Am Coll Cardiol*. 2005;46:277-283.

25. Daly CA, Hildebrandt P, Bertrand M, et al. Adverse prognosis associated with the metabolic syndrome in established coronary artery disease: data from the EUROPA trial. *Heart*. 2007;93:1406-1411.

26. Lamonte MJ, Ainsworth BE. Quantifying energy expenditure and physical activity in the context of dose response. *Med Sci Sports Exerc*. 2001;33(6 suppl):S370-378; discussion S419-420.

27. Brownell K. *The LEARN Program for Weight Control*. Dallas: American Health, 2000.

28. Prochaska J, DiClemente C. Stages and processes of self-change of smoking: toward an integrative model of change. *J Consult Clin Psychol*. 1983;51:390-395.

29. Ades PA, Savage PD, Harvey-Berino J. The treatment of obesity in cardiac rehabilitation. *J Cardiopulm Rehabil Prev*. 2010;30:289-298.

30. Harvey-Berino J. Weight loss in the clinical setting: applications for cardiac rehabilitation. *Coron Artery Dis.* 1998;9:795-798.

31. Savage PD, Lee M, Harvey-Berino J, Brochu M, Ades PA. Weight reduction in the cardiac rehabilitation setting. *J Cardiopulm Rehabil.* 2002;22:154-160.

32. Wadden TA, Butryn ML, Wilson C. Lifestyle modification for the management of obesity. *Gastroenterology.* 2007;132:2226-2238.

33. Lichtenstein AH, Appel LJ, Brands M, et al. Summary of American Heart Association diet and lifestyle recommendations revision. *Arterioscler Thromb Vasc Biol.* 2006;26:2186-2191.

34. Larsen TM, Dalskov SM, van Baak M, et al. Diets with high or low protein content and glycemic index for weight-loss maintenance. Diet, Obesity, and Genes (Diogenes) Project. *NEJM.* 2010;363:2102-2113.

35. Noakes M, Keogh JB, Foster PR, Clifton PM. Effect of an energy-restricted, high-protein, low-fat diet relative to a conventional high-carbohydrate, low-fat diet on weight loss, body composition, nutritional status, and markers of cardiovascular health in obese women. *Am J Clin Nutr.* 2005;81:1298-1306.

36. Claessens M, van Baak MA, Monsheimer S, Saris WH. The effect of a low-fat, high-protein or high-carbohydrate ad libitum diet on weight loss maintenance and metabolic risk factors. *Int J Obes (Lond).* 2009;33:296-304.

37. Gardner CD, Kiazand A, Alhassan S, et al. Comparison of the Atkins, Zone, Ornish, and LEARN diets for change in weight and related risk factors among overweight premenopausal women: the A TO Z Weight Loss Study: a randomized trial. *JAMA.* 2007;297:969-977. Erratum in: *JAMA.* 2007;298:178.

38. Mertens DJ, Kavanagh T, Campbell RB, Shephard RJ. Exercise without dietary restriction as a means to long-term fat loss in the obese cardiac patient. *J Sports Med Phys Fitness.* 1998;38:310-316.

39. Savage PD, Brochu M, Poehlman ET, Ades PA. Reduction in obesity and coronary risk factors after high caloric exercise training in overweight coronary patients. *Am Heart J.* 2003;146:317-323.

40. Donnelly JE, Blair SN, Jakicic JM, Manore MM, Rankin JW, Smith BK. American College of Sports Medicine position stand. Appropriate physical activity intervention strategies for weight loss and prevention of weight regain for adults. *Med Sci Sports Exerc.* 2009;41:459-471. Erratum in: *Med Sci Sports Exerc.* 2009;41:1532.

41. Swain DP, Franklin BA. Is there a threshold intensity for aerobic training in cardiac patients? *Med Sci Sports Exerc.* 2002;34:1071-1075.

42. Hamm LF, Kavanagh T, Campbell RB, et al. Timeline for peak improvements during 52 weeks of outpatient cardiac rehabilitation. *J Cardiopulm Rehabil.* 2004;24:374-380.

43. Zeni AI, Hoffman MD, Clifford PS. Energy expenditure with indoor exercise machines. *JAMA.* 1996;275:1424-1427.

44. Levine JA. Nonexercise activity thermogenesis—liberating the life-force. *J Intern Med.* 2007;262:273-287.

45. U.S. Department of Health and Human Services. 2008. *Physical Activity Guidelines for Americans.* Washington, DC: USDHHS. www.health.gov/paguidelines.

46. American College of Sports Medicine. *ACSM's Guidelines for Exercise Testing and Prescription.* 9th ed. Baltimore: Lippincott Williams & Wilkins, 2014:320.

47. Healy GN, Dunstan DW, Salmon J, et al. Breaks in sedentary time: beneficial associations with metabolic risk. *Diabetes Care.* 2008;31:661-666.

"新发危险因素" 部分

1. Khot UN, Khot MB, Bajer CT, et al. Prevalence of conventional risk factors in patients with coronary heart disease. *JAMA.* 2003;290:898-904.

2. Greenland P, Knoll MD, Stamler J, et al. Major risk factors as antecedents of fatal and non-fatal coronary heart disease events. *JAMA.* 2003;290:891-897.

3. Iqbal R, Anand S, Ounpuu S, et al. Dietary patterns and risk of myocardial infarction in 52 countries: results of the INTERHEART study. *Circulation.* 2008;118:1929-1937.

4. Anand S, Islam S, Rosengren A, et al. Risk factors for myocardial infarction in women and men: insights from the INTERHEART study. *Eur Heart J.* 2008;29:932-940.

5. van Dam RM, Willett WC. Unmet potential for cardiovascular disease prevention in the United States. *Circulation.* 2009;120:1171-1173.

6. Clarke R, Halsey J, Lewington S, et al. Effects of lowering homocysteine levels with B vitamins

on cardiovascular disease, cancer, and cause-specific mortality: meta-analysis of 8 randomized trials involving 37,485 individuals. *Arch Intern Med.* 2010;170:1622-1631.

7. Ebbing M, Bonaa KH, Arnesen E, et al. Combined analyses and extended follow-up of two randomized controlled homocysteine-lowering B-vitamin trials. *J Intern Med.* 2010;268:367-382.

8. Miller ER, Juraschek S, Pastor-Barriuso R, et al. Meta-analysis of folic acid supplementation trials on risk of cardiovascular disease and risk interaction with baseline homocysteine levels. *Am J Cardiol.* 2010;106:517-527.

9. Armitage JM, Bowman L, Clarke RJ, et al. Effects of homocysteine-lowering with folic acid plus vitamin B12 vs placebo on mortality and major morbidity in myocardial infarction survivors: a randomized trial. *JAMA.* 2010;303:2486-2494.

10. Gudnason V. Lipoprotein(a): a causal independent risk factor for coronary heart disease? *Curr Opin Cardiol.* 2009;24:490-495.

11. Kamstrup PR. Lipoprotein(a) and ischemic heart disease-a causal association? A review. *Atherosclerosis.* 2010;211:15-23.

12. Erqou S, Kaptoge S, Perry PL, et al. Lipoprotein(a) concentration and the risk of coronary heart disease, stroke, and nonvascular mortality. *JAMA.* 2009;302:412-433.

13. Bermudez V, Arraiz N, Aparicio D, et al. Lipoprotein(a): from molecules to therapeutics. *Am J Ther.* 2010;17:263-273.

14. Tziomalos K, Athyros G, Wierzbicki AS, Mikhailidis DP. Lipoprotein(a): where are we now? *Curr Opin Cardiol.* 2009;24:351-357.

15. Nordestgaard BG, Chapman MJ, Ray K, et al. Lipoprotein(a) as a cardiovascular risk factor: current status. *Eur Heart J.* 2010;23:2844-2853.

16. Myers GL, Christenson RHM, Cushman M, et al. National Academy of Clinical Biochemistry Laboratory Medicine practice guidelines: emerging biomarkers for primary prevention of cardiovascular disease. *Clin Chem.* 2009;55:378-384.

17. He LP, Tang XY, Ling WH, Chen WQ, Chen YM. Early C-reactive protein in the prediction of long-term outcomes after acute coronary syndromes: a meta-analysis of longitudinal studies. *Heart.* 2010;96:339-346.

18. Li JJ, Ren Y, Chen KJ, et al. Impact of C-reactive protein on in-stent restenosis: a meta-analysis. *Tex Heart Inst J.* 2010;37:49-57.

19. Ridker PM, MacFayden J, Libby P, Glynn RJ. Relation of baseline high-sensitivity C-reactive protein level to cardiovascular outcomes with rosuvastatin in Justification for Use of statins in Prevention: an Intervention Trial Evaluating Rosuvastatin (JUPITER). *Am J Cardiol.* 2010;106:204-209.

第9章

"老年人与年轻人"部分

1. Audelin MC, Savage PD, Ades PA. Changing clinical profile of patients entering cardiac rehabilitation/secondary prevention programs: 1996 to 2006. *J Cardiopulm Rehabil Prev.* 2008;28:299-306.

2. Pinsky JL, Jette AM, Branch LG, Kannel WB, Feinleib M. The Framingham Disability Study: relationship of various coronary heart disease manifestations to disability in older persons living in the community. *Am J Public Health.* 1990;80:1363-1367.

3. Alexander KP, Newby LK, Cannon CP, et al. Acute coronary care in the elderly, part I: non-ST-segment-elevation acute coronary syndromes: a scientific statement for healthcare professionals from the American Heart Association in collaboration with the Society of Geriatric Cardiology. *Circulation.* 2007;115:2549-2569.

4. Tresch DD, Alla HR. Diagnosis and management of myocardial ischemia (angina) in the elderly patient. *Am J Geriatr Cardiol.* 2001;10:337-344.

5. Madala MC, Franklin BA, Chen AY, et al. Obesity and age of first non-ST-segment elevation myocardial infarction. *Am J Coll Cardiol.* 2008;52:979-985.

6. De S, Searles G, Haddad H. The prevalence of cardiac risk factors in women 45 years of age or younger undergoing angiography for evaluation of undiagnosed chest pain. *Can J Cardiol.* 2002;18:945-948.

7. Audelin MC, Savage PD, Ades PA. Exercise-based cardiac rehabilitation for very old patients (≥75 years): focus on physical function. *J Cardiopulm Rehabil Prev.* 2008;28:163-173.

8. Suaya JA, Stason WB, Ades PA, Normand, SLT, Shepard DS. Cardiac rehabilitation and survival

in older coronary patients. *J Am Coll Cardiol.* 2009;54:25-33.

9. Ades PA, Pashkow F, Nestor J. Cost-effectiveness of cardiac rehabilitation after myocardial infarction. *J Cardiopulm Rehabil.* 1997;17:222-231.

10. Lee AJ, Shepard DS. Costs of cardiac rehabilitation and enhanced lifestyle modification programs. *J Cardiopulm Rehabil Prev.* 2009;29:348-357.

11. Suaya JA, Shepard DS, Normand SLT, Ades PA, Prottas J, Stason WB. Use of cardiac rehabilitation by Medicare beneficiaries after myocardial infarction or coronary bypass surgery. *Circulation.* 2007;116:1653-1662.

12. Ades PA, Waldmann ML, McCann W, Weaver SO. Predictors of cardiac rehabilitation participation in older coronary patients. *Arch Intern Med.* 1992;152:1033-1035.

13. Curnier D, Savage PD, Ades PA. Geographic distribution of cardiac rehabilitation programs in the U.S. *J Cardiopulm Rehabil.* 2005;25:80-84.

14. Gurewich D, Prottas J, Bhalotra S, Suaya JA, Shepard DS. System-level factors and use of cardiac rehabilitation. *J Cardiopulm Rehabil Prev.* 2008;28:380-385.

15. Ades PA, Savage PD, Brawner CA, et al. Aerobic capacity in patients entering cardiac rehabilitation. *Circulation.* 2006;113:2706-2712.

16. Ades PA, Savage PD, Tischler MD, Poehlman ET, Dee J, Niggel J. Determinants of disability in older coronary patients. *Am Heart J.* 2002;143:151-156.

17. Sanderson B, Bittner V. Practical interpretation of 6-minute walk data using healthy adult reference equations. *J Cardiopulm Rehabil.* 2006;26:167-171.

18. Ades PA, Savage PD, Cress ME, Brochu M, Lee NM, Poehlman ET. Resistance training improves performance of daily activities in disabled older women with coronary heart disease. *Med Sci Sports Exerc.* 2003;35:1265-1270.

19. Brochu M, Savage P, Lee M, et al. Effects of resistance training on physical function in older disabled women with coronary heart disease. *J Appl Physiol.* 2002;92:672-678.

20. Ades PA, Ballor DL, Ashikage T, Utton JL, Nair KS. Weight training improves walking endurance in the healthy elderly. *Ann Intern Med.* 1996;124:568-572.

21. Williams MA, Fleg JL, Ades PA, et al. Secondary prevention of coronary heart disease in the elderly (with emphasis on patients ≥75 years of age): an American Heart Association scientific statement. *Circulation.* 2002;105:1735-1743.

22. Wannamethee SG, Shaper AG, Walker M. Physical activity and mortality in older men with diagnosed coronary heart disease. *Circulation.* 2000;102:1358-1363.

23. Williams MA, Haskell WL, Ades PA, et al. Resistance exercise in individuals with and without cardiovascular disease: 2007 update: a scientific statement from the American Heart Association. *Circulation.* 2007;116:572-584.

24. American College of Sports Medicine. *ACSM's Guidelines for Exercise Testing and Prescription.* 8th ed. Philadelphia: Lippincott Williams & Wilkins, 2009.

25. Ades PA, Maloney AE, Savage P, Carhart RL Jr. Determinants of physical function in coronary patients: response to cardiac rehabilitation. *Arch Intern Med.* 1999;159:2357-2360.

26. Miettinen TA, Pyorala K, Olsson AG, et al. Cholesterol-lowering therapy in women and elderly patients with myocardial infarction or angina pectoris: findings from the Scandinavian Simvastatin Survival Study (4S). *Circulation.* 1997;96:4211-4218.

27. Fleg JL, Aronow WS, Frishman WH. Cardiovascular drug therapy in the elderly: benefits and challenges. *Nat Rev Cardiol.* 2011;8: 13-28.

28. Grundy SM, Cleeman JI, Merz CN, et al. Implications of recent clinical trials for the National Cholesterol Education Program Adult Treatment Panel III guidelines. *J Am Coll Cardiol.* 2004;44:720-732.

29. Ades PA, Savage PD, Poehlman ET, Brochu M, Fragnoli-Munn K, Carhart RL Jr. Lipid lowering in the cardiac rehabilitation setting. *J Cardiopulm Rehabil.* 1999;19:255-260.

30. Siebenhofer A, Jeitler K, Berghold A, et al. Long-term effects of weight-reducing diets in hypertensive patients. *Cochrane Database Syst Rev.* 2011;9:CD008274.

31. Pescatello LS, Franklin BA, Fagard R, et al. American College of Sports Medicine position stand. Exercise and hypertension. *Med Sci Sports Exerc.* 2004;36:533-553.

32. Appel LJ, Moore TJ, Obarzanek E, et al.; DASH Collaborative Research Group. A clinical trial of the effects of dietary patterns on blood pressure. *NEJM.* 1997;336:1117-1124.

33. Savage PD, Banzer JA, Balady GJ, Ades PA. Prevalence of metabolic syndrome in cardiac rehabilitation/secondary prevention programs. *Am Heart J.* 2005;149:627-631.

34. Grundy SM, Cleeman JI, Daniels SR, et al. Diagnosis and management of the metabolic syndrome: an American Heart Association/National Heart, Lung, and Blood Institute scientific statement. *Circulation.* 2005;112:2735-2752.

35. Milani RV, Lavie CJ. Prevalence and profile of metabolic syndrome in patients following acute coronary events and effects of therapeutic lifestyle change with cardiac rehabilitation. Am J Cardiol. 2003;92:50-54.

36. Ades PA, Savage PD, Toth MJ, et al. High-caloric expenditure exercise: a new approach to cardiac rehabilitation for overweight coronary patients. *Circulation.* 2009;119:2671-2678.

37. Brownell K. *The LEARN Program for Weight Control.* 10th ed. Dallas: American Health, 2004.

38. Harvey-Berino J. Weight loss in the clinical setting: applications for cardiac rehabilitation. *Coron Artery Dis.* 1998;9:795-798.

39. Savage PD, Ades PA. Pedometer step counts predict cardiac risk factors at entry to cardiac rehabilitation. *J Cardiopulm Rehabil Prev.* 2008;28:370-377.

40. Romanelli J, Fauerbach JA, Bush DE, Ziegelstein RC. The significance of depression in older patients after myocardial infarction. *J Am Geriatr Soc.* 2002;50:817-882.

41. Somberg TC, Arora RR. Depression and heart disease: therapeutic implications. *Cardiology.* 2008;11:75-81.

42. Whalley B, Rees K, Davies P, et al. Psychological interventions for coronary heart disease. *Cochrane Database Syst Rev.* 2011;8:CD002902.

43. Blumenthal JA, Babyak MA, Carney RM, et al. Exercise, depression, and mortality after myocardial infarction in the ENRICHD trial. *Med Sci Sports Exerc.* 2004;3:746-755.

44. Yesavage JA, Brink TL, Rose TL, et al. Development and validation of a geriatric depression screening scale: a preliminary report. *J Psychiatr Res.* 1982-1983;17:37-49.

45. Kroenke K, Spitzer RL, Williams JB. The PHQ-9: validity of a brief depression severity measure. *J Gen Intern Med.* 2001;1:606-613.

46. Heffner JE, Barbieri C. Involvement of cardiovascular rehabilitation programs in advance directive education. *Arch Intern Med.* 1996;156:1746-1751.

47. Iso H, Date C, Yamamoto A, et al. Smoking cessation and mortality from cardiovascular disease among Japanese men and women: the JACC Study. *Am J Epidemiol.* 2005;161:170-179.

48. Hermanson B, Omenn GS, Kronmal RA, Gersh BJ. Beneficial six-year outcome of smoking cessation in older men and women with coronary artery disease. Results from the CASS registry. *NEJM.* 1988;319:1365-1369.

49. Reid RD, Mullen KA, Pipe AL. Systematic approaches to smoking cessation in the cardiac setting. *Curr Opin Cardiol.* 2011;5:443-448.

50. Lavie CJ, Milani RV. Adverse psychological and coronary risk profiles in young patients with coronary artery disease and benefits of formal cardiac rehabilitation. *Arch Intern Med.* 2006;166:1878-1883.

"女性" 部分

1. Roger VL, Go AS, Lloyd-Jones DM, et al. Heart disease and stroke statistics—2011 update: a report from the American Heart Association. *Circulation.* 2011;123:e18-e209.

2. Ruff CT, Braunwald E. The evolving epidemiology of acute coronary syndromes. *Nat Rev Cardiol.* 2011;8:140-147.

3. Hemingway H, Langenberg C, Damant J, Frost C, Pyorala K, Barrett-Connor E. Prevalence of angina in women versus men: a systematic review and meta-analysis of international variations across 31 countries. *Circulation.* 2008;117:1526-1536.

4. Canto JG, Rogers WJ, Goldberg RJ, et al. Association of age and sex with myocardial infarction symptom presentation and in-hospital mortality. *JAMA.* 2012;307:813-822.

5. Mosca L, Barrett-Connor E, Wenger NK. Sex/gender differences in cardiovascular disease prevention: what a difference a decade makes. *Circulation.* 2011;124:2145-2154.

6. Anand SS, Islam S, Rosengren A, et al. Risk factors for myocardial infarction in women and men: insights from the INTERHEART study. *Eur Heart J.* 2008;29:932-940.

7. Jacobs AK. Coronary intervention in 2009: are women no different than men? *Circ Cardiovasc Interv.* 2009;2:69-78.

8. Vaccarino V, Parsons L, Peterson ED, Rogers WJ, Kiefe CI, Canto J. Sex differences in mortality after acute myocardial infarction: changes from 1994 to 2006. *Arch Intern Med.* 2009;169:1767-1774.

9. Kramer MC, Rittersma SZ, de Winter RJ, et al. Relationship of thrombus healing to underlying plaque morphology in sudden coronary death. *J Am Coll Cardiol.* 2010;55:122-132.

10. Poon S, Goodman SG, Yan RT, et al. Bridging the gender gap: insights from a contemporary analysis of sex-related differences in the treatment and outcomes of patients with acute coronary syndromes. *Am Heart J.* 2012;163:66-73.

11. Ford ES, Ajani UA, Croft JB, et al. Explaining the decrease in U.S. deaths from coronary disease, 1980-2000. *NEJM.* 2007;356:2388-2398.

12. Nguyen HL, Saczynski JS, Gore JM, et al. Long-term trends in short-term outcomes in acute myocardial infarction. *Am J Med.* 2011;124:939-946.

13. Humphries SE, Drenos F, Ken-Dror G, Talmud PJ. Coronary heart disease risk prediction in the era of genome-wide association studies: current status and what the future holds. *Circulation.* 2010;121:2235-2248.

14. Levit RD, Reynolds HR, Hochman JS. Cardiovascular disease in young women: a population at risk. *Cardiol Rev.* 2011;19:60-65.

15. Beckie TM, Groer MW, Beckstead JW. The relationship between polymorphisms on chromosome 9p21 and age of onset of coronary heart disease in black and white women. *Genet Test Mol Biomarkers.* 2011;15:435-442.

16. Beckie TM, Beckstead JW, Groer MW. The association between variants on chromosome 9p21 and inflammatory biomarkers in ethnically diverse women with coronary heart disease: a pilot study. *Biol Res Nurs.* 2011;13:306-319.

17. Preis SR, Hwang SJ, Coady S, et al. Trends in all-cause and cardiovascular disease mortality among women and men with and without diabetes mellitus in the Framingham Heart Study, 1950 to 2005. *Circulation.* 2009;119:1728-1735.

18. Mente A, Yusuf S, Islam S, et al. Metabolic syndrome and risk of acute myocardial infarction: a case-control study of 26,903 subjects from 52 countries. *J Am Coll Cardiol.* 2010;55:2390-2398.

19. Freund KM, Jacobs AK, Pechacek JA, White HF, Ash AS. Disparities by race, ethnicity, and sex in treating acute coronary syndromes. *J Womens Health.* 2012;21:126-132.

20. Mosca L, Mochari-Greenberger H, Dolor RJ, Newby LK, Robb KJ. Twelve-year follow-up of American women's awareness of cardiovascular disease risk and barriers to heart health. *Circ Cardiovasc Qual Outcomes.* 2010;3:120-127.

21. Mochari-Greenberger H, Mills T, Simpson SL, Mosca L. Knowledge, preventive action, and barriers to cardiovascular disease prevention by race and ethnicity in women: an American Heart Association national survey. *J Womens Health.* 2010;19:1243-1249.

22. Arslanian-Engoren C, Patel A, Fang J, et al. Symptoms of men and women presenting with acute coronary syndromes. *Am J Cardiol.* 2006;98:1177-1181.

23. McSweeney JC, Cleves MA, Zhao W, Lefler LL, Yang S. Cluster analysis of women's prodromal and acute myocardial infarction symptoms by race and other characteristics. *J Cardiovasc Nurs.* 2010;25:311-322.

24. McSweeney JC, O'Sullivan P, Cleves MA, et al. Racial differences in women's prodromal and acute symptoms of myocardial infarction. *Am J Crit Care.* 2010;19:63-73.

25. Berger JS, Elliott L, Gallup D, et al. Sex differences in mortality following acute coronary syndromes. *JAMA.* 2009;302:874-882.

26. Vaccarino V, Lin ZQ, Kasl SV, et al. Sex differences in health status after coronary artery bypass surgery. *Circulation.* 2003;108:2642-2647.

27. Ware JE, Kosinski M, Dewey JE. *How to Score Version 2 of the SF-36 Health Survey.* Lincoln, RI: QualityMetric Inc., 2000.

28. Balady GJ, Williams MA, Ades PA, et al. Core components of cardiac rehabilitation/secondary prevention programs: 2007 update: a scientific statement from the American Heart Association and the American Association of Cardiovascular and Pulmonary Rehabilitation. *J Cardiopulm Rehabil Prev.* 2007;27:121-129.

29. Pischke CR, Weidner G, Elliott-Eller M, et al. Comparison of coronary risk factors and quality of life in coronary artery disease patients with versus without diabetes mellitus. *Am J Cardiol.* 2006;97:1267-1273.

30. Lau-Walker M. Importance of illness beliefs and self-efficacy for patients with coronary heart disease. *J Adv Nurs.* 2007;60:187-198.

31. Husak L, Krumholz HM, Lin ZQ, et al. Social support as a predictor of participation in cardiac

rehabilitation after coronary artery bypass graft surgery. *J Cardiopulm Rehabil.* 2004;24:19-26.

32. Moore SM. Women's views of cardiac rehabilitation programs. *J Cardiopulm Rehabil.* 1996;16:123-129.

33. Beckie TM, Fletcher GF, Beckstead JW, Schocken DD, Evans ME. Adverse baseline physiological and psychosocial profiles of women enrolled in a cardiac rehabilitation clinical trial. *J Cardiopulm Rehabil Prev.* 2008;28:52-60.

34. Mead H, Andres E, Katch H, Siegel B, Regenstein M. Gender differences in psychosocial issues affecting low-income, underserved patients' ability to manage cardiovascular disease. *Womens Health Issues.* 2010;20:308-315.

35. Pilote L, Dasgupta K, Guru V, et al. A comprehensive view of sex-specific issues related to cardiovascular disease. *Can Med Assoc J.* 2007;176:S1-44.

36. Frasure-Smith N, Lesperance F, Habra M, et al. Elevated depression symptoms predict long-term cardiovascular mortality in patients with atrial fibrillation and heart failure. *Circulation.* 2009;120:134-140.

37. Todaro JF, Shen BJ, Niaura R, Tilkemeier PL. Prevalence of depressive disorders in men and women enrolled in cardiac rehabilitation. *J Cardiopulm Rehabil.* 2005;25:71-75.

38. Mallik S, Spertus JA, Reid KJ, et al. Depressive symptoms after acute myocardial infarction: evidence for highest rates in younger women. *Arch Intern Med.* 2006;166:876-883.

39. Whooley MA, de Jonge P, Vittinghoff E, et al. Depressive symptoms, health behaviors, and risk of cardiovascular events in patients with coronary heart disease. *JAMA.* 2008;300:2379-2388.

40. Mallik S, Krumholz HM, Lin ZQ, et al. Patients with depressive symptoms have lower health status benefits after coronary artery bypass surgery. *Circulation.* 2005;111:271-277.

41. Swardfager W, Herrmann N, Dowlati Y, Oh P, Kiss A, Lanctot KL. Relationship between cardiopulmonary fitness and depressive symptoms in cardiac rehabilitation patients with coronary artery disease. *J Rehabil Med.* 2008;40:213-218.

42. Rutledge T, Linke SE, Krantz DS, et al. Comorbid depression and anxiety symptoms as predictors of cardiovascular events: results from the NHLBI-sponsored Women's Ischemia Syndrome Evaluation (WISE) study. *Psychosom Med.* 2009;71:958-964.

43. Frasure-Smith N, Lesperance F, Juneau M, Talajic M, Bourassa MG. Gender, depression, and one-year prognosis after myocardial infarction. *Psychosom Med.* 1999;61:26-37.

44. Frasure-Smith N, Lesperance F, Talajic M. Depression following myocardial infarction. Impact on 6-month survival. *JAMA.* 1993;270:1819-1825.

45. Williams SA, Kasl SV, Heiat A, Abramson JL, Krumholz HM, Vaccarino V. Depression and risk of heart failure among the elderly: a prospective community-based study. *Psychosom Med.* 2002;64:6-12.

46. Mendes de Leon CF, Krumholz HM, Seeman TS, et al. Depression and risk of coronary heart disease in elderly men and women: New Haven EPESE, 1982-1991. Established Populations for the Epidemiologic Studies of the Elderly. *Arch Intern Med.* 1998;158:2341-2348.

47. Wenger NK. Current status of cardiac rehabilitation. *J Am Coll Cardiol.* 2008;51:1619-1631.

48. Caulin-Glaser T, Maciejewski PK, Snow R, LaLonde M, Mazure C. Depressive symptoms and sex affect completion rates and clinical outcomes in cardiac rehabilitation. *Prev Cardiol.* 2007;10:15-21.

49. Komorovsky R, Desideri A, Rozbowsky P, Sabbadin D, Celegon L, Gregori D. Quality of life and behavioral compliance in cardiac rehabilitation patients: a longitudinal survey. *Int J Nurs Stud.* 2008;45:979-985.

50. Casey E, Hughes JW, Waechter D, Josephson R, Rosneck J. Depression predicts failure to complete phase-II cardiac rehabilitation. *J Behav Med.* 2008;31:421-431.

51. Kronish IM, Rieckmann N, Halm EA, et al. Persistent depression affects adherence to secondary prevention behaviors after acute coronary syndromes. *J Gen Intern Med.* 2006;21:1178-1183.

52. Gehi A, Haas D, Pipkin S, Whooley MA. Depression and medication adherence in outpatients with coronary heart disease: findings from the Heart and Soul Study. *Arch Intern Med.* 2005;165:2508-2513.

53. Hammill BG, Curtis LH, Schulman KA, Whellan DJ. Relationship between cardiac rehabilitation and long-term risks of death and myocardial infarction among elderly Medicare beneficiaries. *Circulation.* 2010;121:63-70.

54. Lichtman JH, Bigger JT Jr, Blumenthal JA, et al. Depression and coronary heart disease: recom-

mendations for screening, referral, and treatment: a science advisory from the American Heart Association. *Circulation*. 2008;118:1768-1775.

55. Kroenke K, Spitzer RL, Williams JB. The Patient Health Questionnaire-2: validity of a two-item depression screener. *Med Care*. 2003;41:1284-1292.

56. Kroenke K, Spitzer RL, Williams JB. The PHQ-9: validity of a brief depression severity measure. *J Gen Intern Med*. 2001;16:606-613.

57. Hamm LF, Sanderson BK, Ades PA, et al. Core competencies for cardiac rehabilitation/secondary prevention professionals: 2010 update: position statement of the American Association of Cardiovascular and Pulmonary Rehabilitation. *J Cardiopulm Rehabil Prev*. 2011;31:2-10.

58. Mosca L, Benjamin EJ, Berra K, et al. Effectiveness-based guidelines for the prevention of cardiovascular disease in women—2011 update: a guideline from the American Heart Association. *Circulation*. 2011;123:1243-1262.

59. Piepoli MF, Corra U, Benzer W, et al. Secondary prevention through cardiac rehabilitation: from knowledge to implementation. A position paper from the Cardiac Rehabilitation Section of the European Association of Cardiovascular Prevention and Rehabilitation. *Eur J Cardiovasc Prev Rehabil*. 2010;17:1-17.

60. Balady GJ, Ades PA, Bittner VA, et al. Referral, enrollment, and delivery of cardiac rehabilitation/secondary prevention programs at clinical centers and beyond: a presidential advisory from the American Heart Association. *Circulation*. 2011;124:2951-2960.

61. Suaya JA, Stason WB, Ades PA, Normand SL, Shepard DS. Cardiac rehabilitation and survival in older coronary patients. *J Am Coll Cardiol*. 2009;54:25-33.

62. Smith SC Jr, Benjamin EJ, Bonow RO, et al. AHA/ACCF secondary prevention and risk reduction therapy for patients with coronary and other atherosclerotic vascular disease: 2011 update: a guideline from the American Heart Association and American College of Cardiology Foundation. *Circulation*. 2011;124:2458-2473.

63. Allen JK, Scott LB, Stewart KJ, Young DR. Disparities in women's referral to and enrollment in outpatient cardiac rehabilitation. *J Gen Intern Med*. 2004;19:747-753.

64. Suaya JA, Shepard DS, Normand SL, Ades PA, Prottas J, Stason WB. Use of cardiac rehabilitation by Medicare beneficiaries after myocardial infarction or coronary bypass surgery. *Circulation*. 2007;116:1653-1662.

65. Scott LA, Ben-Or K, Allen JK. Why are women missing from outpatient cardiac rehabilitation programs? A review of multilevel factors affecting referral, enrollment, and completion. *J Womens Health*. 2002;11:773-791.

66. Bethell H, Lewin R, Dalal H. Cardiac rehabilitation in the United Kingdom. *Heart*. 2009;95:271-275.

67. Beckie TM, Mendonca MA, Fletcher GF, Schocken DD, Evans ME, Banks SM. Examining the challenges of recruiting women into a cardiac rehabilitation clinical trial. *J Cardiopulm Rehabil Prev*. 2009;29:13-21.

68. Ades PA, Waldmann ML, Polk DM, Coflesky JT. Referral patterns and exercise response in the rehabilitation of female coronary patients aged greater than or equal to 62 years. *Am J Cardiol*. 1992;69:1422-1425.

69. Grace SL, Gravely-Witte S, Kayaniyil S, Brual J, Suskin N, Stewart DE. A multisite examination of sex differences in cardiac rehabilitation barriers by participation status. *J Womens Health*. 2009;18:209-216.

70. Rolfe DE, Sutton EJ, Landry M, Sternberg L, Price JA. Women's experiences accessing a women-centered cardiac rehabilitation program: a qualitative study. *J Cardiovasc Nurs*. 2010;25:332-341.

71. Witt BJ, Jacobsen SJ, Weston SA, et al. Cardiac rehabilitation after myocardial infarction in the community. *J Am Coll Cardiol*. 2004;44:988-996.

72. Sanderson BK, Bittner V. Women in cardiac rehabilitation: outcomes and identifying risk for dropout. *Am Heart J*. 2005;150:1052-1058.

73. Audelin MC, Savage PD, Ades PA. Changing clinical profile of patients entering cardiac rehabilitation/secondary prevention programs: 1996 to 2006. *J Cardiopulm Rehabil Prev*. 2008;28:299-306.

74. Worcester MU, Murphy BM, Mee VK, Roberts SB, Goble AJ. Cardiac rehabilitation programmes: predictors of non-attendance and drop-out. *Eur J Cardiovasc Prev Rehabil*. 2004;11:328-335.

75. Marzolini S, Brooks D, Oh PI. Sex differences in completion of a 12-month cardiac rehabilitation programme: an analysis of 5922 women and men. *Eur J Cardiovasc Prev Rehabil*. 2008;15:698-703.

76. Brual J, Gravely-Witte S, Suskin N, Stewart DE, Macpherson A, Grace SL. Drive time to cardiac rehabilitation: at what point does it affect utilization? *Int J Health Geogr.* 2010;9:27.

77. Emslie C. Women, men and coronary heart disease: a review of the qualitative literature. *J Adv Nurs.* 2005;51:382-395.

78. Beckie TM, Beckstead JW. Predicting cardiac rehabilitation attendance in a gender-tailored randomized clinical trial. *J Cardiopulm Rehabil Prev.* 2010;30:147-156.

79. Glazer KM, Emery CF, Frid DJ, Banyasz RE. Psychological predictors of adherence and outcomes among patients in cardiac rehabilitation. *J Cardiopulm Rehabil.* 2002;22:40-46.

80. Parkosewich JA. Cardiac rehabilitation barriers and opportunities among women with cardiovascular disease. *Cardiol Rev.* 2008;16:36-52.

81. Beckie TM, Beckstead JW, Schocken DD, Evans ME, Fletcher GF. The effects of a tailored cardiac rehabilitation program on depressive symptoms in women: a randomized clinical trial. *Int J Nurs Stud.* 2011;48:3-12.

82. Clark AM, Barbour RS, White M, MacIntyre PD. Promoting participation in cardiac rehabilitation: patient choices and experiences. *J Adv Nurs.* 2004;47:5-14.

83. Jackson L, Leclerc J, Erskine Y, Linden W. Getting the most out of cardiac rehabilitation: a review of referral and adherence predictors. *Heart.* 2005;91:10-14.

84. Reid RD, Morrin LI, Pipe AL, et al. Determinants of physical activity after hospitalization for coronary artery disease: the Tracking Exercise After Cardiac Hospitalization (TEACH) Study. *Eur J Cardiovasc Prev Rehabil.* 2006;13:529-537.

85. Davidson PM, Daly J, Hancock K, Moser D, Chang E, Cockburn J. Perceptions and experiences of heart disease: a literature review and identification of a research agenda in older women. *Eur J Cardiovasc Nurs.* 2003;2:255-264.

86. Beckie TM. A behavior change intervention for women in cardiac rehabilitation. *J Cardiovasc Nurs.* 2006;21:146-153.

87. Lloyd GW. Preventive cardiology and cardiac rehabilitation programmes in women. *Maturitas.* 2009;63:28-33.

88. Daly J, Sindone AP, Thompson DR, Hancock K, Chang E, Davidson P. Barriers to participation in and adherence to cardiac rehabilitation programs: a critical literature review. *Prog Cardiovasc Nurs.* 2002;17:8-17.

89. Davidson P, Digiacomo M, Zecchin R, et al. A cardiac rehabilitation program to improve psychosocial outcomes of women with heart disease. *J Womens Health.* 2008;17:123-134.

90. Beckie TM, Beckstead JW. The effects of a cardiac rehabilitation program tailored for women on their perceptions of health: a randomized clinical trial. *J Cardiopulm Rehabil Prev.* 2011;31:25-34.

91. Beckie TM, Beckstead JW. The effects of a cardiac rehabilitation program tailored for women on global quality of life: a randomized clinical trial. *J Womens Health.* 2010;19:1977-1985.

92. Miller WR, Rollnick S. Ten things that motivational interviewing is not. *Behav Cogn Psychother.* 2009;37:129-140.

93. Prochaska JO, Norcross JC, DiClemente CC. *Changing for Good.* New York: HarperCollins, 1994.

94. Rollnick S, Miller W, Butler C. *Motivational Interviewing in Health Care: Helping Patients Change Behavior.* New York: Guilford Press, 2008.

95. Jolly K, Taylor RS, Lip GY, Stevens A. Home-based cardiac rehabilitation compared with centre-based rehabilitation and usual care: a systematic review and meta-analysis. *Int J Cardiol.* 2006;111:343-351.

96. Oerkild B, Frederiksen M, Hansen JF, Simonsen L, Skovgaard LT, Prescott E. Home-based cardiac rehabilitation is as effective as centre-based cardiac rehabilitation among elderly with coronary heart disease: results from a randomised clinical trial. *Age Ageing.* 2011;40:78-85.

97. Walters DL, Sarela A, Fairfull A, et al. A mobile phone-based care model for outpatient cardiac rehabilitation: the care assessment platform (CAP). *BMC Cardiovasc Disord.* 2010;10:5.

98. Maddison R, Whittaker R, Stewart R, et al. HEART: heart exercise and remote technologies: a randomized controlled trial study protocol. *BMC Cardiovasc Disord.* 2011;11:26.

99. Artinian NT, Fletcher GF, Mozaffarian D, et al. Interventions to promote physical activity and dietary lifestyle changes for cardiovascular risk factor reduction in adults: a scientific statement from the American Heart Association. *Circulation.* 2010;122:406-441.

100. Riegel B, Moser DK, Anker SD, et al. State of the science: promoting self-care in persons with heart failure: a scientific statement from the American Heart Association. *Circulation.* 2009;120:1141-1163.

101. Thomas D, Vydelingum V, Lawrence J. E-mail contact as an effective strategy in the maintenance of weight loss in adults. *J Hum Nutr Diet.* 2011;24:32-38.

102. Brown TM, Hernandez AF, Bittner V, et al. Predictors of cardiac rehabilitation referral in coronary artery disease patients: findings from the American Heart Association's Get With the Guidelines program. *J Am Coll Cardiol.* 2009;54:515-521.

103. Sanderson BK, Shewchuk RM, Bittner V. Cardiac rehabilitation and women: what keeps them away? *J Cardiopulm Rehabil Prev.* 2010;30:12-21.

104. Arena R, Williams M, Forman DE, et al. Increasing referral and participation rates to outpatient cardiac rehabilitation: the valuable role of healthcare professionals in the inpatient and home health settings: a science advisory from the American Heart Association. *Circulation.* 2012;125:1321-1329.

105. Stuart-Shor EM, Berra KA, Kamau MW, Kumanyika SK. Behavioral strategies for cardiovascular risk reduction in diverse and underserved racial/ethnic groups. *Circulation.* 2012;125:171-184.

"种族和文化差异"部分

1. National Partnership for Action. *National Stakeholder Strategy for Achieving Health Equity.* Rockville, MD: Department of Health and Human Services. http://minorityhealth.hhs.gov/npa/templates/content.aspx?lvl=1&lvlid=39&ID=288. Accessed March 28th, 2013.

2. Benz J, Espinosa O, Welsh V, Fontes A. Awareness of racial and ethnic health disparities has improved only modestly over a decade. *Health Aff.* 2011;30:1860-1867.

3. Engebretson J, Mahoney J, Carlson E. Cultural competence in the era of evidence-based practice. *J Prof Nurs.* 2008;24:172-178.

4. Maier-Lorentz M. Transcultural nursing: its importance in nursing practice. *J Cult Divers.* 2008;15:37-43.

5. Humes K, Jones N, Rameriz R. *Overview of Race and Hispanic Origin: 2010 Census Briefs.* Washington, DC: U.S. Department of Commerce and Economics and Statistics Administration, U.S. Census Bureau, 2011:1-24.

6. United States Bureau of the Census. http://www.census.gov/newsroom/releases/archives/population/cb08-123.html. Accessed March 29th, 2013.

7. Smedley BD, Stith AY, Nelson AR; Institute of Medicine Committee on Understanding and Eliminating Racial and Ethnic Disparities in Health Care. *Unequal Treatment: Confronting Racial and Ethnic Disparities in Health Care.* Washington, DC: National Academy Press, 2003.

8. Betancourt JR, Maina AW. The Institute of Medicine report "Unequal Treatment": implications for academic health centers. *Mt Sinai J Med.* 2004;71:314-321.

9. Centers for Disease Control and Prevention. Healthy People 2020. http://www.healthypeople.gov/2020/default.aspx. Accessed July 26, 2012.

10. Blanton M, Maddox T, Rushing O, Mensah G. Disparities in cardiac care: rising to the challenge of Healthy People 2010. *J Am Coll Cardiol.* 2004;44:503-508.

11. Sullivan L.W. *Missing Persons: Minorities in the Health Professions.* Washington, DC: Sullivan Commission, 2004. http://www.aacn.nche.edu/media-relations/SullivanReport.pdf.

12. American Association of Cardiovascular and Pulmonary Rehabilitation. *AACVPR Membership Survey.* Chicago: AACVPR, 2010.

13. U.S. Department of Health and Human Services, AHRQ Publication No. 11-0005. Rockville, MD: Agency for Healthcare Research and Quality, 2012. http://www.ahrq.gov/research/findings/nhqrdr/nhqrdr10/qrdr10.html. Accessed April 1st, 2013.

14. Centers of Disease Control and Prevention. Differences in prevalence of obesity among black, white, and Hispanic adults—United States, 2006-2008. *MMWR.* 2009;58:740-744.

15. Hernandez AF, Fonarow GC, Liang L, et al., GWTG Steering Committee. Sex and racial differences in the use of implantable cardioverter-defibrillators among patients hospitalized with heart failure. *JAMA.* 2007;298:1525-1532.

16. Bonow R, Grant A, Jacobs A. The cardiovascular state of the union: confronting healthcare disparities. *Circulation.* 2005;111:1205-1207.

17. Roger V, Go A, Lloyd-Jones D, et al. Heart disease and stroke statistics—2011 update. A

report from the American Heart Association. *Circulation*. 2011;123:e18-e209.

18. Brown TM, Hernandez AF, Bittner V, et al. Predictors of cardiac rehabilitation referral in coronary artery disease patients: findings from the American Heart Association's Get With the Guidelines program. *J Am Coll Cardiol*. 2009;54:515-521.

19. Spector RE. *Cultural Diversity in Health and Illness*. 4th ed. Stamford, CT: Appleton & Lange, 1999.

20. Cross T, Bazron B, Dennis K, Isaacs M. *Towards a Culturally Competent System of Care, Vol. 1*. Washington, DC: Georgetown University Center for Child and Human Development, CASSP Technical Assistance Center, 1989.

21. Berlin EA, Fowkes W. A teaching framework for cross-cultural health care. *West J Med*. 1983;139:934-938.

22. Levin SJ, Like RC, Gottlieb JE. ETHNIC: a framework for culturally competent clinical practice. *Patient Care*. 2000;34:188-189.

23. Tervalon M, Murray-Garcia J. Cultural humility versus cultural competence: a critical distinction in defining physician training outcomes in multicultural education. *J Health Care Poor Underserved*. 1998;9:117-125.

24. Wenger N. Current status of cardiac rehabilitation. *J Am Coll Cardiol*. 2008;51:1619-1631.

25. Davidson PM, Gholizadeh L, Haghshenas A, et al. A review of the cultural competence view of cardiac rehabilitation. *J Clin Nurs*. 2009;19:1335-1342.

26. Shin HB, Bruno R. Language use and English speaking ability 2000 U.S. Census. http://www.census.gov/prod/2003pubs/c2kbr-29.pdf. Accessed March 29th, 2013. Accessed March 10, 2011.

27. U.S. Department of Health and Human Services, Office of Minority Health. National standards for culturally and linguistically appropriate services in health care (2000). http://minorityhealth.hhs.gov/assets/pdf/checked/executive.pdf. Accessed March 29th, 2013.

28. National Institutes of Health, National Institute on Minority Health and Health Disparities. www.nimhd.nih.gov/default.html. Accessed February 4, 2013.

29. Bild D, Blumke D, Burke G, Detrano R, Diez-Roux A, Folsom A. Multi-ethnic study of atherosclerosis: objectives and design. *Am J Epidemiol*. 2002;156:871-881.

30. Taylor H, Wilson J, Jones D, Sarpong D, Srinivasan A, Garrison R. Toward resolution of cardiovascular health disparities in Africans Americans: design and methods of the Jackson Heart Study. *Ethn Dis*. 2005;15(S6):4-16.

31. Schweigman K, Eichner J, Welty T, Zhang Y. Cardiovascular disease risk factor awareness in American Indian communities: the Strong Heart Study. *Ethn Dis*. 2006;16:647-652.

32. Howard B, Best L, Comuzzie A, et al. C-reactive protein, insulin resistance, and metabolic syndrome in a population with a high burden of subclinical infection: insights from the Genetics of Coronary Artery Disease in Alaska Natives (GOCADAN) study. *Diabetes Care*. 2008;31:2312-2314.

"血运重建与瓣膜手术"部分

1. Thomas RJ, King M, Lui K, et al. AACVPR/ACC/AHA 2007 performance measures on cardiac rehabilitation for referral to and delivery of cardiac rehabilitation/secondary prevention services. *J Cardiopulm Rehabil Prev*. 2007;27:260-290.

2. Balady GJ, Williams MA, Ades PA, et al. Core components of cardiac rehabilitation/secondary prevention programs: 2007 update. A scientific statement from the American Heart Association and the American Association of Cardiovascular and Pulmonary Rehabilitation. *J Cardiopulm Rehabil Prev*. 2007;27:121-129.

3. Hamm LF, Sanderson BK, Ades PA, et al. Core competencies for cardiac rehabilitation/secondary prevention professionals: 2010 update. Position statement from the American Association of Cardiovascular and Pulmonary Rehabilitation. *J Cardiopulm Rehabil Prev*. 2011;31:2-10.

4. Roger VL, Go AS, Lloyd-Jones DM, et al. Heart disease and stroke statistics – 2012 update. A report from the American Heart Association. *Circulation*. 2012;125:e2-e220. DOI.1161/CIR.0b013e31823ac046.

5. Title 42 Code of Federal Regulations, Section 410.49: Cardiac rehabilitation program and intensive cardiac rehabilitation program: Conditions of coverage. http://edocket.access.gpo.gov/cfr_2010/octqtr/pdf/42cfr410.49.pdf. Accessed September 3, 2011.

6. Hillis LD, Smith PK, Anderson JL, et al. 2011 ACCF/AHA guideline for coronary artery bypass graft surgery. *Circulation*. 2011;124:e652-e735.

7. Thomas RJ, King M, Lui K, et al. AACVPR/ACCF/AHA 2010 update: performance measures on cardiac rehabilitation for referral to cardiac rehabilitation/secondary prevention services. *J Cardiopulm Rehabil Prev*. 2010;30:279-288.

8. Suaya JA, Shepard DS, Normand S-LT, et al. Use of cardiac rehabilitation by Medicare beneficiaries after myocardial infarction or coronary bypass surgery. *Circulation*. 2007;116:1653-1662.

9. American College of Sports Medicine. *ACSM's Guidelines for Exercise Testing and Prescription*. 9th ed. Philadelphia: Lippincott Williams & Wilkins, 2014.

10. Gibbons RJ, Balady GJ, Bricker JT, et al. ACC/AHA 2002 guideline update for exercise testing. A report of the American College of Cardiology/American Heart Association Task Force on Practice Guidelines (Committee on Exercise Testing). 2002;40:1531-40. Erratum in: J Am Coll Cardiol. 2006;48:173.1

11. King III SB, Smith SC, Hirshfield JW, et al. 2007 focused update of the ACC/AHA/SCAI 2005 guideline update for percutaneous coronary intervention. *Circulation*. 2008;117:261-295.

12. Aragam KG, Moscucci M, Smith DE, et al. Trends and disparities in referral to cardiac rehabilitation after percutaneous coronary intervention. *Am Heart J*. 2011;161:544-551.e2.

13. Goel K, Lennon RJ, Tilbury RT, et al. Impact of cardiac rehabilitation on mortality and cardiovascular events after percutaneous coronary intervention in the community. *Circulation*. 2011;123:2344-2352.

14. Miller FA, Rajamannan N, Grogan M, Murphy JG. Prosthetic heart valves. In: JD Murphy, ed. *Mayo Clinic Cardiology Review*. Philadelphia: Lippincott Williams & Wilkins, 2000:337-352.

15. Smith CR, Leon MB, Mack MJ, et al. Transcatheter versus surgical aortic-valve replacement in high-risk patients. *NEJM*. 2011;364:2187-2198.

16. Kodali SK, Williams MR, Smith CR, et al. Two-year outcomes after transcatheter or surgical aortic-valve replacement. *NEJM*. 2012;366:1686-1995.

17. Feldman T, Foster E, Glower DG, et al. Percutaneous repair or surgery for mitral regurgitation. *NEJM*. 2011;364:1395-1406.

18. Williams MA, Haskell WL, Ades PA, et al. Resistance exercise in individuals with and without cardiovascular disease: 2007 update. A scientific statement from the American Heart Association Council on Clinical Cardiology and Council on Nutrition, Physical Activity, and Metabolism. *Circulation*. 2007;116:572-584.

"心律失常"部分

1. Allen BJ, Casey TP, Brodsky MA, Luckett CR, Henry WL. Exercise testing in patients with life-threatening ventricular tachyarrhythmias: results and correlation with clinical and arrhythmia factors. *Am Heart J*. 1988;116:997-1002.

2. Ryan M, Lown B, Horn H. Comparison of ventricular ectopic activity during 24-hour monitoring and exercise testing in patients with coronary heart disease. *NEJM*. 1975;292:224-229.

3. Sami M, Chaitman B, Fisher L, Holmes D, Fray D, Alderman E. Significance of exercise-induced ventricular arrhythmia in stable coronary artery disease: a coronary artery surgery study project. *Am J Cardiol*. 1984;54:1182-1188.

4. Beckerman J, Mathur A, Stahr S, Myers J, Chun S, Froelicher V. Exercise-induced ventricular arrhythmias and cardiovascular death. *Ann Noninvas Electro*. 2005;10:47-52.

5. Mozaffarian D, Furberg CD, Psaty BM, Siscovick D. Physical activity and incidence of atrial fibrillation in older adults: the cardiovascular health study. *Circulation*. 2008;118:800-807.

6. Abdulla J, Nielsen JR. Is the risk of atrial fibrillation higher in athletes than in the general population? A systematic review and meta-analysis. *Europace*. 2009;11:1156-1159.

7. Mont L, Elosua R, Brugada J. Endurance sport practice as a risk factor for atrial fibrillation and atrial flutter. *Europace*. 2009;11:11-17.

8. Plisiene J, Blumberg A, Haager G, et al. Moderate physical exercise: a simplified approach for ventricular rate control in older patients with atrial fibrillation. *Clin Res Cardiol*. 2008;97:820-826.

9. Mertens DJ, Kavanagh T. Exercise training for patients with chronic atrial fibrillation. *J Cardiopulm Rehabil*. 1996;16:193-196.

10. Leung SK, Lau CP, Tang MO, Leung Z, Yakimow K. An integrated dual sensor system automatically optimized by target rate histogram. *Pacing Clin Electrophysiol*. 1998;21:1559-1566.

11. Shukla HH, Flaker GC, Hellkamp AS, et al. Clinical and quality of life comparison of accelerometer, piezoelectric crystal, and blended sensors in DDDR-paced patients with sinus node dysfunction in the mode selection trial (MOST). *Pacing Clin Electrophysiol*. 2005;28:762-770.

12. Sharp CT, Busse EF, Burgess JJ, Haennel RG. Exercise prescription for patients with pacemakers. *J Cardiopulm Rehabil*. 1998;18:421-431.

13. Fan S, Lyon CE, Savage PD, Ozonoff A, Ades PA, Balady GJ. Outcomes and adverse events among patients with implantable cardiac defibrillators in cardiac rehabilitation: a case-controlled study. *J Cardiopulm Rehabil Prev*. 2009;29:40-43.

14. Vanhees L, Schepers D, Heidbuchel H, Defoor J, Fagard R. Exercise performance and training in patients with implantable cardioverter-defibrillators and coronary heart disease. *Am J Cardiol*. 2001;87:712-715.

15. Vanhees L, Kornaat M, Defoor J, et al. Effect of exercise training in patients with an implantable cardioverter defibrillator. *Eur Heart J*. 2004;25:1120-1126.

16. Kamke W, Dovifat C, Schranz M, Behrens S, Moesenthin J, Voller H. Cardiac rehabilitation in patients with implantable defibrillators. Feasibility and complications. *Z Kardiol*. 2003;92:869-875.

17. Davids JS, McPherson CA, Earley C, Batsford WP, Lampert R. Benefits of cardiac rehabilitation in patients with implantable cardioverter-defibrillators: a patient survey. *Arch Phys Med Rehabil*. 2005;86:1924-1928.

18. Zipes DP, Garson A Jr. 26th Bethesda conference: recommendations for determining eligibility for competition in athletes with cardiovascular abnormalities. Task Force 6: arrhythmias. *J Am Coll Cardiol*. 1994;24:892-899.

19. Philippon F. Cardiac resynchronization therapy: device-based medicine for heart failure. *J Card Surg*. 2004;19:270-274.

20. Schlosshan D, Barker D, Pepper C, Williams G, Morley C, Tan LB. CRT improves the exercise capacity and functional reserve of the failing heart through enhancing the cardiac flow- and pressure-generating capacity. *Eur J Heart Fail*. 2006;8:515-521.

21. De Marco T, Wolfel E, Feldman AM, et al. Impact of cardiac resynchronization therapy on exercise performance, functional capacity, and quality of life in systolic heart failure with QRS prolongation: COMPANION trial sub-study. *J Card Fail*. 2008;14:9-18.

22. Hoth KF, Nash J, Poppas A, Ellison KE, Paul RH, Cohen RA. Effects of cardiac resynchronization therapy on health-related quality of life in older adults with heart failure. *Clin Interv Aging*. 2008;3:553-60.

23. Medtronics. *For Healthcare Professional*. 2013. http://www.medtronic.com/for-healthcare-professionals/products-therapies/cardiac-rhythm/index.htm.

24. Seidl K, Rameken M, Vater M, Senges J. Cardiac resynchronization therapy in patients with chronic heart failure: pathophysiology and current experience. *Am J Cardiovasc Drugs*. 2002;2:219-226.

25. Seifert M, Schlegl M, Hoersch W, et al. Functional capacity and changes in the neurohormonal and cytokine status after long-term CRT in heart failure patients. *Int J Cardiol*. 2007;121:68-73.

26. Steendijk P, Tulner SA, Bax JJ, et al. Hemodynamic effects of long-term cardiac resynchronization therapy: analysis by pressure-volume loops. *Circulation*. 2006;113:1295-1304.

27. Patwala AY, Woods PR, Sharp L, Goldspink DF, Tan LB, Wright DJ. Maximizing patient benefit from cardiac resynchronization therapy with the addition of structured exercise training: a randomized controlled study. *J Am Coll Cardiol*. 2009;53:2332-2339.

28. Conraads VM, Vanderheyden M, Paelinck B, et al. The effect of endurance training on exercise capacity following cardiac resynchronization therapy in chronic heart failure patients: a pilot trial. *Eur J Cardiovasc Prev Rehabil*. 2007;14:99-106.

29. Kelly TM. Exercise testing and training of patients with malignant ventricular arrhythmias. *Med Sci Sports Exerc*. 1996;28:53-61.

30. Pashkow FJ, Schweikert RA, Wilkoff BL. Exercise testing and training in patients with malignant arrhythmias. *Exerc Sport Sci Rev*. 1997;25:235-269.

31. Maron BJ, Zipes DP. Introduction: eligibility recommendations for competitive athletes with cardiovascular abnormalities-general considerations. *J Am Coll Cardiol*. 2005;45:1318-1321.

32. Van Gelder IC, Groenveld HF, Crijns HJ, for the RACE II investigators. Lenient versus strict rate control in patients with atrial fibrillation. *NEJM*. 2010;362:1363-1373.

"心力衰竭和左心室辅助装置"部分

1. Roger VL, Go AS, Lloyd D, et al. Heart disease and stroke statistics—2011 update: a report from the American Heart Association. *Circulation*. 2011;123:e18-e209.

2. Lloyd-Jones D, Adams RJ, Brown T, et al. Heart disease and stroke statistics—2010 update: a report from the American Heart Association. *Circulation.* 2010;121:1-170.

3. Jessup M, Abraham WT, Casey DE, et al. Focused update: ACCF/AHA guidelines for the diagnosis and management of heart failure in adults. *Circulation.* 2009;119:1977-2016.

4. Cahalin LP. Heart failure. *Phys Ther.* 1996;76:516-533.

5. Rector TS, Kubo SH, Cohn JN. Patients' self-assessment of their congestive heart failure. part 2: content, reliability and validity of a new measure, The Minnesota Living with Heart Failure Questionnaire. *Heart Fail.* 1987;3:198-209.

6. Green CP, Porter CB, Bresnahan DR, Spertus JA. Development and evaluation of the Kansas City Cardiomyopathy Questionnaire: a new health status measure for heart failure. *J Am Coll Cardiol.* 2000;35:1245-1255.

7. Ware JE, Sherbourne CD. The MOS 36-item short-form health survey (SF-36): conceptual framework and item selection. *Med Care.* 1992;30:42-49.

8. Keteyian SJ, Pina IL, Hibner BA, Fleg JL. Clinical role of exercise training in the management of patients with heart failure. *J Cardiopulm Rehabil Prev.* 2010;30:67-76.

9. Davies EJ, Moxham T, Rees K, et al. Exercise based rehabilitation for heart failure. *Cochrane Database Syst Rev.* 2010;4:CD003331.

10. Keteyian SJ, Marks CRC, Brawner CA, et al. Responses to arm exercise in patients with compensated heart failure. *J Cardiopulm Rehabil.* 1996;16:366-371.

11. Kitzman DW, Little WC, Brubaker PH, et al. Pathophysiological characterization of isolated diastolic heart failure in comparison to systolic heart failure. *JAMA.* 2002;288:2144-2150.

12. Wilson JR, Martin JL, Schwartz D, et al. Exercise intolerance in patients with chronic heart failure: role of impaired nutritive flow to skeletal muscle. *Circulation.* 1984;69:1079-1087.

13. Mancini D, Walter G, Reicheck N, et al. Contribution of skeletal muscle atrophy to exercise intolerance and altered muscle metabolism in heart failure. *Circulation.* 1992;85:1364-1373.

14. Adams V, Jiang H, Yu J, et al. Apoptosis in skeletal muscle myocytes of patients with chronic heart failure is associated with exercise intolerance. *J Am Coll Cardiol.* 1999;33:959-965.

15. Duscha DB, Kraus WE, Keteyian SJ, et al. Capillary density of skeletal muscle: a contributing mechanism for exercise intolerance in class II-III chronic heart failure independent of other peripheral alterations. *J Am Coll Cardiol.* 1999;33:1956-1963.

16. Duscha DB, Annex BH, Green HJ, et al. Deconditioning fails to explain peripheral skeletal muscle alterations in men with chronic heart failure. *J Am Coll Cardiol.* 2002;39:1170-1174.

17. Piepoli M, Kaczmerik A, Francis D, et al. Reduced peripheral skeletal muscle mass and abnormal reflex physiology in chronic heart failure. *Circulation.* 2006;114:126-134.

18. Olson TP, Snyder EM, Johnson BD. Exercise-disordered breathing in chronic heart failure. *Exerc Sport Sci Rev.* 2006;34:194-201.

19. Keteyian SJL, Brawner CA, Pina IL. Role and benefits of exercise in the management of patients with heart failure. *Heart Fail Rev.* 2010;15:523-530.

20. Keteyian SJ. Exercise training in congestive heart failure: risks and benefits. *Prog Cardiovasc Dis.* 2011;53:419-428.

21. O'Connor CM, Whellan DJ, Lee KL, et al. Efficacy and safety of exercise training in patients with chronic heart failure. *JAMA.* 2009;301:1439-1450.

22. Wisloff U, Stoylen A, Loennechen JP, et al. Superior cardiovascular effect of aerobic interval training versus moderate continuous training in heart failure patients: a randomized study. *Circulation.* 2007;115:3086-3094.

23. Tabet JY, Meurin P, Beauvais F, et al. Absence of exercise capacity improvement after exercise training program a strong prognostic factor in patients with chronic heart failure. *Circ Heart Fail.* 2008;1:220-226.

24. Smart N, Marwick TH. Exercise training for patients with heart failure: a systematic review of factors that improve mortality and morbidity. *Am J Med.* 2004;116:693-706.

25. Hammill BG, Curtis LH, Schulman KA, et al. Relationship between cardiac rehabilitation and long-term risks of death and myocardial infarction among elderly Medicare beneficiaries. *Circulation.* 2010;121:63-70.

26. Van Tol BAF, Huijsmans RJ, Kroon DW, et al. Effects of exercise training on cardiac performance, exercise capacity and quality of life in patients with heart failure: a meta analysis. *Eur J Heart Fail.* 2006;8:841-850.

27. Flynn KE, Pina IL, Whellan DJ, et al. Effects of exercise training on health status in patients with chronic heart failure. *JAMA*. 2009;301:1451-1459.

28. *ACSM's Guidelines for Exercise Testing and Prescription*. 9th ed. Philadelphia: Lippincott Williams & Wilkins, 2014.

29. Keteyian SJ, Issac D, Thadani U, et al. Safety of symptom-limited cardiopulmonary exercise testing in patients with chronic heart failure due to left ventricular systolic dysfunction. *Am Heart J*. 2009;158:S72-S77.

30. Arnold JMO, Liu P, Demers C, et al. Canadian Cardiovascular Society consensus conference recommendations on heart failure. *Can J Cardiol*. 2006;22:23-45.

31. Pina IL, Apstein CS, Balady GJ, et al. Exercise in heart failure: a statement from the American Heart Association Committee on Exercise, Rehabilitation, and Prevention. *Circulation*. 2003;107:1210-1225.

32. Mckelvie RS, McCarthy N, Tomlinson C, et al. Comparision of hemodynamic responses to cycling and resistance exercise in congestive heart faiure secondary to ischemic cardiomyopathy. *Am J Cardiol*. 1995;76:977-979.

33. Feiereisen P, Delagardelle C, Vaillant M, et al. Is strength training the more efficient training modality in chronic heart failure? *Med Sci Sports Exerc*. 2007;39:1910-1917.

34. Pu C, Johnson MT, Forman DE, et al. Randomized trial of progressive resistance training to counteract the myopathy of chronic heart failure. *J Appl Physiol*. 2001;90:2341-2350.

35. Palevo G, Keteyian SJ, Kang M, et al. Resistance exercise training improves heart function and physical fitness in stable patients with heart failure. *J Cardiopulm Rehabil*. 2009;29:294-298.

36. Braith RW, Beck DT. Resistance exercise: training adaptations and developing a safe exercise prescription. *Heart Fail Rev*. 2008;13:69-79.

37. Delagardelle C, Feiereisen P, Autier P, et al. Strength/endurance training versus endurance training in congestive heart failure. *Med Sci Sports Exerc*. 2002;34:1868-1872.

38. Williams MA, Haskell WL, Ades PA, et al. Resistance exercise in individuals with and without cardiovascular disease. *Circulation*. 2007;116:572-584.

39. Bernardi L, Spadacini G, Bellwon J, et al. Effect of breathing rate on oxygen saturation and exer-cise performance in chronic heart failure. *Lancet*. 1998;351:1308-1311.

40. Johnson PH, Cowley AJ, Kinnear WJM. A randomized controlled trial of inspiratory muscle training in stable chronic heart failure. *Eur Heart J*. 1998;19:1249-1253.

41. Mancini D, Henson D, LaManca J, et al. Benefit of selective respiratory muscle training on exercise capacity in patients with congestive heart failure. *Circulation*. 1995;91:320-329.

42. Weiner P, Waizman J, Magadle R, et al. The effect of specific inspiratory muscle training on the sensation of dyspnea and exercise tolerance in patients with congestive heart failure. *Clin Cardiol*. 1999;22:727.

43. Keteyian SJ. General interview and examination skills. In: JE Ehrman, SJ Keteyian, PM Gordon, PS Visich, eds. *Clinical Exercise Physiology*. 2nd ed. Champaign, IL: Human Kinetics, 2009:61-76.

44. Keteyian SJ, Brawner CA, Schairer JR, et al. Effects of exercise training on chronotropic incompetence in patients with heart failure. *Am Heart J*. 1999;138:233-240.

45. Meyer K, Samek L, Schwaibold M, et al. Interval training in patients with severe chronic heart failure. *Med Sci Sports Exerc*. 1997;29:306-312.

46. Rose EA, Gelijns AC, Moskowitz AJ, et al. Long-term use of a left ventricular assist device for end-stage heart failure. *NEJM*. 2001;345:1435-1443.

47. Mitter N, Sheinberg R. Update on ventricular assist devices. *Curr Opin Anesthesiol*. 2010;23:57-66.

48. McCarthy PM, Smedira NO, Vargo RL, et al. One hundred patients with the HeartMate left ventricular assist device: evolving concepts and technology. *J Thorac Cardiovasc Surg*. 1998;115:904-912.

49. Griffith BP, Kormos RL, Borovetz HS, et al. HeartMate II left ventricular assist system: from concept to first clinical use. *Ann Thorac Surg*. 2001;71:S116-120.

50. Jaski BE, Kim J, Maly RS, et al. Effects of exercise during long-term support with a left ventricular assist device: results of the experience with left ventricular assist device with exercise (EVADE) pilot trial. *Circulation*. 1997;95:2401-2406.

51. de Jonge N, Kirkels H, Lahpor JR, et al. Exercise performance in patients with end-stage heart failure after implantation of a left ventricular

assist device and after heart transplantation. *J Am Coll Cardiol.* 2011;37:1794-1799.

52. Jaski BE, Lingle RJ, Kim J, et al. Comparison of functional capacity in patients with end-stage heart failure following implantation of a left ventricular assist device versus heart transplantation: results of the experience with left ventricular assist device with exercise trial. *J Heart Lung Transplant.* 1999;18:1031-1040.

53. Jakovljevic DG, George RS, Nunan D, et al. The impact of acute reduction of continuous-flow left ventricular assist device support on cardiac and exercise performance. *Heart.* 2010;96:1390-1395.

54. Kennedy MD, Haykowsky M, Humphrey R. Function, eligibility, outcomes, and exercise capacity associated with left ventricular assist devices: exercise rehabilitation and training for patients with ventricular assist devices. *J Cardiopulm Rehabil.* 2003;23:208-217.

55. Nicholson C, Paz JC. Total artificial heart and physical therapy management. *Cardiopulm Phys Ther J.* 2010;21:13-21.

56. Mettauer B, Geny B, Lonsdorfer-Wolf E, et al. Exercise training with a heart device: a hemodynamic, metabolic, and hormonal study. *Med Sci Sports Exerc.* 2001;33:2-8.

57. Rogers JG, Aaronson KD, Boyle AJ, et al. Continuous flow left ventricular assist device improves functional capacity and quality of life of advanced heart failure patients. *J Am Coll Cardiol.* 2010;55:1826-1834.

58. Mancini D, Goldsmith R, Levin H, et al. Comparison of exercise performance in patients with chronic severe heart failure versus left ventricular assist devices. *Circulation.* 1998;98:1178-1183.

59. Pagani FD, Miller LW, Russell SD, et al. Extended mechanical circulatory support with a continuous-flow rotary left ventricular assist device. *J Am Coll Cardiol.* 2009;54:312-321.

60. Allen JG, Weiss ES, Schaffer JM, et al. Quality of life and functional status in patients surviving 12 months after left ventricular assist device implantation. *J Heart Lung Transplant.* 2010;29:278-285.

61. Miller LW, Pagani FD, Russell SD, et al. Use of a continuous-flow device in patients awaiting heart transplantation. *NEJM.* 2007;357:885-896.

62. Slaughter MS, Pagani FD, Rogers JG, et al. Clinical management of continuous-flow left ventricular assist devices in advanced heart failure. *J Heart Lung Transplant.* 2010;29(4, suppl 1):S1-S39.

"心脏移植" 部分

1. Barnard CN. The operation: a human cardiac transplant: an interim report of a successful operation performed at Groote Schuur Hospital, Cape Town. *S Afr Med J.* 1967;41:1271-1274.

2. Rodeheffer RJ, McGregor CGA. The development of cardiac transplantation. *Mayo Clin Proc.* 1992;67:480-484.

3. Stehlik J, Edwards LB, Kucheryavaya AY, et al. The Registry of the International Society for Heart and Lung Transplantation: twenty-seventh official adult transplant report–2010. *J Heart Lung Transplant.* 2009;29:1089-1103.

4. Raichlin E, Chandrasekaran K, Kremers WK, et al. Sirolimus as primary immunosuppressant reduces left ventricular mass and improves diastolic function of the cardiac allograft. *Transplantation.* 2008;86:1395-1400.

5. Hunt SA, Haddad F. The changing face of heart transplantation. *J Am Coll Cardiol.* 2008;52:587-598.

6. Hummel M, Michauk I, Hetzer R, Fuhrman B. Quality of life after heart and heart-lung transplantation. *Transplant Proc.* 2001;33:3546-3548.

7. Kuhn WF, Davis MH, Lippmann SB. Emotional adjustments to cardiac transplantation. *Gen Hosp Psychiatry.* 1988;10:108-113.

8. Sherry DC, Simmons B, Wung SF, et al. Noncompliance in heart transplantation: a role for the advanced practice nurse. *Prog Cardiovasc Nurs.* 2003;18:141-146.

9. Squires RW. Cardiac rehabilitation issues for heart transplantation patients. *J Cardiopulm Rehabil.* 1990;10:159-168.

10. Niset G, Preumont N. Determinants of peak aerobic capacity after heart transplantation. *Eur Heart J.* 1997;18:1692-1693.

11. Marconi C, Marzorati M. Exercise after heart transplantation. *Eur J Appl Physiol.* 2003;90:250-259.

12. Buendia-Fuentes F, Almenar L, Ruiz C, et al. Sympathetic reinnervation 1 year after heart transplantation, assessed using iodine-123 metaiodobenzylguanidine imaging. *Transplant Proc.* 2011;43:2247-2248.

13. Sanchez H, Bigard X, Veksler V, et al. Immunosuppressive treatment affects cardiac and

skeletal muscle mitochondria by the toxic effect of vehicle. *J Mol Cell Cardiol*. 2000;32:323-331.

14. Squires RW. Transplant. In: FJ Pashkow, WA Dafoe, eds. *Clinical Cardiac Rehabilitation: A Cardiologist's Guide*. 2nd ed. Baltimore: Williams & Wilkins, 1999:175-191.

15. Buendía Fuentes F, Martínez-Dolz L, Almenar Bonet L, et al. Normalization of the heart rate response to exercise 6 months after cardiac transplantation. *Transplant Proc*. 2010;42:3186-3188.

16. Keteyian SJ, Brawner C. Cardiac transplant. In: *ACSM's Exercise Management for Persons with Chronic Diseases and Disabilities*. Champaign, IL: Human Kinetics, 1997:54-58.

17. Kao AC, Van Trigt P, Shaeffer-McCall GS, et al. Central and peripheral limitations to upright exercise in untrained cardiac transplant recipients. *Circulation*. 1994;89:2605-2615.

18. Pope SE, Stinson EB, Daughters GT, et al. Exercise response of the denervated heart in long-term cardiac transplant recipients. *Am J Cardiol*. 1980;46:213-218.

19. Stratton JR, Kemp GJ, Daly RC, et al. Effects of cardiac transplantation on bioenergetic abnormalities of skeletal muscle in congestive heart failure. *Circulation*. 1994;89:1624-1631.

20. Lampert E, Mettauer B, Hoppeler H, et al. Structure of skeletal muscle in heart transplant recipients. *J Am Coll Cardiol*. 1996;28:980-984.

21. Hanson P, Slane PR, Lillis DL, et al. Limited oxygen uptake post heart transplant is associated with impairment of calf vasodilatory capacity. *Med Sci Sports Exerc*. 1995;27:S49.

22. Carter R, Al-Rawas OA, Stevenson A, Mcdonagh T, Stevenson RD. Exercise responses following heart transplantation: 5 year follow-up. *Scott Med J*. 2006;51:6-14.

23. Brubaker PH, Brozena SC, Morley DL, et al. Exercise-induced ventilatory abnormalities in orthotopic heart transplant patients. *J Heart Lung Transplant*. 1997;16:1011-1017.

24. Squires RW, Hoffman CJ, James GA, et al. Arterial oxygen saturation during graded exercise testing after cardiac transplantation. *J Cardiopulm Rehabil*. 1998;18:348.

25. Braith RW, Limacher MC, Mills RM, et al. Exercise-induced hypoxemia in heart transplant recipients. *J Am Coll Cardiol*. 1993;22:768-776.

26. Mettauer B, Zhao QM, Epailly E, et al. VO_2 kinetics reveal a central limitation at the onset of subthreshold exercise in heart transplant recipients. *J Appl Physiol*. 2000;88:1228-1238.

27. Squires RW, Leung TC, Cyr NS, et al. Partial normalization of the heart rate response to exercise after cardiac transplantation: frequency and relationship to exercise capacity. *Mayo Clin Proc*. 2002;77:1295-1300.

28. Richard R, Verdier JC, Duvallet A, et al. Chronotropic competence in endurance trained heart transplant recipients: heart rate is not a limiting factor for exercise capacity. *J Am Coll Cardiol*. 1999;33:192-197.

29. Pokan R, Von Duvillard SP, Ludwig J, et al. Effect of high-volume and -intensity endurance training in heart transplant recipients. *Med Sci Sports Exerc*. 2004;36:2011-2016.

30. Golding LA, Mangus BC. Competing in varsity athletics after cardiac transplant. *J Cardiopulm Rehabil*. 1989;9:486-491.

31. Kapp C. Heart transplant recipient climbs the Matterhorn. *Lancet*. 2003;362:880-881.

32. Haykowsky MJ, Riess K, Burton I, et al. Heart transplant recipient completes ironman triathlon 22 years after surgery. *J Heart Lung Transplant*. 2009;28:415.

33. Kavanagh T. Physical training in heart transplant recipients. *J Cardiovasc Risk*. 1996;3:154-159.

34. Kaye DM, Esler M, Kingwell B, et al. Functional and neurochemical evidence for partial cardiac sympathetic reinnervation after cardiac transplantation in humans. *Circulation*. 1993;88:1110-1118.

35. Scott CD, Dark JH, McComb JM. Evolution of the chronotropic response to exercise after cardiac transplantation. *Am J Cardiol*. 1995;76:1292-1296.

36. Marconi C, Marzorati M, Fiocchi R, et al. Age-related heart rate response to exercise in heart transplant recipients. Functional significance. *Pflugers Arch*. 2002;443:698-706.

37. Schwaiblmair M, von Scheidt W, Uberfuhr P, et al. Functional significance of cardiac reinnervation in heart transplant recipients. *J Heart Lung Transplant*. 1999;18:838-845.

38. Squires RW, Arthur PA, Gau GT, et al. Exercise after cardiac transplantation: a report of two cases. *J Cardiopulm Rehabil*. 1983;3:570-574.

39. Degre S, Niset G, Desmet JM, et al. Effets de l'entrainement physique sur le coeur humain denerve apres transplantation cardiaque ortho-

topique. *Ann Cardiol Angeol (Paris)*. 1986;35:147-149.

40. Niset G, Cousty-Degre C, Degre S. Psychological and physical rehabilitation after heart transplantation: 1 year follow-up. *Cardiology*. 1988;75:311-317.

41. Sieurat P, Roquebrune JP, Grinneiser D, et al. Surveillance et readaptation des transplantes cardiaques heterotopiques a la periode de convalescence. *Arch Mal Coeur*. 1986;79:210-216.

42. Kavanagh T, Yacoub MH, Mertens DJ, et al. Cardiorespiratory responses to exercise training after orthotopic cardiac transplantation. *Circulation*. 1988;77:162-171.

43. Kavanagh T, Yacoub MH, Mertens DJ, et al. Exercise rehabilitation after heterotopic cardiac transplantation. *J Cardiopulm Rehabil*. 1989;9:303-310.

44. Keteyian S, Shepard R, Ehrman J, et al. Cardiovascular responses of heart transplant patients to exercise training. *J Appl Physiol*. 1991;70:2627-2631.

45. Kobashigawa JA, Leaf DA, Lee N, et al. A controlled trial of exercise rehabilitation after heart transplantation. *NEJM*. 1999;340:272-277.

46. Lampert E, Mettauer B, Hoppeler H, et al. Skeletal muscle response to short endurance training in heart transplantation recipients. *J Am Coll Cardiol*. 1998;32:420-426.

47. Horber FF, Scheidegger JR, Grunig BF, et al. Evidence that prednisone-induced myopathy is reversed by physical training. *J Clin Endocrinol Metab*. 1985;61:83-88.

48. Braith RW, Mills RM, Welsch MA, et al. Resistance exercise training restores bone mineral density in heart transplant recipients. *J Am Coll Cardiol*. 1996;28:1471-1477.

49. Zhao QM, Mettauer B, Epailly E, et al. Effect of exercise training on leukocyte subpopulations and clinical course in cardiac transplant patients. *Transplant Proc*. 1998;30:172-175.

50. Balady GJ, Arena R, Sietsema K, et al. Clinician's guide to cardiopulmonary exercise testing in adults: a scientific statement from the American Heart Association. *Circulation*. 2010;122:191-225.

51. Ehrman JK, Keteyian SJ, Levine AB, et al. Exercise stress tests after cardiac transplantation. *Am J Cardiol*. 1993;71:1372-1373.

52. Keteyian SJ, Brawner C. Cardiac transplant. In: *ACSM's Exercise Management for Persons with Chronic Diseases and Disabilities*. 2nd ed. Champaign, IL: Human Kinetics, 2003:70-75.

53. Gibbons RJ, Balady GJ, Beasley JW, et al. ACC/AHA guidelines for exercise testing: a report of the American College of Cardiology/American Heart Association on Practice Guidelines (Committee on Exercise Testing). *J Am Coll Cardiol*. 1997;30:260-315.

54. McGregor CGA. Cardiac transplantation: surgical considerations and early postoperative management. *Mayo Clin Proc*. 1992;67:577-585.

55. Centers for Medicare and Medicaid Services. www.cms.gov.

"外周动脉疾病" 部分

1. Hiatt WR, Hirsch AT, Regensteiner JG, Brass EP. Clinical trials for claudication. Assessment of exercise performance, functional status, and clinical end points. Vascular Clinical Trialists. *Circulation*. 1995;92:614-621.

2. Criqui MH, Langer RD, Fronek A, et al. Mortality over a period of 10 years in patients with peripheral arterial disease. *NEJM*. 1992;326:381-386.

3. Selvin E, Erlinger TP. Prevalence of and risk factors for peripheral arterial disease in the United States: Results from the National Health and Nutrition Examination Survey, 1999-2000. *Circulation*. 2004;110:738-743

4. Gardner AW, Skinner JS, Cantwell BW, Smith LK. Progressive vs single-stage treadmill tests for evaluation of claudication. *Med Sci Sports Exerc*. 1991;23:402-408.

5. Hiatt WR, Nawaz D, Regensteiner JG, Hosack KF. The evaluation of exercise performance in patients with peripheral vascular disease. *J Cardiopulm Rehabil*. 1988;12:525-532.

6. Hirsch AT, Haskal ZJ, Hertzer NR, et al. ACC/AHA 2005 practice guidelines for the management of patients with peripheral arterial disease (lower extremity, renal, mesenteric, and abdominal aortic): a collaborative report from the American Association for Vascular Surgery/Society for Vascular Surgery, Society for Cardiovascular Angiography and Interventions, Society for Vascular Medicine and Biology, and Society of Interventional Radiology. *Circulation*. 2006;47:1239-1312.

7. Gardner AW. The effect of cigarette smoking on exercise capacity in patients with intermittent claudication. *Vasc Med*. 1996;1:181-186.

8. Olin JW, Allie DE, Belkin M, et al. ACCF/AHA/ ACR/SCAI/SIR/SVM/SVN/SVS 2010 performance measures for adults with peripheral artery disease. *J Am Coll Cardiol*. 2010;56:2147-2181.

9. Langbein WE, Collins EG, Orebaugh C, et al. Increasing exercise tolerance of persons limited by claudication pain using polestriding. *J Vasc Surg*. 2002;35:887-893.

10. Mika P, Spodaryk K, Cencora A, Unnithan VB, Mika A. Experimental model of pain-free treadmill training in patients with claudication. *Am J Phys Med Rehabil*. 2005;84:756-762.

11. McDermott MM, Ades P, Guralnik JM, et al. Treadmill exercise and resistance training in patients with peripheral arterial disease with and without intermittent claudication: a randomized controlled trial. *JAMA*. 2009;301:165-174.

12. Walker RD, Nawaz S, Wilkinson CH, Saxton JM, Pockley AG, Wood RF. Influence of upper- and lower-limb exercise training on cardiovascular function and walking distances in patients with intermittent claudication. *J Vasc Surg*. 2000;31:662-669.

13. Zwierska I, Walker RD, Choksy SA, Male JS, Pockley AG, Saxton JM. Upper- vs lower-limb aerobic exercise rehabilitation in patients with symptomatic peripheral arterial disease: a randomized controlled trial. *J Vasc Surg*. 2005;42:1122-1130.

14. Zwierska I, Walker RD, Choksy SA, Male JS, Pockley AG, Saxton JM. Relative tolerance to upper- and lower-limb aerobic exercise in patients with peripheral arterial disease. *Eur J Vasc Endovasc Surg*. 2006;31:157-163.

15. Treat-Jacobson D, Bronas UG, Leon AS. Efficacy of arm-ergometry versus treadmill exercise training to improve walking distance in patients with claudication. *Vasc Med*. 2009;14:203-213.

16. Money SR, Herd JA, Isaacsohn JL, et al. Effect of cilostazol on walking distances in patients with intermittent claudication caused by peripheral vascular disease. J Vasc Surg. 1998;27:267-274; discussion 74-75.

"慢性肺部疾病" 部分

1. Global Initiative for Chronic Obstructive Lung Disease (GOLD). Global strategy for the diagnosis, management and prevention of COPD. 2011. Available from: http://www.goldcopd.org.

2. McGoon M, Gutterman D, Steen V, et al. Screening, early detection and diagnosis of pulmonary arterial hypertension. ACCP evidence-based clinical practice guidelines. *Chest*. 2004;126:14S-34S.

3. Martinez FJ, Taczek AE, Seifer FD, et al. Development and initial validation of a self-scored population screener questionnaire (COPD-PS). *J COPD*. 2008;5:85-95.

4. Yawn BP, Mapel DW, Mannino DM, et al. Development of the lung function questionnaire (LFQ) to identify airflow obstruction. *Int J COPD*. 2010;5:1-10.

5. Ries AL, Bauldoff GS, Carlin BL, et al. Pulmonary rehabilitation: joint ACCP/AACVPR evidence-based clinical practice guidelines. *Chest*. 2007;131(5 suppl):4S-42S.

6. Casaburi R, ZuWallack R. Pulmonary rehabilitation for management of chronic obstructive pulmonary disease. *NEJM*. 2009;360:1329-1335.

第 10 章

1. Suaya JA, Shepard DS, Normand ST, et al. Use of cardiac rehabilitation by Medicare beneficiaries after myocardial infarction or coronary bypass surgery. *Circulation*. 2007;116:1653-1662.

2. Thomas RJ, King M, Lui K, et al. AACVPR/ ACC/AHA 2007 performance measures on cardiac rehabilitation for referral to and delivery of cardiac rehabilitation/secondary prevention services. *J Am Coll Cardiol*. 2007;50:1400-1433.

3. Thomas RJ, King M, Lui K, et al. AACVPR/ ACC/AHA 2010 update: performance measures on cardiac rehabilitation for referral to cardiac rehabilitation/secondary prevention services. *J Am Coll Cardiol*. 2010;56:1159-1167.

4. LaBresh KA, Fonarow GC, Smith SC, et al. Improved treatment of hospitalized coronary artery disease patients with the Get With the Guidelines program. *Crit Pathw Cardiol*. 2007;6:98-105.

5. Gurewich D, Prottas J, Bhalotra S, et al. System-level factors and use of cardiac rehabilitation. *J Cardiopulm Rehabil Prev*. 2008;28:380-385.

6. Grace SL, Russell KL, Reid RD, et al. Effect of cardiac rehabilitation referral strategies on utilization rates. *Arch Intern Med*. 2011;171:235-241.

7. Department of Health and Human Services, Centers for Medicare and Medicaid Services. Publication No. 100-06. Change request 6850; Transmittal 170(I)(B). May 21, 2010.

8. Department of Health and Human Services, Centers for Medicare and Medicaid Services. Decision memo for intensive cardiac rehabilita-

tion (ICR) program – Pritikin program (CAG-00418N). August 12, 2010.

9. Hamm LF, Sanderson BK, Ades PA, et al. Core competencies for cardiac rehabilitation/secondary prevention professionals: 2010 update. *J Cardiopulm Rehabil Prev.* 2011;31:2-10.

10. Balady GJ, Williams MA, Ades PA, et al. Core components of cardiac rehabilitation/secondary prevention programs: 2007 update: a scientific statement from the American Heart Association and the American Association of Cardiovascular and Pulmonary Rehabilitation. *Circulation.* 2007;115:2675-2682.

11. Audelin MC, Savage PD, Ades PA. Changing clinical profile of patients entering cardiac rehabilitation/secondary prevention programs: 1996-2006. *J Cardiopulm Rehabil Prev.* 2008;28:299-306.

12. Ades PA, Savage PD, Toth MJ, et al. High-calorie-expenditure exercise. A new approach to cardiac rehabilitation for overweight coronary patients. *Circulation.* 2009;119:2671-2678.

13. Donnelly JE, Blair SN, Jakicic JM, et al. ACSM position stand. Appropriate physical activity intervention strategies for weight loss and prevention of weight regain for adults. *Med Sci Sports Exerc.* 2009;41(2):459-471.

14. Savage PD, Ades PA. Pedometer step counts predict cardiac risk factors at entry to cardiac rehabilitation. *J Cardiopulm Rehabil Prev.* 2008;28:370-377.

15. Ayabe M, Brubaker PH, Dobrosielski D, et al. The physical activity patterns of cardiac rehabilitation program participants. *J Cardiopulm Rehabil Prev.* 2004;24:80-86.

16. Jones NL, Schneider PL, Kaminsky LA, et al. An assessment of the total amount of physical activity of patients participating in a phase III cardiac rehabilitation program. *J Cardiopulm Rehabil Prev.* 2007;27:81-85.

17. Leon AS, Franklin BA, Costa F, et al. Cardiac rehabilitation and secondary prevention of coronary heart disease: an American Heart Association scientific statement in collaboration with the American Association of Cardiovascular and Pulmonary Rehabilitation. *Circulation.* 2005;111:369-376.

18. Kokkinos P, Myers J, Kokkinos JP, et al. Exercise capacity and mortality in black and white men. *Circulation.* 2008;117:614-622.

19. Savage PD, Antkowiak ME, Ades PA. Failure to improve cardiopulmonary fitness in cardiac rehabilitation. *J Cardiopulm Rehabil Prev.* 2009;29:284-291.

20. Department of Health and Human Services, Centers for Medicare and Medicaid Services. Publication No. 100-06. Change request 6850. May 21, 2010.

21. *Federal Register,* Vol. 74, No. 226, Section 410.49. November 25, 2009:62004-62005.

22. Sanderson BK, Shewchuk RM, Bittner V. Cardiac rehabilitation and women: what keeps them away? *J Cardiopulm Rehabil Prev.* 2010;30:12-21.

23. Jolliffe J, Rees K, Taylor R, et al. Exercise-based rehabilitation for coronary heart disease. *Cochrane Database Syst Rev.* 2001;1:CD001800.

24. Taylor R, Brown A, Jolliffe J, et al. Exercise-based rehabilitation for patients with coronary heart disease: systematic review and meta-analysis of randomized controlled trials. *Am J Med.* 2004;116:682-692.

25. Tharrett KJ, McInnis KJ, Peterson JA. Health/fitness facility design and construction. In: *ACSM's Health/Fitness Facility Standards and Guidelines.* 3rd ed. Champaign, IL: Human Kinetics, 2007:31-43.

26. Title 42 Code of Federal Regulations: 42 CFR, Part 482. http://ecfr.gpoaccess.gov/cgi/t/text/text-idx?c=ecfr&tpl=/ecfrbrowse/Title42/42cfr482_main_02.tpl. Accessed April 14, 2013.

27. Federal Register, Vol. 74, No. 226, Wednesday, November 25, 2009, pps:62004-62005.

28. Title 42 Code of Federal Regulations, Section 410.49: Medicare conditions of coverage for cardiac rehabilitation program and intensive cardiac rehabilitation program. http://edocket.access.gpo.gov/cfr_2010/octqtr/pdf/42cfr410.49.pdf. Accessed March 12, 2011.

29. Medicare program; payment policies under the physician fee schedule and other revisions to Part B for CY 2010; final rule; Medicare program; solicitation of independent accrediting organizations to participate in the advanced diagnostic imaging supplier accreditation program. *Federal Register,* Vol. 74, No. 266. November 25, 2009:61877.

30. American College of Sports Medicine. http://certification.acsm.org. Accessed March 12, 2011.

31. American Board of Physical Therapy Specialists (ABPTS) Cardiovascular and Pulmonary Specialist Certification. www.abpts.org/Certification/CardiovascularPulmonary. Accessed April 14, 2013.

32. King ML, Williams MA, Fletcher GF, et al. Medical director responsibilities for outpatient cardiac rehabilitation/secondary prevention programs. *J Cardiopulm Rehabil.* 2005;25:315-320.

第11章

1. Porter ME. What is value in health care? *NEJM.* 2010;363:2477-2481.

2. American College of Sports Medicine. *Guidelines for Exercise Testing and Prescription.* 7th ed. Philadelphia: Lippincott Williams & Wilkins, 2006.

3. American Association of Cardiovascular and Pulmonary Rehabilitation (AACVPR) Outcomes Committee. Outcome Tools Resource Guide, 2002. Available to AACVPR members only at www.aacvpr.org/Publications.

4. Pashkow P, Ades PA, Emery CF, et al. Outcome measurement in cardiac and pulmonary rehabilitation by the AACVPR Outcomes Committee. *J Cardiopulm Rehabil.* 1995;15:304-405.

5. Encyclopedia of Public Health. Precede-Proceed Model. http://www.enotes.com/precede-proceed-model-reference/precede-proceed-model.

6. Balady GJ, Williams MA, Ades PA, et al. Core components of cardiac rehabilitation/secondary prevention programs: 2007 update. *J Cardiopulm Rehabil.* 2007;27:121-129.

7. Oldridge NB. Outcome assessment in cardiac rehabilitation: health-related quality of life and economic evaluation. *J Cardiopulm Rehabil.* 1997;17:179-194.

8. American Thoracic Society statement: guidelines for the six minute walk test. *Am J Respir Crit Care Med.* 2002;166:111-117.

9. Podsiadlo D, Richardson S. The timed "up and go" test: a test of basic functional mobility for frail elderly persons. *J Am Geriatr Soc.* 1991;39:142-148.

10. Hlatky MA, Boineau RE, Higginbotham MB, et al. A brief self-administered questionnaire to determine functional capacity (the Duke Activity Status Index). *Am J Cardiol.* 1989;64:651-654.

11. Radloff LS. The CES-D Scale: a self-report depression scale for research in the general population. *Appl Psychol Meas.* 1977;1:385-401.

12. Zigmond AS, Snaith RP. The hospital anxiety and depression scale. *Acta Psychiatr Scand.* 1983;67:361-370.

13. Spitzer R, Kroenke K, Williams J. Validation and utility of a self-report version of PRIME-MD: the PHQ Primary Care Study. *JAMA.* 1999;282:1737-1744.

14. Eichenauer K, Feltz G, Wilson J, Brookings J. Measuring psychosocial risk factors in cardiac rehabilitation. Validation of the Psychosocial Risk Factor Survey. *J Cardiopulm Rehabil Prev.* 2010;30:309-318.

15. Verrill D, Graham H, Vitcenda M, Peno-Green L, Kramer V, Corbisiero T. Measuring behavioral outcomes in cardiopulmonary rehabilitation. *J Cardiopulm Rehabil Prev.* 2009;29:193-203.

16. Connor SL, Gustafson JR, Sexton G, et al. The Diet Habit Survey: a new method of dietary assessment that relates to plasma cholesterol changes. *J Am Diet Assoc.* 1992;92:41-47.

17. Resnick B, Jenkins L. Testing the reliability and validity of the Self-Efficacy for Exercise Scale. *Nurs Res.* 2000;49:154-159.

18. Hallal PC, Victora CG. Reliability and validity of the International Physical Activity Questionnaire (IPAQ). *Med Sci Sports Exerc.* 2004;36:556.

19. Kane RL. *Understanding Health Care Outcome Research.* Gaithersburg, MD: Aspen, 1997.

20. Wicklund I. The Nottingham health profile a measure of health related quality of life. *Scand J Prim Health Care.* 1990(suppl);1:15-18.

21. Thomas RJ, King M, Lui K, et al. AACVPR/ACCF/AHA 2007 performance measures on cardiac rehabilitation for referral to and delivery of cardiac rehabilitation/secondary prevention services. *J Cardiopulm Rehabil Prev.* 2007;27:260-290.

22. Bonow RO, Masoudi FA, Rumsfeld JS, et al. ACC/AHA classification of care metrics: performance measures and quality metrics. *Circulation.* 2008;118:2662-2666.

23. Thomas RJ, King M, Lui K, et al. AACVPR/ACCF/AHA 2010 update: performance measures on cardiac rehabilitation for referral to cardiac rehabilitation/secondary prevention services. *J Cardiopulm Rehabil Prev.* 2010;30:279-288.

24. Spertus JA, Eagle KA, Krumholz HM, et al. American College of Cardiology and American Heart Association methodology for the selection and creation of performance measures for quantifying the quality of cardiovascular care. *J Am Coll Cardiol.* 2005;45:1147-1156.

25. Brøgger J, Bakke P, Eide GE, et al. Comparison of telephone and postal survey modes on respiratory symptoms and risk factors. *Am J Epidemiol.* 2002;155;572-576.

26. Institute for Healthcare Improvement. How to improve. www.ihi.org/knowledge/Pages/Howto-Improve. Accessed July 11, 2012.

27. Donabedian A. The quality of care. *JAMA.* 1988;260:1742-1748.

28. Berwick DM. A primer on leading the improvement of systems. *BMJ.* 1996;312:619-622.

29. The Deming Cycle: or PDSA and PDCA. www.quality-improvement-matters.com/deming-cycle.html. Accessed July 9, 2012.

第12章

1. Thompson PD, Franklin BA, Balady GJ, et al. Exercise and acute cardiovascular events: placing the risks into perspective: a scientific statement from the American Heart Association. *Circulation.* 2007;115:2358-2368.

2. Audelin MC, Savage PD, Ades PA. Changing clinical profile of patients entering cardiac rehabilitation/secondary prevention programs: 1996 to 2006. *J Cardiopulm Rehabil Prev.* 2008;28:299-306.

3. The Joint Commission. Hospital accreditation. www.jointcommission.org/accreditation/hospitals.aspx. Accessed May 10, 2012.

4. The Joint Commission. Critical access hospital accreditation. www.jointcommission.org/accreditation/critical_access_hospital.aspx. Accessed May 10, 2012.

5. The Joint Commission. Ambulatory health care accreditation. www.jointcommission.org/accreditation/ambulatory_healthcare.aspx. Accessed May 10, 2012.

6. The Joint Commission. Seeking home care accreditation. www.jointcommission.org/accreditation/home_care.aspx. Accessed May 10, 2012.

7. Gerald LB, Sanderson B, Fish L, et al. Advance directives in cardiac and pulmonary rehabilitation patients. *J Cardiopulm Rehabil Prev.* 2000;20:340-345.

8. Heffner JE, Barbieri C. End-of-life care preferences of patients enrolled in cardiovascular rehabilitation programs. *Chest.* 2000;117:1474-1481.

9. Pina IL, Apstein CS, Balady GJ, et al. Exercise and heart failure. *Circulation.* 2003;107:1210-1225.

10. Lopez-Jimenez F, Kramer VC, Masters B, et al. Recommendations for managing patients with diabetes mellitus in cardiopulmonary rehabilitation. *J Cardiopulm Rehabil Prev.* 2012;32:101-112.

11. Hirsch AT, Haskal ZJ, Hertzer NR, et al. ACC/AHA 2005 practice guidelines for the management of patients with peripheral arterial disease. *Circulation.* 2006;113:e463-654.

12. Lichtman JH, Bigger JT, Blumenthal JA, et al. Depression and coronary heart disease. Recommendations for screening referral, and treatment. *Circulation.* 2008;118:1768-1775.

13. American Heart Association. *BLS for Healthcare Providers Student Manual.* Dallas: American Heart Association, 2010.

14. American Heart Association. *ACLS Provider Manual.* Dallas: American Heart Association, 2011:62.

15. Cummins RO, Chamberlain D, Hazinski MF, et al. Recommended guidelines for reviewing, reporting, and conducting research on in-hospital resuscitation: the in-hospital "Utstein Style." *Circulation.* 1997;95:2213-2239.

16. Travers AH, Rea TD, Bobrow BJ, et al. Part 4: CPR overview: 2010 American Heart Association guidelines for cardiopulmonary resuscitation and emergency cardiovascular care. *Circulation.* 2010;122:S676-S684.

17. Balady GJ, Chaitman B, Driscoll D, et al. Recommendations for cardiovascular screening, staffing and emergency policies at health/fitness facilities. *Circulation.* 1998;97:2283-2293.

18. Balady GJ, Chaitman B, Foster C, et al. Automated external defibrillators in health/fitness facilities. *Circulation.* 2002;105:1147-1150.

19. Field JM, Hazinski MF, Sayre MR, et al. Part 1: Executive summary: 2010 American Heart Association guidelines for cardiopulmonary resuscitation and emergency cardiovascular care. *Circulation.* 2010;122:S640-S656.

20. Peterson JA, Tharrett SJ. *ACSM's Health/Fitness Facility Standards and Guidelines.* Champaign, IL: Human Kinetics, 2012.

21. Arena R, Williams M, Forman DE, et al. Increasing referral and participation rates to outpatient cardiac rehabilitation: the valuable role of healthcare professionals in the inpatient and home health settings. *Circulation.* 2012;125:1321-1329.

22. Smith KM, McKelvie RS, Thorpe KE, et al. Six-year follow-up of a randomized controlled trial examining hospital versus home-based exercise training after coronary artery bypass graft surgery. *Heart.* 2011;97:1169-1174.

23. St. John's Hospital. www.st-johns.mobi/stjohns/ Home-Health/Cardiac-Rehab.aspx. Accessed June 3, 2012.

24. Dalal HM, Zawada A, Jolly K, et al. Home based versus centre based cardiac rehabilitation: Cochrane systematic review and meta-analysis. *BMJ.* 2010;340:b5631.

25. Harris DE, Record NB. Cardiac rehabilitation in community settings. *J Cardiopulm Rehabil.* 2003;23:250-259.

26. Ades PA, Pashkow FJ, Fletcher G, et al. A controlled trial of cardiac rehabilitation in the home setting using electrocardiographic and voice transtelephonic monitoring. *Am Heart J.* 2000;139:543-548.

27. Sparks KE, Shaw DK, Eddy D, et al. Alternatives for cardiac rehabilitation patients unable to return to a hospital-based program. *Heart Lung.* 1993;22:298-303.

28. Aufderheide T, Hazinski MF, Nichel G, et al. Community lay rescuer automated external defibrillator programs: key state legislative components and implementation strategies. *Circulation.* 2006;113:1260-1270.